ズボラな学生の
看護実習本

ずぼかん

著 中山有香里

監修 中山祐次郎 湘南東部総合病院・湘南医療大学
　　 角田直枝 茨城県立中央病院 看護局長

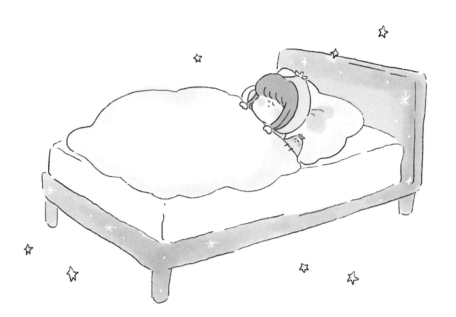

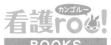
看護roo!
BOOKS

照林社

はじめに　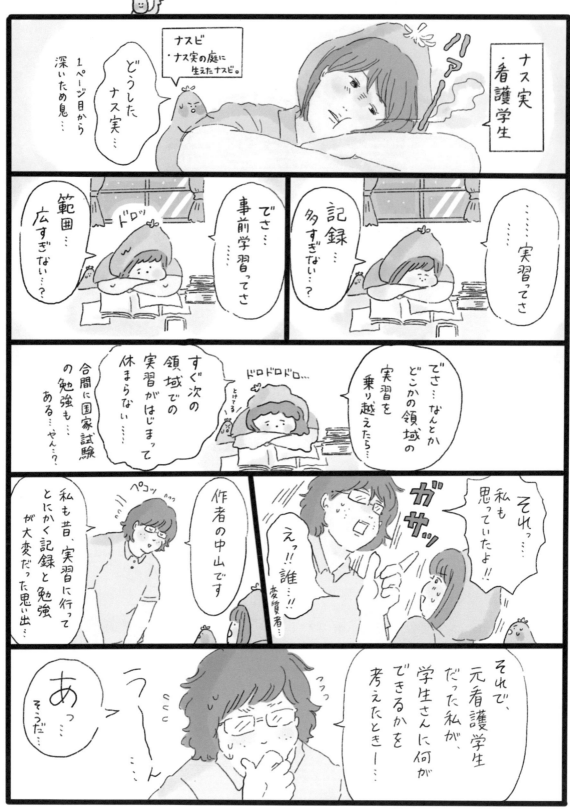こっちから読んでね♡

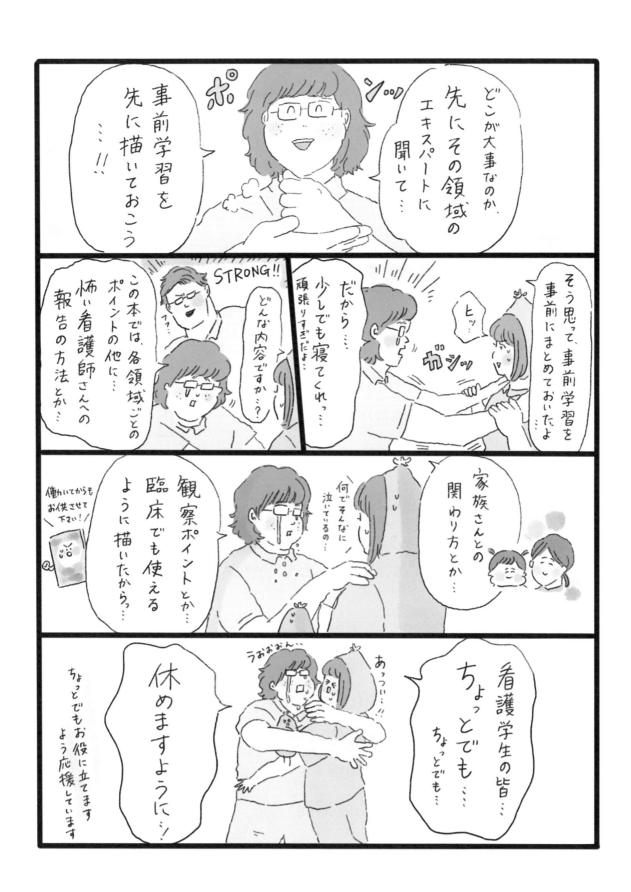

3

Contents

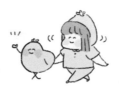

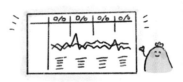

第Ⅰ部

「あした、基礎看護学実習に行く」ときに見ておくページ

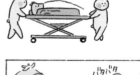

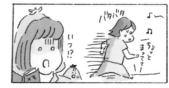

第Ⅱ部

「あした、この病棟に実習に行く」ときに見ておくページ

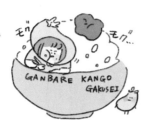

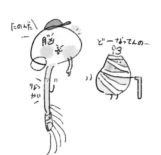

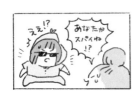
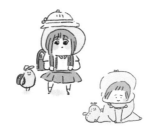
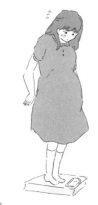

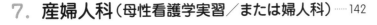
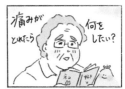

第Ⅲ部

「患者さんについてもっと知りたい」ときに見ておくページ

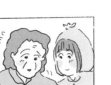
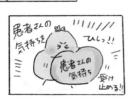

● 本書に記載している薬剤・機器等の選択・使用方法については、執筆時点の情報に基づいています。薬剤などの使用にあたっては、個々の添付文書を参照し、適応・用量などはつねにご確認ください。

● 本書でご紹介している看護技術やコミュニケーション例はあくまでも一例です。各医療機関・介護施設および所属の看護師等学校養成所で定められた方法に従ってください。

第Ⅰ部

「あした、基礎看護学実習に行く」ときに見ておくページ

1. 看護技術のポイントと根拠

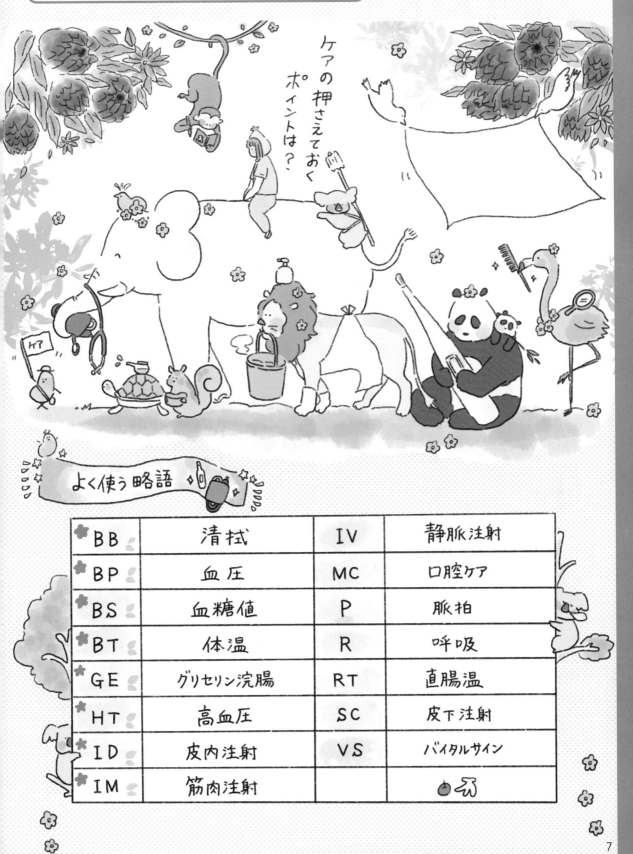

ケアの押さえておく
ポイントは？

よく使う略語

BB	清拭	IV	静脈注射
BP	血圧	MC	口腔ケア
BS	血糖値	P	脈拍
BT	体温	R	呼吸
GE	グリセリン浣腸	RT	直腸温
HT	高血圧	SC	皮下注射
ID	皮内注射	VS	バイタルサイン
IM	筋肉注射		

バイタルサイン測定

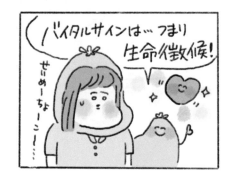

・バイタルサイン（vital signs＝生命の徴候）

簡単にいうと

「生きていること」を示す指標.

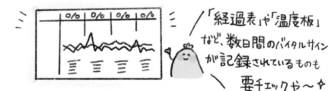

「経過表」や「温度板」など、数日間のバイタルサインが記録されているものも要チェックや～♥

～各観察項目～

※ バイタルサインの観察は基本、「同じ時間」「同じ部位」「安静」で測るよー.

↳ あと、ん!? 体調が悪いな!? ってときにすぐ バイタルサインを測定するよ!!

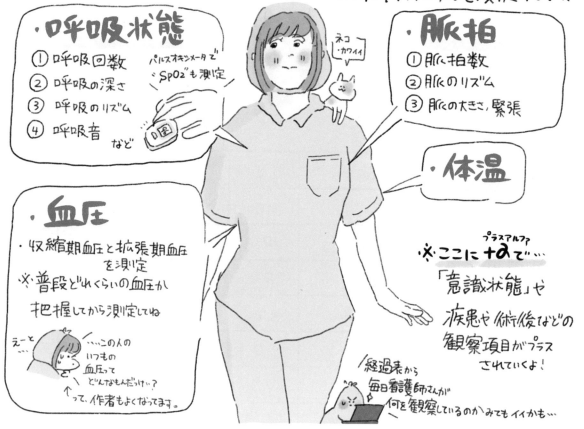

・呼吸状態
① 呼吸回数
② 呼吸の深さ
③ 呼吸のリズム
④ 呼吸音　など

パルスオキシメータで "SpO2" も測定

ネコ・カワイイ

・脈拍
① 脈拍数
② 脈のリズム
③ 脈の大きさ、緊張

・体温

・血圧
・収縮期血圧と拡張期血圧を測定
※ 普段どれくらいの血圧か把握してから測定してね

えーと… …この人のいつもの血圧ってどんなもんだっけ… ↑って、作者もよくなってます。

※ ここに ＋α（プラスアルファ）で…
「意識状態」や
疾患や術後などの観察項目がプラスされていくよ！

経過表から毎日看護師さんが何を観察しているのかみてもイイかも…

バイタルサイン測定の順番

☆基本は侵襲の少ないものから、と覚えよう

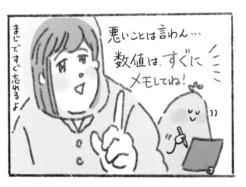

悪いことは言わん…数値は、すぐにメモしてね！

まじですぐ忘れるよ

※ 通常の測定の順番は…

体温(BT) → 脈拍(P) → 呼吸(R) → 血圧(BP)

といっても、厳密に順番が決まっているわけじゃないので、いくつかのバイタルサインを同時に測定したりもするよ〜!!

例えば…

① まず体温計を腋窩に入れる

数分かかるので先に入れといたほうがイイかも

ズレないか注意！

② 血圧の測定

※点滴入ってるほうの腕やマヒ側は避けてね！

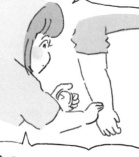

③ 血圧測ったら、そのまま脈拍を測定！

（1分間、不整脈ない？）

④ 脈拍を測定したままさりげな〜く呼吸数を測る！

（胸郭の上下の動き観察）

患者さんが意識しちゃうと、正確に測れないことがあるよ

ここ、冷たいときは手で軽く温めるとGood♦

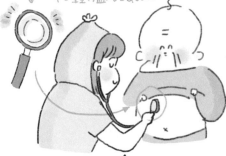

⑤ 聴診（胸部と背部）

（両肺ね）

どうでもいい話ですが、聴診中にくしゃみ出たら耳ふっとびそうなくらい、ビックリしたよ…

他にも バイタルサインではないけど、確認することとして…

 ・ 食事摂取量

 ・ 排便状態、腸蠕動音（回数、性状）

・ 疾患別の観察項目

・ 創部の状態　など…

VS測定時のポイント

バイタルサイン

～呼吸状態～

呼吸器のP. 65-67 参照!!

☆「呼吸回数」「深さ」「リズム」を
1分間測定するよ

| 呼吸回数の正常値は |
| 15～20回/分 (成人) |

と覚えておいて…

観察ポイント
- 呼吸回数
- 呼吸の深さ
- 呼吸リズム
- 呼吸音
- チアノーゼの有無
- 咳,痰の有無
- 息苦しさの有無

など

スーハー

苦しい

☆ 呼吸音の観察

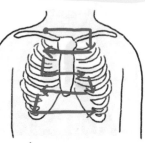

左右対称に
聴診していくよ!
(背中側もね♥)

- 呼吸音が弱くないか
- 副雑音はないか

☆ SpO₂の測定

エスピーオーツー

↳「経皮的動脈血酸素飽和度」のこと

| SpO₂の標準値は 96～99% |

(90%未満で呼吸不全を疑うよ♪)

"経皮的"＝ 皮膚を通じて測定
できるよ!!
基本爪で測定できる
(ものによっては耳たぶも可)

つめ

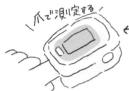

これ。
← パルスオキシメータを使用して
測定するよ♥

(持続してSpO₂測定が必要な
人は,モニターがついてるよ)

〔注意点〕

○ 食事や入浴,運動後など労作後は
SpO₂が変動しやすい。安静にしてもらって
から測定しよう

○ 末梢が冷たいと測定が難しいので,
手を温めてから測定してね♥

脈拍

（※ 心拍数 = 心臓（心室）が 1分間に収縮する回数
　　脈拍数 = からだの各部の動脈が 1分間に拍動する回数

↳ 循環動態をみるためのもの…！

正常値 = 60〜80回/分（成人）

 ・「徐脈」= 50回/分未満の心拍
　　　　↳ 不整脈、心疾患 など

 ・「頻脈」= 100回/分以上の心拍
　　　　↳ 発熱、貧血、心疾患 など

ここで測定することが多い…

・脈拍測定は、橈骨動脈（とうこつ）で測定することが多いよ！
　　　・親指の付け根って覚えてね♪

・第2指〜第4指をそろえて、指の腹で測定
　　やさしく添えるように…
　　感じるのです…脈拍を…

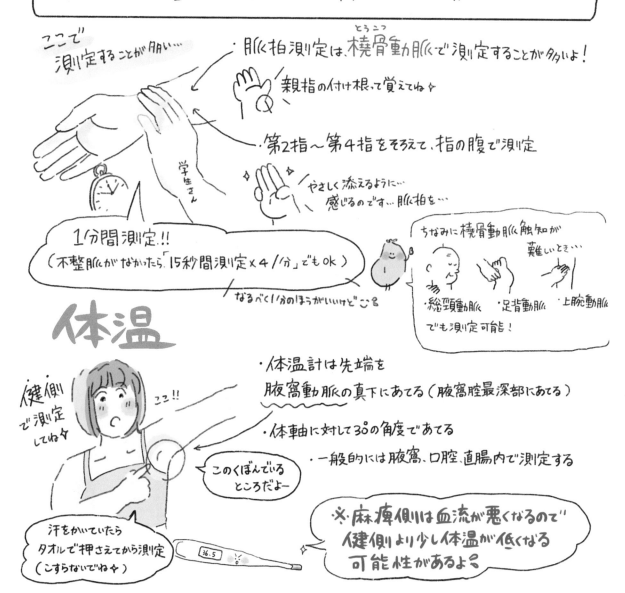

1分間測定!!
（不整脈がなかったら「15秒間測定×4/分」でもok）

なるべく1分のほうがいいけどごる

ちなみに橈骨動脈触知が難しいとき…
・総頸動脈　・足背動脈　・上腕動脈
でも測定可能！

体温

健側で測定してね♪

ここ!!

このくぼんでいるところだよー

・体温計は先端を
　腋窩動脈の真下にあてる（腋窩腔最深部にあてる）

・体軸に対して30°の角度であてる

・一般的には腋窩、口腔、直腸内で測定する

汗をかいていたらタオルで押さえてから測定（こすらないでね♪）

36.5

※ 麻痺側は血流が悪くなるので
　健側より少し体温が低くなる
　可能性があるよ♪

血圧

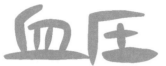

・血圧とは心臓のポンプ作用で生じる、動脈の血管壁に加わる圧力のこと

（※単位は"mmHg"です）

分類	収縮期血圧	拡張期血圧 (※)
正常血圧	<120	<80
正常高値血圧	120〜129	<80
高値血圧	130〜139	80〜89
I度高血圧（軽症）	140〜159	90〜99
II度高血圧（中等症）	160〜179	100〜109
III度高血圧（重症）	≧180	≧110
収縮期高血圧	≧140	<90

ザックリ分類すると…

	収縮期血圧	拡張期血圧
正常血圧	<130	<80
高血圧	≧140	≧90
低血圧	<100	<60

めちゃくちゃ簡単に説明すると…

・"高血圧" ＝ 血管への圧が高くなってしまう → 血管が破れたり、石硬くなったりするリスクがある

・"低血圧" ＝ 血圧が低くなりすぎると、全身に十分な血液が供給されにくくなる

（※出血や感染症などショック状態で低血圧が生じることがあるけれど、これは、全身に十分に血液が行き渡らなくなる緊急事態）

〜測定時のポイント〜

必要物品
・血圧計
・聴診器
・アルコール綿
・メモ用紙

避けたい場所!!
・麻痺側 → 循環が悪いため
・点滴を行っている腕 → 測定時に痛みを生じやすい
・シャント肢 → シャント閉塞のリスク
・乳がん術後 → 浮腫の原因になる（リンパ節郭清後）

☆測定する側の上腕は心臓と同じ高さ
「心臓より低いと血圧は高めに、心臓より高いと血圧は低めに」計測される

☆マンシェットは指が1〜2本入る程度で巻いてね☆

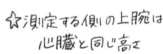

指2本分くらいのゆとり

ゴムのうの中心が上腕動脈にかかるようにする

（※）日本高血圧学会高血圧治療ガイドライン作成委員会 編：高血圧治療ガイドライン2019．ライフサイエンス出版，2019：p.18
https://www.jpnsh.jp/guideline.html（2021年8月1日アクセス）を参考に著者作成

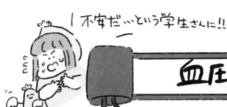

「不安だ…」という学生さんに!!

血圧測定の手順 ♡♡ ドドーンッ!

① 必要物品を準備する (血圧計, 聴診器, アルコール綿, メモ帳)

用意するときに、
ちゃんと、圧は上がるか、マンシェット幅は患者さんに
合っているかチェックしてね

高低差や〜

※ 心臓より腕が高いと
血圧は "低く"
心臓より腕が低いと
血圧は "高く" 出るんだったね

② 安静にした状態 で体位を整える

リラックス〜✧✧

仰臥位か座位!
(上腕を心臓と同じ高さにする)

"安静"な状態でね!
(入浴, 運動, 食事直後などは避ける)

上腕が出るよう袖をまくる✧ (病衣程度の薄さなら服の上からで可能)

③ マンシェットの下縁が肘関節より2cm上になるように巻く

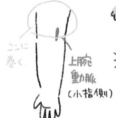

ここに
巻く

上腕
動脈
(小指側)

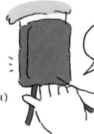

マンシェットは指2本分の
ゆとりをもたせて巻く!

ゴムのうの中心が上腕動脈
になるように!

※ マンシェットが
・ゆるい→血圧高くなる(↑)
・きつい→血圧低くなる(↓)

④ 聴診器を上腕動脈にあてて加圧していくよー!

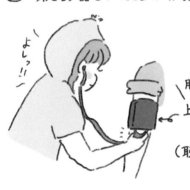

よしっ!!

小指側

肘窩の正中または尺側
上腕動脈が
触れるところに当てる
(聴診器をマンシェットの中に
入れすぎないでね♡)

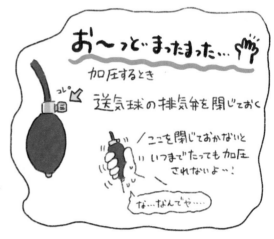

お〜っとまったまった…

加圧するとき
送気球の排気弁を閉じておく

コレ↓

ここを閉じておかないと
いつまでたっても加圧
されないよー!

な…なんでや……

- 平常時の収縮期血圧より、**20〜30mmHg** 程度高い値まで加圧する

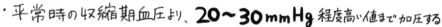

加圧するときは 必ず声かけしてね！
〜けっこう痛かったりもするから…

カルテから普段の血圧が
どれくらいなのか 情報収集しておくと Good✦

- 徐々に空気を抜きながら毎秒2〜3mmHg程度でゆっくり圧を下げる
- 拍動が触れはじめたときの目盛りを読んで記録する

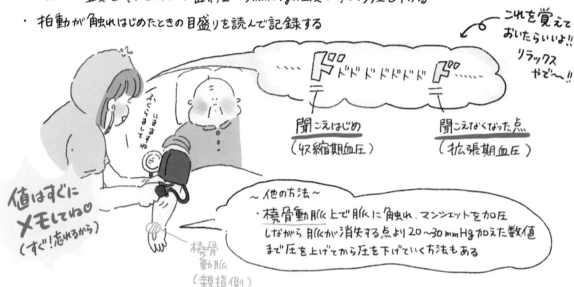

これを覚えて
おいたらいいよ!!
リラックス
やで〜!!

ドドドドドドドド ド

聞こえはじめ　　　　聞こえなくなった点
（収縮期血圧）　　　　（拡張期血圧）

値はすぐに
メモしてね♡
（すぐ！忘れるから）

〜他の方法〜
・橈骨動脈上で脈に触れ、マンシェットを加圧
しながら脈が消失する点より20〜30mmHg加えた数値
まで圧を上げてから圧を下げていく方法もある

橈骨
動脈
（親指側）

⑤ 測定後は、排気弁を全開にしてゴムのうの空気を完全に抜く

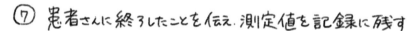

排気弁全開〜

袖は元に戻してね

⑥ マンシェットを患者さんの腕から外して **衣類を整える**

⑦ 患者さんに 終了したことを伝え、測定値を記録に残す

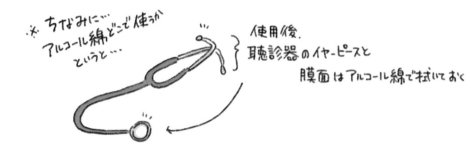

※ ちなみに…
アルコール綿どこで使うか
というと…

使用後、
聴診器の イヤーピースと
膜面はアルコール綿で拭いておく

全身清拭

カーテンはしめてね

部分介助であれば、陰部など自分でできるところはしてもらう (羞恥心に配慮)

全介助? (看護師2人で施行)
部分介助? (〃 1人で施行)

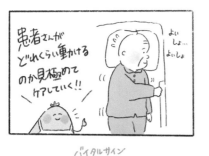

患者さんがどれくらい動けるのか見極めてケアしていく!!

よいしょ…よいしょ

・患者さんができることと、できないことを見極める☆
・皮膚の状態を観察するチャンス☆
・着るとき、脱ぐとき、動くとき、ルートなどの管類が引っ張られてないか要注意☆

脱ぐとき〜着るとき〜

ポイント② めっちゃ大事

麻痺側 (や、点滴が入った腕など) は

・脱ぐときは「健側」から

・着るときは「患側」から

(麻痺側など)

VS (バイタルサイン) は安定している?

ポイント①

・清拭前にVSを確認して異常がないか確認してから行う
(食後1時間は消化や吸収に血液循環が高まっており、疲労感もあるので避けたい…)

バスタオル

ドレーンにはゆとりをもたせてね〜

ポイント③ 露出は少なく☆

・顔 → 上肢 → 胸部 → 腹部 → 下肢
など順番に拭いていくが、
露出はできるだけ少なく
バスタオルなど活用する.

モニターの電極は位置をずらしたり、新しくチェンジ!

ポイント④ 管類引っ張ってない?

・ドレーン等、テープで固定されているものが引っ張られていないか、清拭中も常に気をつけてね☆
(ドレーン挿入部の状態も観察)

ポイント⑤ 側臥位を制する!!

・介助度が低い場合、側臥位になってもらったときに、背部・臀部を拭いたり、脱いだ寝衣などを背中の下に入れこむ (反対の側臥位になったときに寝衣が外しやすくなるよ☆)

陰部洗浄、オムツ交換

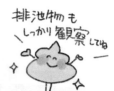
排泄物も しっかり観察してね

- 羞恥心には必ず配慮して行う（排泄後は、消臭スプレーや換気などの配慮も大事！）
- 褥瘡（じょくそう）が発生していないかなど、皮膚をしっかり観察しよう✧
- オムツはしっかりフィットしているか、漏れてないか注意（鼠径部にギャザーを沿わせたり…!!）

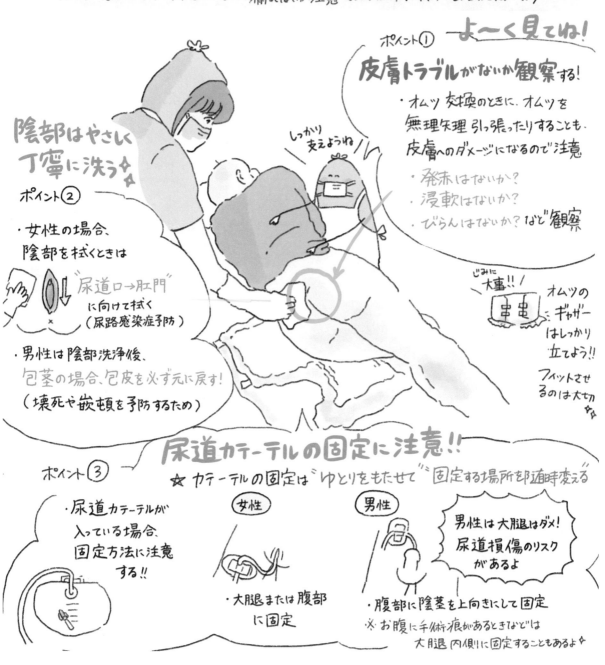

ポイント① よ〜く見てね！
皮膚トラブルがないか観察する！
- オムツ交換のときに、オムツを無理矢理引っ張ったりすることも、皮膚へのダメージになるので注意
  - 発赤はないか？
  - 浸軟はないか？
  - びらんはないか？ など観察

しっかり支えようね！

陰部はやさしく丁寧に洗う✧
ポイント②
- 女性の場合、陰部を拭くときは
  "尿道口→肛門" に向けて拭く（尿路感染症予防）
- 男性は陰部洗浄後、包茎の場合、包皮を必ず元に戻す！（壊死や嵌頓を予防するため）

じみに大事!!
オムツのギャザーはしっかり立てよう!!
フィットさせるのは大切✧

尿道カテーテルの固定に注意!!

ポイント③
☆ カテーテルの固定は "ゆとりをもたせて" 固定する場所も適時変える

- 尿道カテーテルが入っている場合、固定方法に注意する!!

【女性】
- 大腿または腹部に固定

【男性】
男性は大腿はダメ！尿道損傷のリスクがあるよ
- 腹部に陰茎を上向きにして固定
※ お腹に手術痕があるときなどは大腿内側に固定することもあるよ✧

― オムツの種類 ―

受け持ち患者さんは、どのタイプか知っておこう♦

テープ式 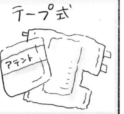 アテント	・ほぼ寝たきり状態の患者さんに使用♦ ・状況によっては、尿とりパッドと併用し、尿量が少ない場合はパッドのみ交換する ※上下間違えないよう注意してね♦ さか ⇔ さま　あ！テープが止められない…
パンツタイプ 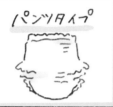	・履くタイプのオムツ ・患者が自分で装着できる ・しっかり腰を浮かせたり、動ける患者さんに使用♦　リハビリが進んでテープ式から、パンツタイプに変更することもあるよ

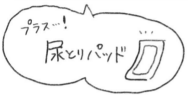
プラスッ！ 尿とりパッド

→ **ADLに合わせてオムツを選択していくよ！** ニャーン

― オムツで陰部洗浄するとき ―

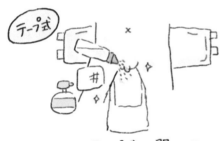
テープ式
・テープ式は、開いてそのまま陰部洗浄

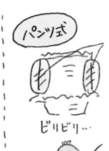
パンツ式
オムツのサイドを手で裂くことができる
ビリビリ…

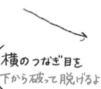
横のつなぎ目を下から破って脱げるよ

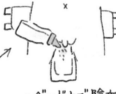
・ベッド上で陰部洗浄

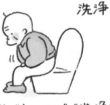
・自分でトイレなどで洗浄してもらうこともある

― オムツはフィットさせる ―

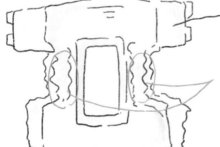

テープ式を開いた状態

オムツはきつすぎず、指1本入るくらいの余裕を！

ギャザーはしっかり立てて、その間に尿とりパッドを中心に置く

ギャザーをしっかり立てておくことで
漏れを防ぐ!!! これけっこう大事！

移送・移動介助

※ 使用前は破損していないか点検してね 👀

ADLに合わせて介助方法を決める

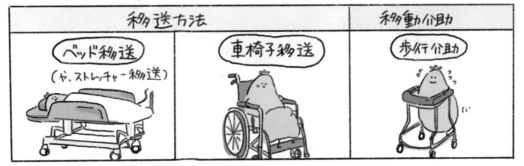

移送方法		移動介助
ベッド移送 (や、ストレッチャー移送)	車椅子移送	歩行介助

〈ベッド移送時のポイント〉

"足側から進む"

と覚えておこう☆

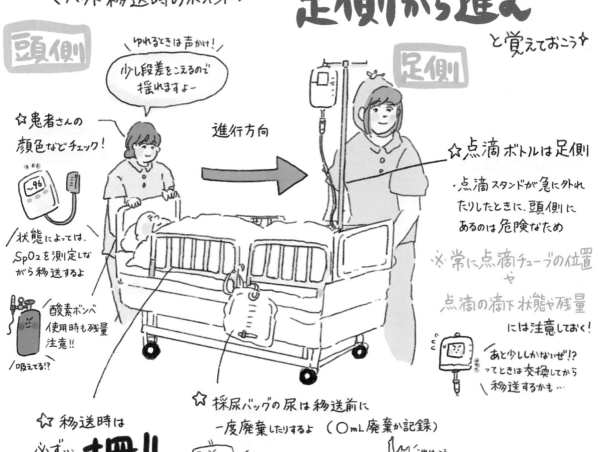

頭側

ゆれるときは声かけ！
少し段差をこえるので
揺れますよー

☆患者さんの
顔色などチェック！

進行方向

足側

☆点滴ボトルは足側

・点滴スタンドが急に外れ
たりしたときに、頭側に
あるのは危険なため

状態によっては、
SpO₂を測定しな
がら移送するよ

SpO_2

酸素ボンベ
使用時も残量
注意‼
吸えてる⁉

※常に点滴チューブの位置
や
点滴の滴下状態や残量
には注意しておく！

あと少ししかないぜ⁉
ってときは交換してから
移送するかも…

☆移送時は
必ず… 柵‼

☆採尿バッグの尿は移送前に
一度廃棄したりするよ （○mL廃棄か記録）

パンパンにおしっこ
たまっているのは困る…

これけっこう
忘れやすい

～ 進むときのポイント ～

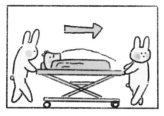

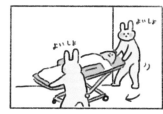

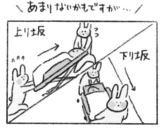

＼あまりないかもですが…／

・平地は 足側から進む!!

・スピードが速すぎると不快感
　を感じやすい

・「少しガタンとします」など声かけ♢

・曲がるときは、患者さんに
　声をかけ、頭側を軸にして、
　ゆっくり大きく回る

・上り坂：患者さんの頭側を
　進行方向にする

・下り坂：患者さんの足側を
　進行方向にする

> いつも頭が上!
> と覚える

＜ 車椅子移送時のポイント ＞

☆ 安全な姿勢に調整

・車椅子には深くしっかり座ってもらう

※ 麻痺側の腕はタイヤに巻き込まれたり
　身体の下敷きになっていないか注意

**麻痺側の
手の位置
注意!!**

危険

／クッションなど活用してもGood♢

麻痺側に
クッションを入れ
たり、健側で
手をにぎって
おいてもらったり
する

> 必要であれば
> ベルトも使用

☆ 点滴の位置、残量、滴下状態に注意

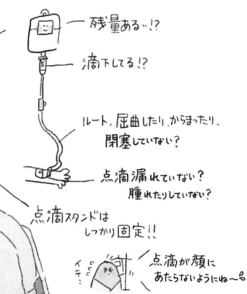

— 残量あるっ!?

— 滴下してる!?

ルート、屈曲したり、からまったり、
閉塞していない?

点滴漏れていない?
腫れたりしていない?

点滴スタンドは
しっかり固定!!

点滴が顔に
あたらないようにね～♢

尿がたまっていたら
移送前に一度
廃棄

☆ 酸素ボンベを使用している
　ときは、ボンベ残量、チューブの
　位置に注意!!

> SpO2を測定しながら
> 移送することもあるよ!

☆ 尿道留置カテーテル・ドレーン類

・ブレーキレバーに引っかからないように注意

・尿が逆流してカテーテル感染を起こさないように、

　採尿バッグは、尿道口より **下**。

~ 歩行器・杖の種類 ~ （例）

・歩行器は立位、歩行バランスが悪い患者さんや、高齢者の歩行補助具として用いる.

歩行器

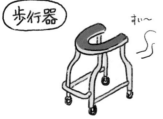

四輪歩行器
車輪が付いており、スムーズに移動しやすい.
少しの力で動かしやすいが、バランスを崩さないか注意が必要◎

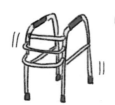

ウォーカータイプ
・杖だけでは歩行が不安定なときに使用
・固定式タイプ
（歩行器をもち上げて前に進む）
・交互式タイプ
（左右のフレームを交互に動かして歩行する）などがある

杖

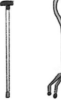

T字杖
・腕に力があり、歩行バランスが比較的良い人向け

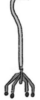

多脚杖
・着地面積が広くて安定している
体重をかけても倒れにくい

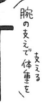
腕の支えで体重を支える

エルボークラッチ
・腕の力を使えるので握力のない人にも有効.
手指や手関節に負担がかけられないときに用いる

[歩行介助のポイント] ※四輪歩行器の場合.

くつはしっかりはいてもらう!!

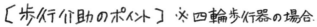

☆前腕全体を安定させておく!
○前腕全体
肘は90°で!
✕ 手先だけ

☆背筋は伸ばす

よいしょ よいしょ

☆介助者は患者さんの
斜め後ろ
（あるいは、患側!）
※患者さんがバランスを崩したときは腰背部を支える

ガシッ

注意
前のめりは危険!
・前方に転倒しやすい
・歩行器だけが前進していく

あと…
○小さな段差でも前輪がひっかかることもあるので注意

☆方向転換は歩行器と体全体を一緒にターン✧

おりゃ!!
腕だけで方向転換はしない◎

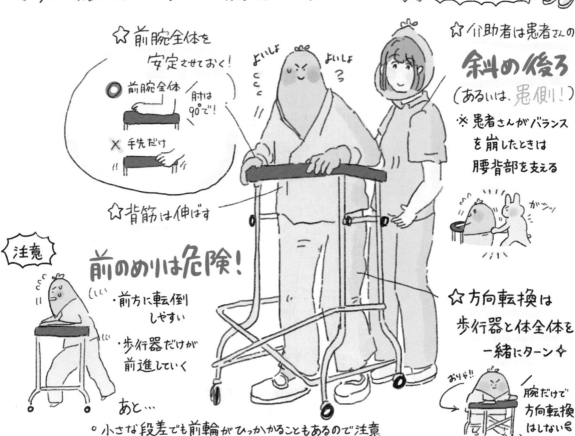

洗髪

☆ 洗うときは指の腹で マッサージするように しっかり洗おう☆

（やさしすぎる洗いは、ちょっと汚れ落ちていないかも…）

事前に自分の手にかけて、温度を確認するよ！

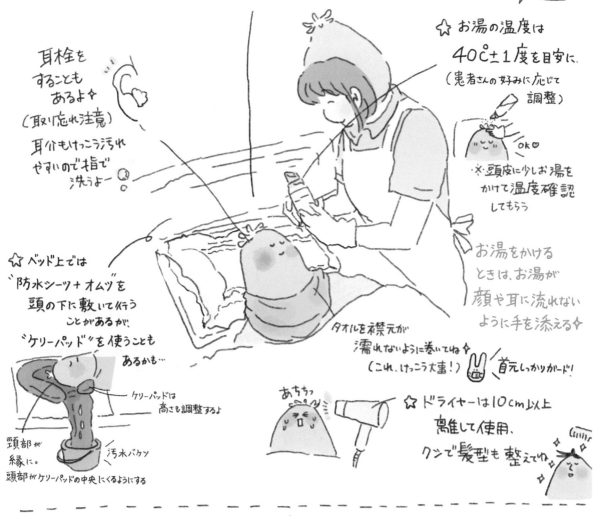

☆ お湯の温度は 40℃±1度を目安に、

（患者さんの好みに応じて 調整）

OK♡

・※ 頭皮に少しお湯をかけて温度確認してもらう

耳栓をすることもあるよ☆

（取り忘れ注意）

耳介もけっこう汚れやすいので指で洗うよ〜

☆ ベッド上では "防水シーツ＋オムツ"を頭の下に敷いて行うことがあるが、"ケリーパッド"を使うこともあるかも…

ケリーパッドは高さも調整するよ

頭部が縁に。頭部がケリーパッドの中央にくるようにする

汚水バケツ

お湯をかけるときは、お湯が顔や耳に流れないように手を添える☆

タオルを襟元が濡れないように巻いてね（これ、けっこう大事！）

首元しっかりガード！

あちち

☆ ドライヤーは10cm以上離して使用、クシで髪型も整えてね

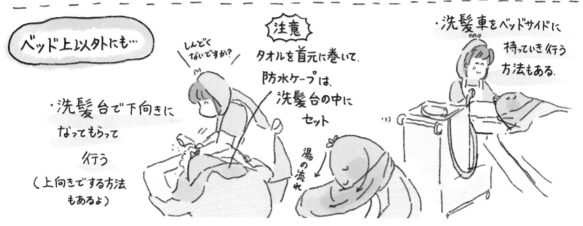

ベッド上以外にも…

・洗髪台で下向きになってもらって行う

（上向きでする方法もあるよ）

しんどくないですか？

注意 タオルを首元に巻いて、防水ケープは、洗髪台の中にセット

湯の流れ

・洗髪車をベッドサイドに持っていき行う方法もある。

ベッドメイキング （イラストは 臥床患者さんの場合）

・ADLによっては… 車椅子に乗ってもらったり デイルーム で待機しておいてもらう
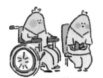
もしくは、検査や入浴などベッドから 離れているときにシーツ交換を行ってもOk ✨
（患者さんには前もって声をかけておく… 知らないうちに自分のベッドサイドを触られて
いたら 不快だしねる）

👄 < 声かけ & 換気も忘れずしてね ✿

ここ大事!!

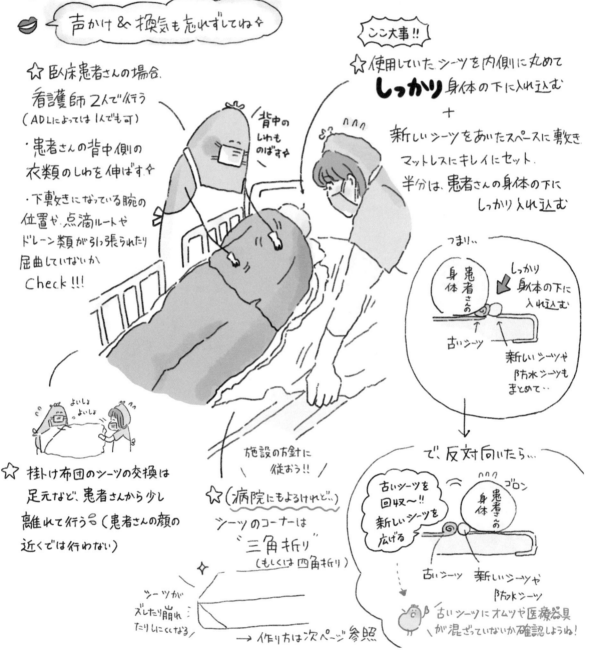

☆ 臥床患者さんの場合.
看護師2人で行う
（ADLによっては1人でも可）

・患者さんの背中側の
衣類のしわを伸ばす✿

・下敷きになっている腕の
位置や、点滴ルートや
ドレーン類が引っ張られたり
屈曲していないか
Check !!!

背中の
しわも
のばす✿

☆ 使用していた シーツを内側に丸めて
しっかり 身体の下に入れ込む
　　　　　　＋
新しいシーツをあいたスペースに敷き
マットレスにキレイにセット.
半分は、患者さんの身体の下に
しっかり入れ込む

つまり…

患者さんの身体　しっかり 身体の下に入れ込む

古いシーツ

新しいシーツや
防水シーツも
まとめて…

☆ 掛け布団のシーツの交換は
足元など、患者さんから少し
離れて行う☺（患者さんの顔の
近くでは行わない）

よいしょ
よいしょ

施設の方針に
従おう!!

☆（病院にもよるけれど…）
シーツのコーナーは
三角折り
（もしくは 四角折り）

シーツが
ズレたり崩れ
たりしにくくなる

→ 作り方は次ページ参照

で、反対向いたら…

古いシーツを
回収〜!!
新しいシーツを
広げる

ゴロン

患者さんの身体

古いシーツ　新しいシーツや
防水シーツ

古いシーツにオムツや医療器具
が混ざっていないか確認しようね!

シーツ交換の手順 ①

臥床患者さんに2人で行う場合…

ザックリ説明…

① 準備だ！

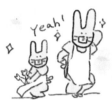

Yeah!

・マスク,エプロン,手袋装着
・シーツ類（横シーツがいるかも考慮）
・患者さんに説明,同意を得る
・換気を行う
（同室患者さんにも声かけしてからね）

② ベッドは、腰の高さまで上げる

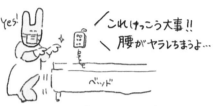

Yes!

ベッド

これけっこう大事!!
腰がヤラレちまうよ…

・他にも作業スペースを確保だ！

③ マットレスの下から、シーツ類を引き出す

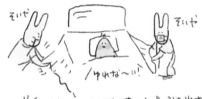

そいや

そいや

ゆれな〜!!

・片手で少しマットレスを持ち上げて引き出す
（振動は最小限にする）
・2人で左右同時に行っていくよ〜!!

④ 掛けもの類をとる

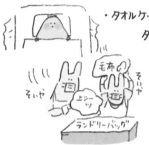

毛布

そいや

そいや

上シーツ

ランドリーバッグ

・タオルケットをかけて、
タオルケットの下から上シーツ
などを取り除く

※ここは色々方法があるので、
学校や施設の方法に従ってね

⑤ 患者さんを側臥位にする

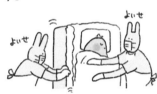

よいせ

よいせ

この学生さんは
患者さんの背部と
腰部を支える

・患者さんの枕の位置も調整
・患者さんが柵を持てる状態であれば,柵を持ってもらってもOK♪

このとき…

グッ↓↓

背中側のベッド面を上から垂直に
押しながら行うとベッドと身体の
間に隙間ができやすい

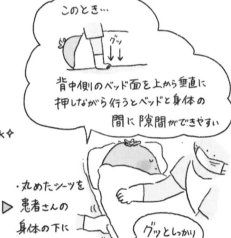

グッとしっかり

⑥ 使用中のシーツを中央にまとめる

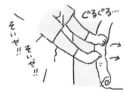

ぐるぐる…

そいや!!

そいや!!

・横シーツ、防水シーツ、下シーツを
汚れた面が内側になるように中央に
向かって丸める

・丸めたシーツを
▶ 患者さんの
身体の下に
入れ込む

シーツ交換の手順②

⑦ マットレスパッド、マットレスをキレイにする

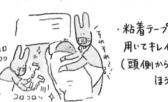

コロコロ
そ〜め
コロコロ
コロコロ

・粘着テープ付きローラーなど
用いてキレイにする
（頭側から足側に向けての
ほうがいいね）

⑧ 清潔な下シーツを広げる

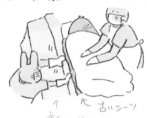

↑ 古いシーツ
新しいシーツ

・清潔な下シーツを中心線に
合わせて、手前に広げて
反対側の分は扇子折り
にして、患者さんの下に入れ込む

中心線は意識 しよう!!

⑨ 清潔なシーツを、マットレスに入れて整えていくよ〜!

A マットレスの頭側のシーツを入れ込む

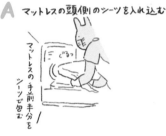

マットレスの手前半分を
シーツで包む

こっち側ね

B 頭側のコーナーを三角折りにする

・三角折りにすることで、シーツの重なりが増えて
ズレにくくなるよ ◇◇

☆足元は四角折にする
場合もあるので施設
の方針を確認してね

～三角折りの方法～

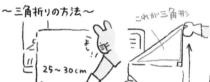

これが三角形

25〜30cm

① 頭側側面に垂れている
シーツを頭側から
25〜30cmのところをもつ

② 垂直に持ち上げて
三角形を作り、
ベッドの上に置いておく

③ 垂れているシーツを
足元側にひっぱって
しわを伸ばす

④ 垂れているシーツを
マットレスの下に入れ込む

三角形は
まだベッドの上

※手背を上に向けて
敷き込んだほうが
入れやすいかも…

つまり…

三角形の
頂点

押さえとく

⑤ シーツの側面をしっかり
押さえながら三角形の
頂点を把持する

三角形の
頂点

⑥ 三角形がくずれない
ように、ベッドサイドにおろす
（側面は押さえたまま）

⑦ おろしたシーツを
マットレスの下にしっかり
入れる

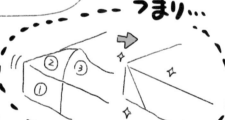
② ③
①

C 下シーツのしわを伸ばす

しわは "褥瘡" の原因にもなってしまう

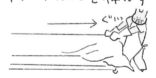
ぐいっ

・ベッドの足側に立って、作業側のシーツを持って。
まっすぐ引き寄せて しわを伸ばす ◇◇
（※褥瘡のリスクが高い人は、
下シーツはピンと張りすぎないように対応することもある）

D 足元も三角コーナーに
したら側面のシーツも
入れ込む

片側完成だよ!

⑩ （必要時）防水シーツと横シーツを敷く

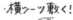
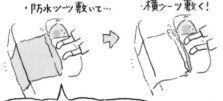

・防水シーツ敷いて…　　・横シーツ敷く！

・防水シーツを下シーツの中心線に合わせて手前に広げる.
反対側に広げる部分は扇子折りにして患者さんの下に入れ
込む（横シーツも同様に）

病床内の湿度・温度が上がるので
使用は**最小限**に♢

防水シーツ

※防水シーツは…
・発汗の多い患者さん → 体幹　　・嘔吐がある患者さん → 枕元
・失禁がある患者さん → 腰臀部
　　　　　　　　　　…に使用する

⑪ 患者さんを反対側に側臥位にする

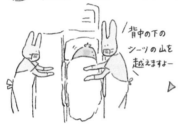
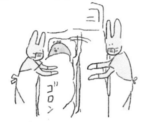
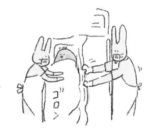

背中の下の
シーツの山を
越えますよ〜

・患者さんは反対方向へ.
（点滴やドレーン,麻痺側の腕の
位置など注意）

・反対側の清潔なシーツを全て
引き出す
（引き出せたら,患者さんには仰臥位になって
もらったほうが,患者さんが楽♢♢）

⑫ 反対側も,下シーツや防水シーツ,横シーツをマットレスの下に入れ込む

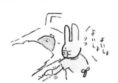

→（※⑨の Ⓐ〜Ⓓ と同じ）

・シーツのしわを伸ばす
・患者さんの寝衣,身体の位置調整

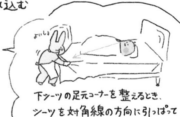

下シーツの足元コーナーを整えるとき,
シーツを対角線の方向に引っぱって
しわを伸ばす

⑬ 上シーツの包布を交換して患者さんにかける

毛布を使用している人は
毛布もかける

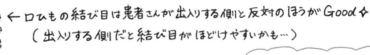

出入り側 ← ←口ひもの結び目は患者さんが**出入りする側と反対**のほうが Good♢
（出入りする側だと結び目がほどけやすいかも…）

⑭ 枕カバーも交換

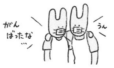

がんばったな…

最後に,ベッドの高さ,チューブ類の位置,
ナースコールの位置など確認して終了

食事介助

"体位を整える" が超大事…‼

立って介助をすると、ついつい患者さんは上を見ちゃうので、目の高さが同じになるように座るといいよ！

☆「座位」や、「座位に近いファーラー位」に体位を整える

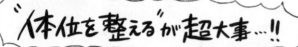

☆ 頸部屈曲位で食べる

○ 屈曲しすぎると逆にのみこみが難しくなる！
× 気道の入口が狭くなっちゃう

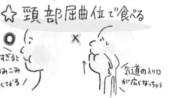
※ 下顎と胸骨の間が3〜4横指くらいになるよう下を向いてもらう

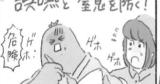
ポジショニングをしっかりして、**誤嚥**と**窒息**を防ぐ！
危険 ゲホ… ゲホ ゲホ

☆ 身体が左右に傾いていないか **クッションなど用いて調整してもGood❤**

麻痺側の腕の位置など常に注意しておく！
（テーブルの上に麻痺側の腕を置いてもいいよ）

☆ テーブルは **食べやすい高さに調整**

☆ 深く腰かけられているかな⁉

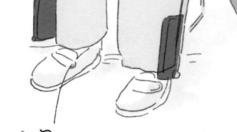
× ズリ〜ン
どんどんずり落ちてきていないかも注意

○ クッションも活用してね
腰元をしっかり支えて、深く座れるようにする

☆ 足はしっかり床につける

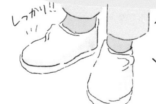
しっかり‼
支持基底面が拡大し、姿勢が安定する

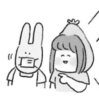
体勢以外の食事介助のポイントについては次のページを見てね❤

〔患者さんの準備〕

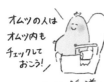

・オムツの人は オムツ内も チェックして おこう!

・トイレ誘導しておく

これけっこう大事!!

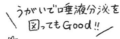
うがいで口唾液分泌を 図ってもGood!!

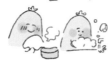

・手を洗いに行ったり、 行けない人は、温タオルで 手を拭く

・入れ歯装着!!

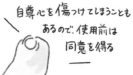
自尊心を傷つけてしまうことも あるので、使用前は 同意を得る

・エプロン着用

〔食事の準備〕「あたたかいものはあたたかく、冷たいものは冷たいうちに食べる」

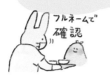
フルネームで 確認

・配膳時、名前は しっかり確認

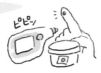
ピピッ

・血糖測定、 インスリンや食前薬が ないか注意!

絶食

・検査などで 絶食では ないかも注意

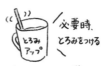
・必要時、 とろみをつける

・食べやすいように準備する

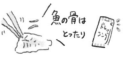
魚の骨は とったり

・小さくほぐしたり、小袋の封を切って ドレッシングをかけたり

(患者さんの希望をきいてね)

〔食事の介助〕「どれくらい介助がいるか見極めよう」

見守り

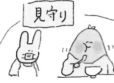

・観察
・適宜、安全に食べられるように 援助

一部介助

・食べやすい大きさに切ったり、 手を添えたり、スプーンに一口量を すくったりする

全介助

・むせの有無、 姿勢などに 注意してね♪

・一口量を舌中央にスプーンが 乗るように真っすぐ乗せる
・口に残っていないか確認して から次の一口へ!

ゴク

・最初にお茶などで 口の中を湿潤させた ほうが嚥下はしやすいよ

次は…!

・患者さんの希望を ききながら、主菜、副菜を バランス良く食べ進めていく

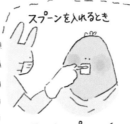
スプーンを入れるとき

○ 正面から、スプーンが舌の 中央にのるように入れる

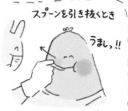
スプーンを引き抜くとき

うまし!!

○ 口を閉じてもらい、スプーンの カーブに沿って斜め上方 にゆっくり引き抜く

おはしだったら まっすぐ引き抜く

〔食事中観察すること〕

・咀嚼運動、咀嚼時間
・飲み込むまでの時間　　・呼吸状態
・むせの有無　　・姿勢は保持できているか　など

口腔ケア

☆ 口腔ケア時も **誤嚥を防ぐ** ために
体位を整えることは **超大事!!**

〔座位〕
〔ファーラー位〕
座位、ファーラー位がとれないとき
〔セミファーラー位〕
・顔をしっかり横に向けて誤嚥予防
〔側臥位〕
・やや頭部を挙上するとより誤嚥予防になる

⇒できる限り、座位やギャッジアップで身体を起こす.

& 頸部屈曲位になるよう整える (p. 26 参照)

もしも…「片麻痺がある」ときは…

麻痺側に食べカスが残りやすい…

麻痺側

・顔は麻痺側に向けるほうが麻痺側の咽頭部が狭くなって誤嚥しにくい

・片麻痺があってベッド上で口腔ケアをするときは.

☆側臥位では麻痺側が **上**
（麻痺側が下だと溜まった汚水を誤嚥するかも…!）

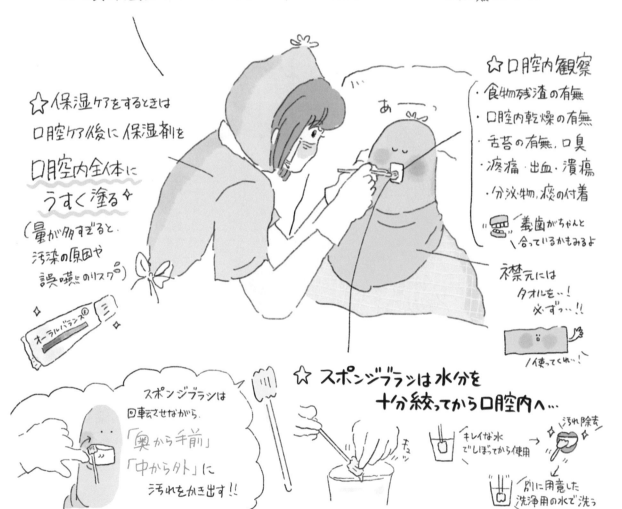

☆ 保湿ケアをするときは
口腔ケア後に保湿剤を
口腔内全体に
うすく塗る
（量が多すぎると.
汚染の原因や
誤嚥のリスク）

オーラルバランス®

スポンジブラシは
回転させながら.
「奥から手前」
「中から外」に
汚れをかき出す!!

☆ 口腔内観察
・食物残渣の有無
・口腔内乾燥の有無
・舌苔の有無, 口臭
・疼痛・出血・潰瘍
・分泌物, 痰の付着
義歯がちゃんと合っているかもみるよ

襟元にはタオルを…!必ず…!!
使ってくれ…!

☆ スポンジブラシは水分を
十分絞ってから口腔内へ…

キレイな水でしぼってから使用 → 汚れ除去
↓
別に用意した洗浄用の水で洗う

〔口腔ケアの方法〕 "口腔ケアによって、口腔機能の維持・向上"を目的にしているよ♥

含嗽 うがいのこと	ブラッシング	粘膜ケア	義歯ケア
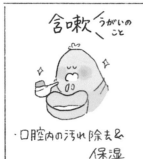	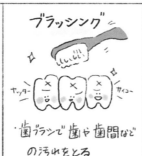	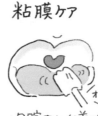	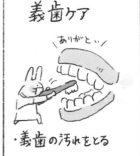
・口腔内の汚れ除去&保湿	・歯ブラシで歯や歯間などの汚れをとる	・口腔内に付着した汚れをとるで	・義歯の汚れをとる

→ これらを 患者さんの ADLに合わせて 行っていくよ…!!

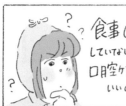

食事(経口摂取)をしていない患者さんは口腔ケアしなくてもいいの…?

(答え) No…!するよっ!! しますっ…!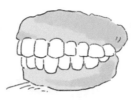

・食事をしていないことで、唾液分泌量の減少により自浄作用の低下…それにより、経口摂取をしている患者さんよりも、口腔内に汚れが付着している♪

〔 義歯の管理 について 〕

一見きれいに見えても実は汚れている…

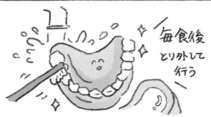

→ 意外と汚れやすいので皆さん…よろしくお願いします…♪

〜 洗浄方法 〜

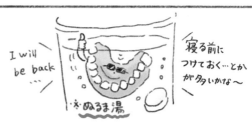

毎食後とりはずして行う

・ブラッシングにより、大きな汚れやぬめりをとる

・万が一、落としても大丈夫なように水を張ったガーグルベースンの上で洗浄すると安心…

・歯みがき粉は使わないっ…!!
 └研磨剤入りが多く、義歯を傷付けてしまう♪

I will be back

寝る前につけておく…とかがいいかな〜

※ぬるま湯

・左の方法ではとりきれない細菌を洗浄剤で分解、消毒する.

・最低でも1週間に1回は、この方法で洗浄する. 洗浄後は左の方法で洗浄剤を落とす

・40〜50℃のお湯につける 熱湯はNG!!
 (ぬるま湯) (変形してしまうリスクがあるよ)

手指衛生

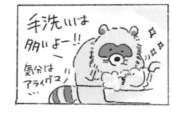

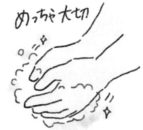

めっちゃ大切

▷ 手指衛生の方法は？

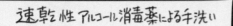

速乾性アルコール消毒薬による手洗い	石けん + 流水での手洗い
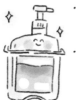 ・目に見える汚染がないときの第一選択. ・石けん + 流水での手洗いにくらべて高い消毒効果がある！	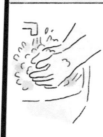 ・目に見える汚染がある場合 ・日常的な手洗いで食事前や排泄後など汚れを落とすために行う

※あと"手術時手洗い"もありますが
省略します

▷ どんなときに、手指衛生を行うの？

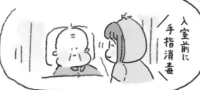

・患者さんに直接接触するとき

入室直前に手指消毒

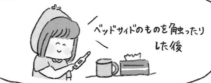

・患者さんの近くのものに接触したとき

ベッドサイドのものを触ったりした後

電子カルテ使用前後も行うこともあるよ！施設の方針を確認しよう♡

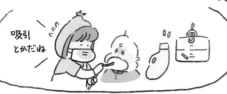

・粘膜、排泄物、体液などに接触した後

吸引とかだね

・無菌操作の前

よっ

・膀胱留置カテーテル
・中心静脈カテーテル挿入
　などの前

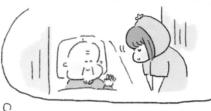

・患者さんに直接接触した後

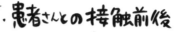

手袋をしていても、外したら、しっかり手洗いしてね

⇨ つまり…

・**患者さんとの接触前後**
・**体液、血液など取り扱った後**
・**処置の前後** を意識しておこう

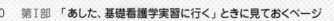

… あと、患者さんごとに手指衛生を行ってね（菌を運ばないように）

Let's 手洗い（石けん＋流水の手洗い手順）

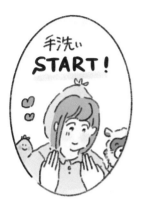

手洗い START！

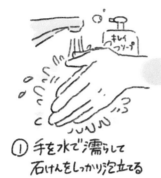

① 手を水で濡らして石けんをしっかり泡立てる

② 指を組んで手掌を洗う

指をくんで〜

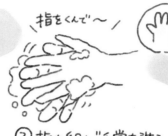
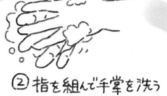

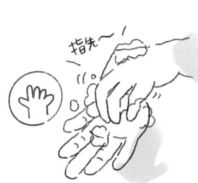

指先〜

⑤ 手掌で指先、爪部を洗う

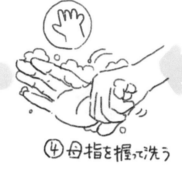

④ 母指を握って洗う

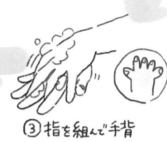

③ 指を組んで手背

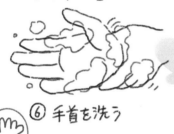

⑥ 手首を洗う

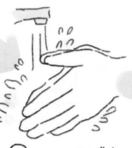

⑦ しっかりすすぐ ✧

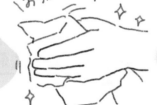

おつかれっス！

⑧ 水を止めてペーパータオルで手を拭く

ちなみに……

水を止めるときの注意点 ⚠

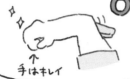

手はキレイ

水道栓は肘で止めたり、ペーパータオルを巻くなどして止める

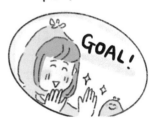

GOAL！

2. 看護師さんへの報告、どうしたら…

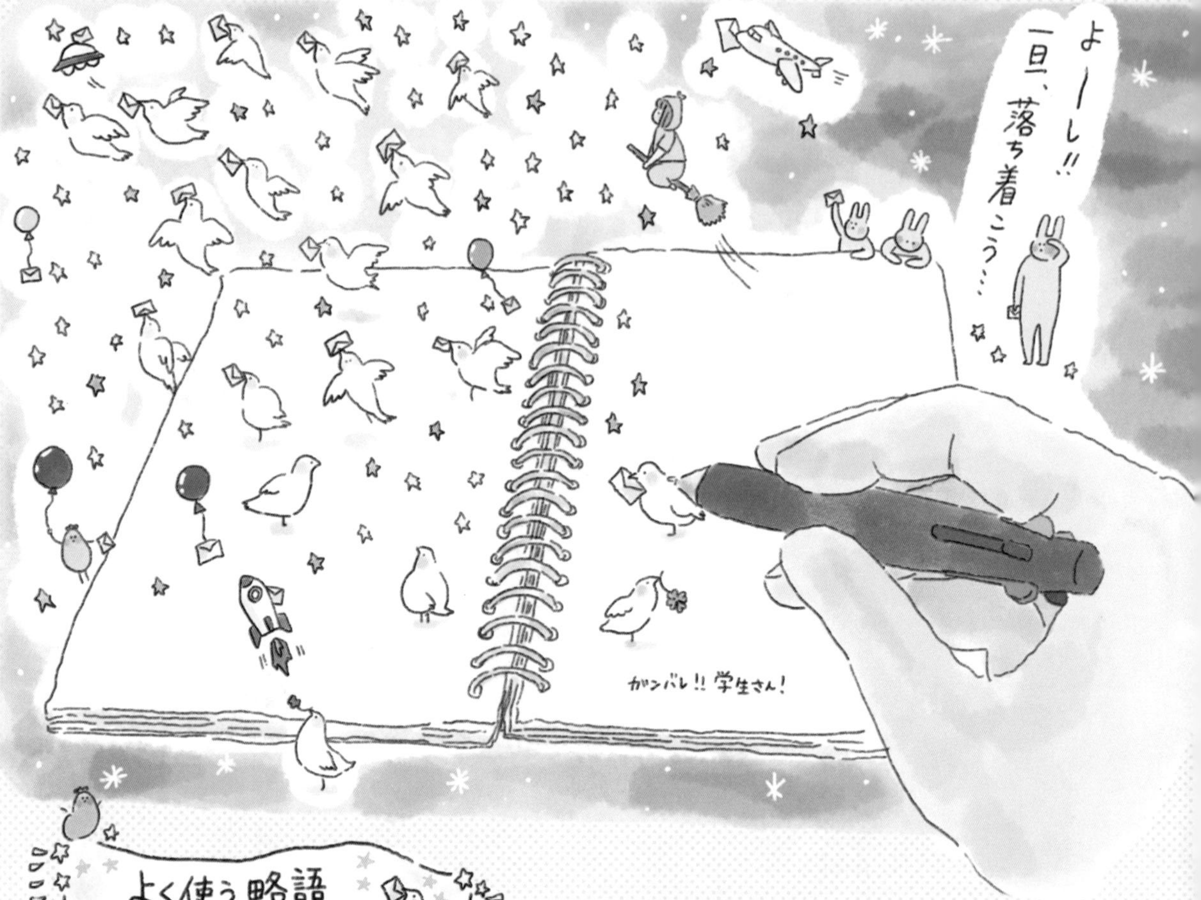

よーし!!
一旦、落ち着こう…

ガンバレ!! 学生さん!

よく使う略語

a.c.	食前	NC	特記すべきことなし
p.c.	食後	NED	疾患の所見なし
AD	入院	NP	看護計画
ENT	退院	OP	手術
F/U	経過観察	Rx	処方箋
FH	家族歴	s/o	～の疑い
HPI(PI)	現病歴	SE	副作用
n.p.	異常なし	US	超音波検査

看護師さんへの報告のコツ！

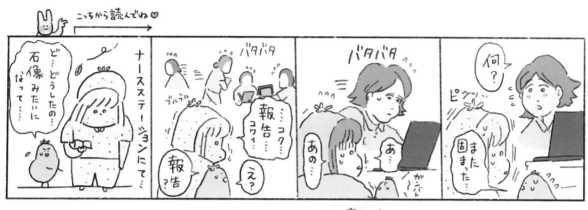

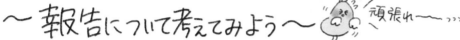

～報告について考えてみよう～

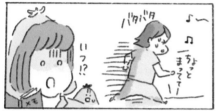

〔1〕報告するタイミングのコツ
　　　（P. 34 へ）

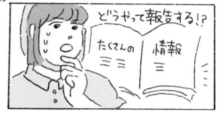

〔2〕報告するときの言い方のコツ
　　　（P. 35 へ）

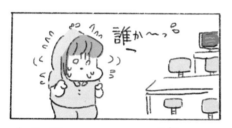

〔3〕急いでいるのに誰もいない、
　　　聞いてもらえないときのコツ
　　　（P. 38 へ）

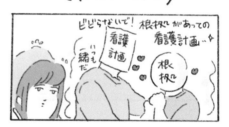

〔4〕「根拠は？」と聞かれた
　　　ときの対応のコツ
　　　（P. 39 へ）

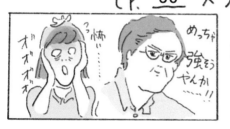

〔5〕看護師さんが"怖い"
　　　話しかけづらいときのコツ
　　　（P. 39 へ）

〔1〕報告する **タイミング**のコツ

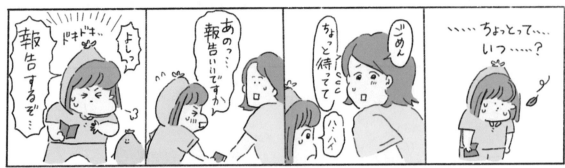

▷「ちょっと待ってて」というときの看護師さんの状態

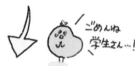

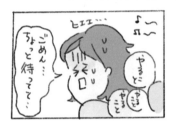

・看護師さんもタイムスケジュールのなかで、やることがたくさん…
なので、決して学生さんを蔑ろにしているわけではないよ…!!
ちょっとね…忙しいと、一つの用事のあとに、すぐに次の用事があったり
して、頭からスポーンと…報告待ってくれているのを忘れたり
するから…萎縮せずに、タイミングをみながら声をかけてくれれば…
うれしいっ…ごめん!!

▷「ちょっと待ってて」と言われたら…

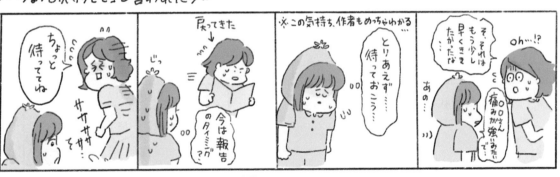

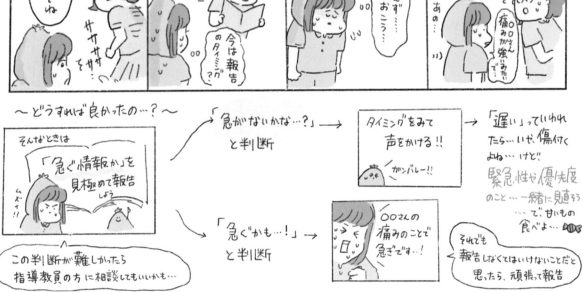

〜どうすれば良かったの…?〜

そんなときは「急ぐ情報か」を見極めて報告しよう

「急がないかな…?」と判断 → タイミングをみて声をかける!! → 「遅い」っていわれたら…いや、傷付くよね…けど、緊急性や優先度のこと…一緒に見直そう…で、甘いもの食べよ…

この判断が難しかったら指導教員の方に相談してもいいかも…

「急ぐかも…!」と判断 → ○○さんの痛みのことで急ぎです…! → それでも報告しなくてはいけないことだと思ったら、頑張って報告

～ "怖い"って気持ちの乗り切り方～

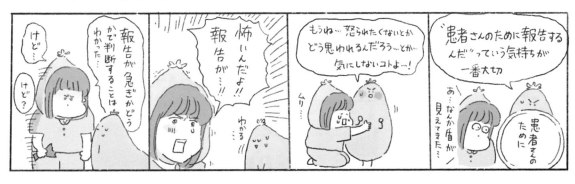

・本当に怖いですよね…報告…（作者も、報告前は脂汗まみれでした…）

　けど、怖くて報告できなかったことより、「患者さんのためを思って〈行動できたこと〉」がとても大事。

　〈行動できたこと〉で、反省→改善と磨かれて、より良いケアにつながるよ ◇

☆「怖い」「嫌われたくない」が足枷になってしまうと動けない …

▷ ☆ 患者さんのために、一緒に頑張って報告していこうね♪

〔2〕報告するときの言い方のコツ

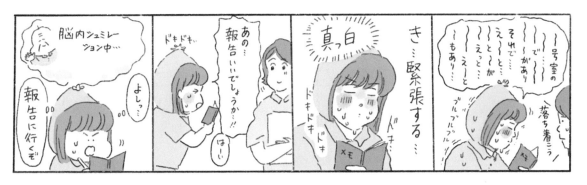

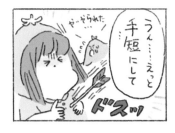

・ただ、観察したことを長々と話してしまうのはNGだよ〜

　（長いと、どうしても内容が伝わりにくい…）

ほんなら…どないしたらいいねんっ…!! っていうことについて、

次のページに まとめました。

2. 看護師さんへの報告

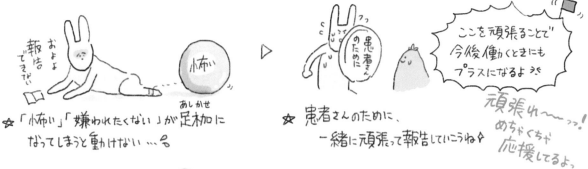

報告するときの言い方のコツ

> 実践で役立つ方法を伝授!!

秘技 報告は簡潔で明確に!

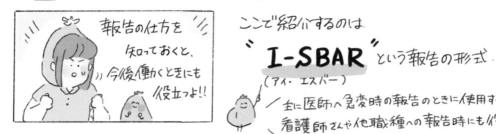

報告の仕方を知っておくと、今後働くときにも役立つよ!!

ここで紹介するのは、"**I-SBAR**"（アイ・エスバー）という報告の形式。

主に医師へ急変時の報告のときに使用するが、看護師さんや他職種への報告時にも役立つよ!

I (Identify)	自己紹介 （報告者と患者さんは誰か）	例 〜学生さんの場合で考えてみると…〜 「私は ○号室の △△さんを 受け持たせていただいている □□です」
S (Situation)	患者さんの状況	「入浴介助後、"少ししんどい"と言われ、ベッドに横になっていますが、徐々に楽になってきたとのことでした」 ✿ 患者さんに何が起こったのか伝える
B (Background)	臨床経過 （背景）	「入浴後のバイタルサインは _____ です。自覚症状は _____ があります」 ここ！簡潔に ✿ 患者さんの情報（バイタルサイン、身体所見、経過など）
A (Assessment)	評価	「少し血圧が上昇していますが、入浴後の影響も考えられます」 疾患なども絡めてアセスメント！ ✿ 自分なりに、評価したことを伝える!!
R (Recommendation)	提案 （どんな対応が適切か考えて報告）	「患者さんの様子をみながら、30分後に再検を行おうと思います」 ✿ もし、ここで 緊急性があるかも…？ と思ったら「一度みてもらっても良いでしょうか」と報告しよう

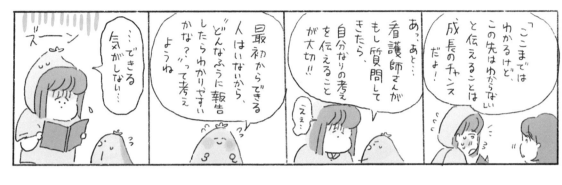

・看護師さんから 質問されたら ド緊張するよね…

けど、ここで大事なのは「どれくらい自分の考えをもっているのか」。

考えてきたことが、もし間違っていても…

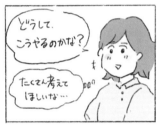

// 萎縮しちゃう気持ちは //
すんごいわかる…

看護師さんとしては学生さんが
黙ってしまうと「もう、いいかな…？」
と思ってしまうので、勇気出して
わかること、わからないことを伝えて
みてね

"私はこう考えて… この計画を立てました！"

と自信をもっていいよ!! 考えていることが大切！

\スゴイ!!/

→ 間違っていたら、訂正してもらえるし、絶対成長しているよ…!!

ドキドキ

「ここまでわかるけど、ここから先はわからない」
自分の考えを伝えて不足部分をアドバイスもらう気持ちで!!

…よし!! 頭が混乱しないように報告のポイントをまとめると…

① 自紹介 → 私は誰、患者さんは誰？

② 状況 → 今、患者さんに何が起こっている？

もし聞き手が患者
さんの情報をもっていない
ときは、ここに、
病歴や経過なども
入ってくるよ

↓

これは、
急変時とか、医師に
報告するときとかね

③ 背景 → 患者さんのバイタルサイン、身体所見など

④ 評価 → 自分はどう思うか（アセスメント✦）

⑤ 提案 → "こうしてほしい"と思うことを伝える

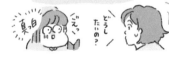

↳「どうしたいの？」って 聞かれたら、頭真っ白になるから事前に
考えておこうか…!!

どうし
たいの？

〔3〕 急いでいるのに 誰もいない. 聞いてもらえないときのコツ

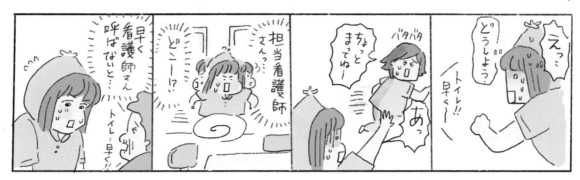

・急いでいるのに 誰もいないことは… 悲しいけど あるあるで…💧 （ナースになってからも…💧）
　このとき, 他の誰かを頼ることも 選択肢に入れても OK !!

〔例〕

~ 担当看護師さん ~

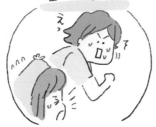

・「待ってて」と言われても
　お手洗いに行きたがっている
　ことは伝える

（患者さんがもし, 待てそうな状況
　であれば待つ）

~ 指導教員 ~

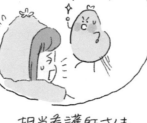

・担当看護師さんも
　急いでいて, つかまらない
　ことを伝えて 協力してもらう

~ 他の看護師さん ~

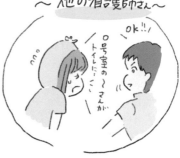

・もう誰もつかまらない…
　ってときは, 他の看護師さん
　に相談しても OK だよ!
　※患者さんに危険がおよびそうな
　　ときは, もう ナースコール 押しても
　　いいよ !!

~ "なんで 聞かなかったの?"といわれるシーン ~

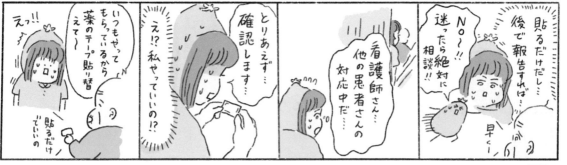

・こういう場面は **本当に…たくさんある…** 作者も自己判断で　　｜超重要｜
　ドエライ目にあったので…, 皆は… 患者さんも 自分も 守るために, "迷ったら, 絶対
　　に 1人で "判断しない" ということを 頭に入れておいて…くれ…!

〔4〕「根拠は?」と聞かれたときの 対応のコツ

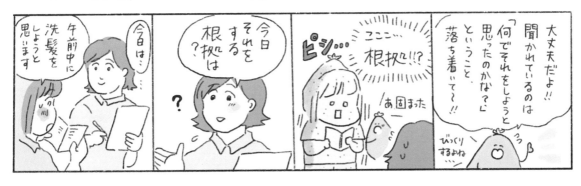

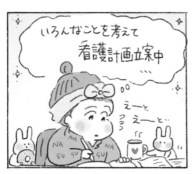

・「根拠は?」って聞かれると、「ヒェエ〜!?」となる気持ち はすっごくわかる… なので.

☆「根拠は?」 ⇨ 「何でそれをしようと思ったのかな?」 に脳内変換して落ちついて答えよう! 〜秘技!! 〜脳内変換!!

きっと、看護計画を立てるとき、何でそれをするのかも考えているはず…

(例)

「今日は洗髪をします」

(昨日から発熱しているし、少ししんどそうだけど…)

(発熱で汗が多いので洗髪しようと思う)

根拠をきいてみよう

これが聞きたい! 患者さんの状態とケア目的が 適切かを一緒に考えるために☆

〔5〕看護師さんが"怖い"、話しかけづらいときのコツ

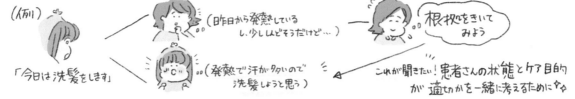

〜根拠が言えなくなるまで根拠を聞かれるとき〜

・経験したことがないことを聞かれた場合、ここまで学習したけど、ここから先はわからない と言ってもOK!! (自分の考えを伝えられるところまで伝えればGood)

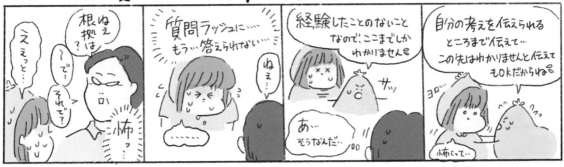

がんばれ〜〜!!

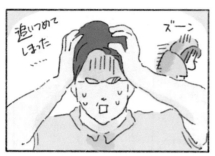

……そもそも、わからないことは何回聞かれても
わからないし、まったく不足している知識を追求するのは、
してはいけないこと…

たまに、「どうして？どうして？」と指導のために
聞いている看護師さんもいて "自分が教えたい！" と思いすぎ
ている人もいる…と、頭のすみに置いといてもらえば…気持ちは少し
楽に…なる…
かな……

※ イメージ絵

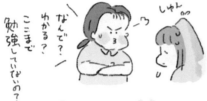

なんで？
わかる？
ここまで
勉強していないの？

しゅん…

▷ たしかに…こーいう…タイプもいる……
（辛いね……一緒にチョコ食べながら…
勉強していこうね…）

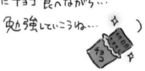

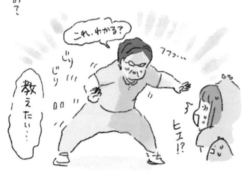

これ、わかる？

教えたい…

フフフ…

ヒェ!?

▷ が、こーいうタイプもいる‥!!
（一見怖いけど、色々教えてくれる!! 怖いけど！）

※ もし看護師さんとの関わり方が難しいときは、
指導教員や実習指導者さんが頼れる人なら
相談してみてもいいかも…

⚡〜看護師さんの雰囲気がピリピリしているとき〜

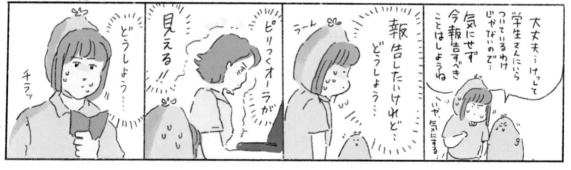

チラッ
どうしよう…

見える!!
ピリっくオーラが…

ラーン
報告したいけど…
どうしよう…

大丈夫…はっきって
学生さんにイラ
ついているわけ
じゃないので…
気にせず
今報告すべき
ことはしようね

気にせず報告しようね

いや、いや、気にする？

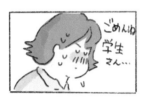

ごめんね
学生さん…

・急変とか緊急とか何か理由があるかもしれない…
毎日だったらダメだけど、何かしらトラブルなどでピリピリしていることもある…

→ 学生さんに対してイラついているわけではないので、気にせず
いま報告しないといけないことは報告しよう！（バタバタしていたら、タイミングを
みてね〜）

病院案内 〜ここはどんな所？〜

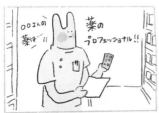

〔薬剤部〕
- 薬品の管理、調剤、注射薬の混合調整、患者さんへの服薬指導などを行っているよ

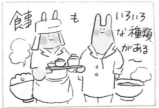

〔栄養管理部〕
- 食事の提供、栄養食事指導、チーム医療では、栄養治療による病態改善を目指している
- ※ NST（栄養サポートチーム）ともよばれるよ！

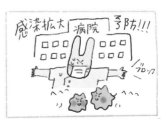

〔感染管理室〕
- 病院に出入りするすべての人をさまざまな感染症から守り、感染拡大を抑えるための活動を行っている

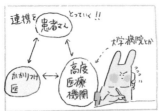

〔地域医療連携室〕
- 地域医療のスムーズな連携のために紹介患者さんの予約受付や退院調整、地域医療連携の支援を行う！

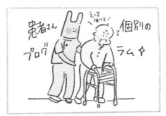

〔リハビリテーション科〕
- 理学療法士（PT）、作業療法士（OT）、言語聴覚士（ST）が、患者さん個々に合わせた治療プログラムを作って、入院生活や退院後の生活の質の向上、社会復帰などを目指す

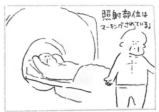

〔放射線治療科〕
- 放射線を用いて、がん治療を行う。
- （がんの根治、縮小、またはがんによる痛みなどの症状を緩和する目的！）

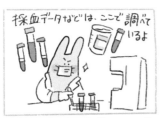

〔臨床検査部〕
- 採取した血液や尿などの分析、心臓や脳の働きの記録など様々な検査を行って、病気の診断や治療に必要な情報を提供する.

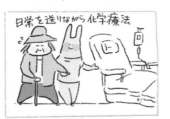

〔外来化学療法室〕
- 患者さんが化学療法を通院で受けることができる。日常生活を送りながら、治療や副作用と付き合っていけるように支援していくよ！

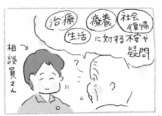

〔がん相談支援センター〕
- 患者さんやご家族、地域の方々が、がんに関する治療や療養生活全般、地域の医療機関などについて相談できる

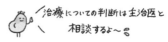

治療についての判断は主治医と相談するよ〜

病院案内

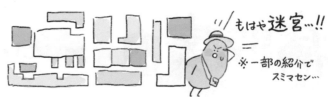
もはや迷宮…!!
※一部の紹介で スミマセン…

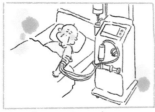

〔人工透析室〕
・慢性腎不全の患者さんに対して
"血液透析"や"腹膜透析"
といった治療を行っているよ!
(腎機能低下により尿を作る機能が低下
して、老廃物や水分をためてしまうため)

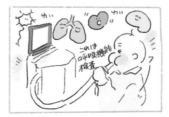

〔生理検査部門〕
・心電図検査、肺機能検査、
超音波検査、脳波、神経伝導
検査などを行っているよ!

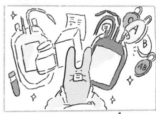

〔輸血部〕
・すべての輸血用血液製剤の
管理、検査、供給を行って
いるよ

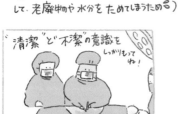

〔手術部〕
・大きな手術から日帰りの手術まで
様々な手術を行っている。患者さんの入出口
を分けて取り違え防止など行っている。

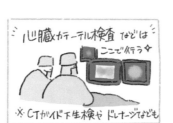

〔IVRセンター〕
・画像をモニターしながら、
体内に細い管(カテーテル)など
を挿入して治療を行う

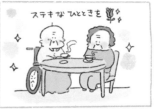

〔喫茶、食堂、理/美容室〕
・患者さんや、面会者などが
喫茶で過ごしたりできる
・ベッド上で患者さんの散髪なども
してもらえることがあるよ

〔画像診断部〕 ※ 学生さんが一緒に行く機会があるかも!! ─ ─ ─ ─ ─

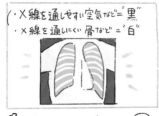

〔レントゲン室〕
(一般撮影室といわれることもある)
・X線を用いて、胸やお腹や骨を
撮影するよ!

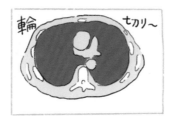

〔CT室〕
・X線を使って、身体の
輪切りの画像を撮影していく
(造影CTにより、血管や腫瘍を詳しく
見ることができる)

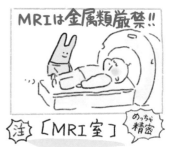

〔MRI室〕
・強い磁石とラジオに使われている
ような電波を使って画像にする。
身体を構成する水素原子(H)を
電波と磁場で揺さぶったあと、水素
原子の出す微弱な電波を画像にする

第 II 部

「あした、この病棟に実習に行く」ときに見ておくページ

1. 循環器

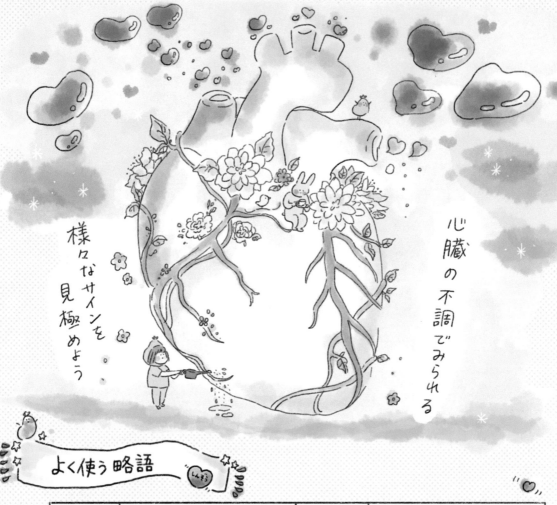

様々なサインを見極めよう

心臓の不調でみられる

よく使う略語 しんぞう

AF	心房細動	LMT	左冠動脈主幹部
AFL	心房粗動	MI	心筋梗塞
AP	狭心症	PCI	経皮的冠動脈インターベンション
HR	心拍数	PCPS	経皮的心肺補助
IABP	大動脈バルーン・パンピング	PEA	無脈性電気活動
LAD	左前下行枝	RCA	右冠動脈
LCA	左冠動脈	VF	心室細動
LCX	左回旋枝	VT	心室頻拍

循環器

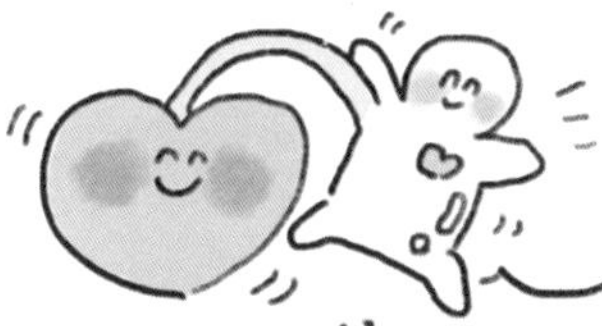

心臓は
血液を全身に送る
ポンプ!!

～ 心臓の解剖 ～

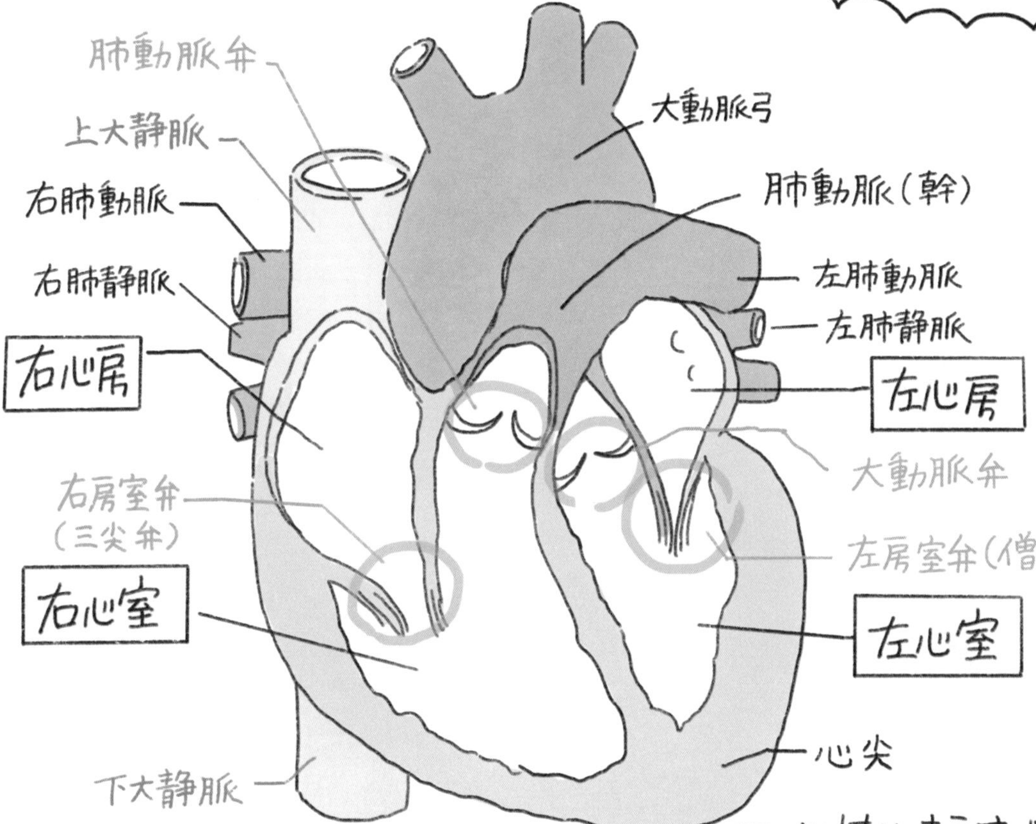

肺動脈弁
上大静脈
右肺動脈
右肺静脈

右心房

右房室弁
（三尖弁）

右心室

下大静脈

大動脈弓
肺動脈（幹）
左肺動脈
左肺静脈

左心房

大動脈弁

左房室弁（僧帽弁）

左心室

心尖

…はい、もうすでにめまい
がしてきた人…
ざっくり描いていくね

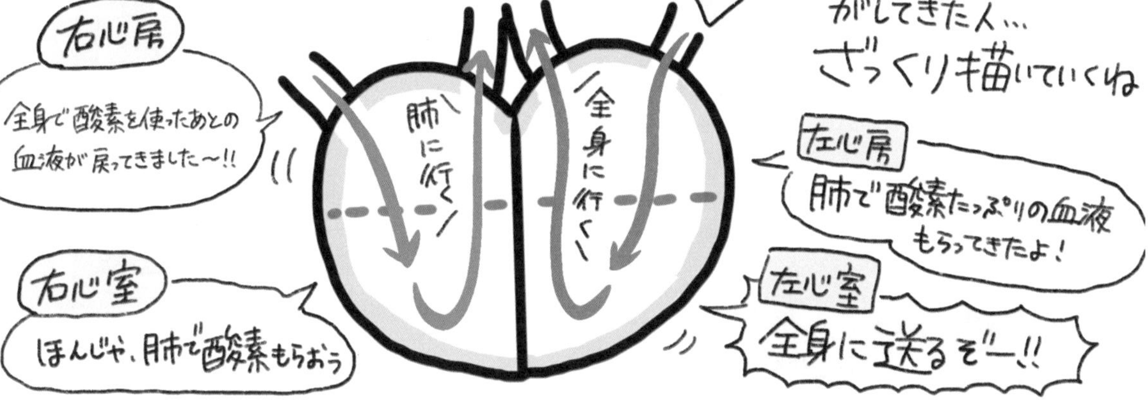

右心房
全身で酸素を使ったあとの
血液が戻ってきました～!!

右心室
ほんじゃ、肺で酸素もらおう

肺に行く
全身に行く

左心房
肺で酸素たっぷりの血液
もらってきたよ！

左心室
全身に送るぞー!!

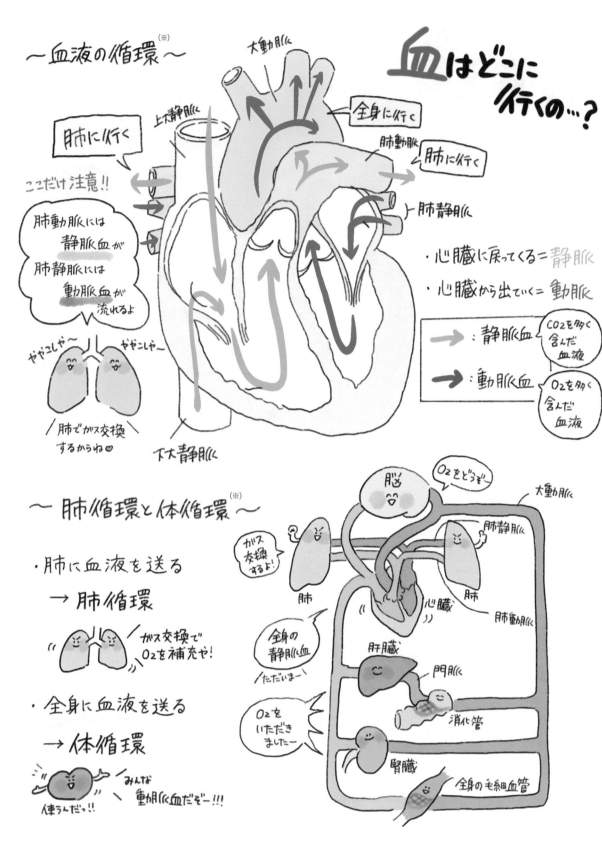

（※）中山有香里：自分閻魔帳—ズルカン3 第1版, メディカ出版, 2020：p.43より許可を得て引用, 一部改変

心電図

心臓の拍動を見るよ！
（ポンプが正常なリズムで動いているか）

〜 基本の波形 〜

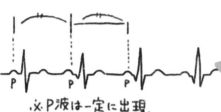

※P波は一定に出現

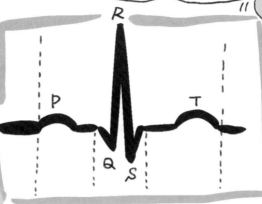

これが正常な波形

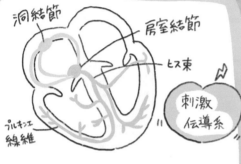

・洞結節で発生した電気的興奮が心筋全体に伝わることで心臓が動いている

P波	QRS波	T波
・心房の収縮	・心室の収縮	・心室興奮後の回復

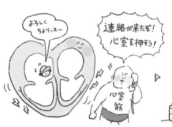

えーっとね……

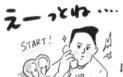

START！

・洞結節
「心房筋押して下さい」

・心房
「押しまーす」

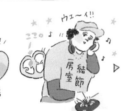

・房室結節
「OK OK！！心室にはオレが伝えまぁ〜すっ！」

連絡が来たぞ！心室を押そう！

次の指示まだ休みだ

・ヒス束 → 右脚、左脚
↓
プルキンエ線維
↓
心室筋を動かす

···· ·····→ P波 ───→ QRS波 → T波 ───···

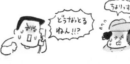

…つまり、この一連の流れが
暴走したり、指示（興奮）が伝わらない

→ 不整脈 というよ‼

（※）同左：p.45より許可を得て引用，一部改変

正常な波形と 異常波形

ここだけ覚えとこう！

～ 正常な波形 ～

（サイナス）
・sinus rhythm ＝ 心臓の拍動が一定のリズムに保たれている状態

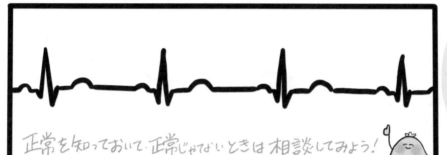

正常を知っておいて、正常じゃないときは 相談してみよう！

・正常心拍数
＝ 60～100回/分
・徐脈
＝ 60回/分以下
・頻脈
＝ 100回/分以上

～ 異常な波形 ～

これは 致死的な 不整脈たち…

これはもう 蘇生が必要なレベル…

除細動
（いわゆる電気ショック）

除細動

1. VF（心室細動）
ブイエフ

・心室筋が無秩序に収縮している状態
・早期除細動が救命のカギ

2. 無脈性VT（無脈性心室頻拍）
ブイティー

・幅広QRS波頻拍を示し、脈が触れない
・早期除細動が救命のカギ

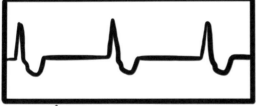

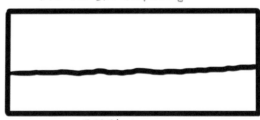

3. PEA（無脈性電気活動）
ピーイーエー

・規則的な電気活動はあるが、（心筋）が有効に収縮しない。
・心電図上はVF・VT以外のあらゆる波形を含む。
・除細動は 適応 しない

4. Asystole（心静止）
エイシストール

・電気活動がなく、波形がフラットな状態
・除細動の適応ではない

"エイシス" って、よく言うよ

モニター 心電図の貼り方

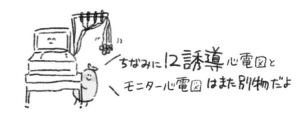
ちなみに12誘導心電図と モニター心電は また別物だよ

シールタイプが 多いよ ✨

・患者さんの胸に 赤・黄・緑の "電極 (でんきょく)"
をつけて、心臓の動きをモニタリングするよ

※一度貼ってはがれた(はがした)シールは、使わずに
新しいのを使うよ☆

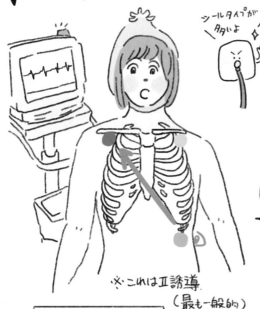

※これはⅡ誘導
(最も一般的)

～ よく使われる誘導の位置 ～

赤：右鎖骨下

黄：左鎖骨下

緑：左季肋部付近
(左前腋窩線上で最下肋骨上)

黄はアースなので どこでもOK

赤と緑で 心臓をはさめば OK!

装着時のポイント

緑 → 赤 にむけて眺めてる状況

・電極を装着するときは、

「電極シールの位置・電極シールが乾いていないか・皮膚トラブルはないか」に注意

↳・横隔膜の上など
呼吸の影響をうける
ところは ✕
・創部を避けて貼ろう

↓・皮膚の汚れ、湿潤、乾燥、
皮脂でシールがはがれやすく
なったり、乾燥により皮膚との
密着が弱くなって正確に測定できない

↳・長時間装着するので
皮膚トラブルの原因になる☺
随時シールの位置を
ずらす

日常生活の注意点

かゆみ、
かぶれ、
発赤が
ないか観察

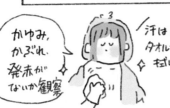

・汗は随時
タオルで
拭いてねー☺

・装着前は 蒸しタオルで保湿を図る

昨日　今日

・清拭の
ときに
貼り替え
たりするよ

・随時シールの
位置はずらす

アラームが鳴っていたら
必ず患者さんの元へ行く

・波形がちゃんと
出ているか 確認

↳ちゃんと測定
できているのか
(電極外れたり
していない?)

or

"急変" の可能性
もある…

循環器の 急性期看護

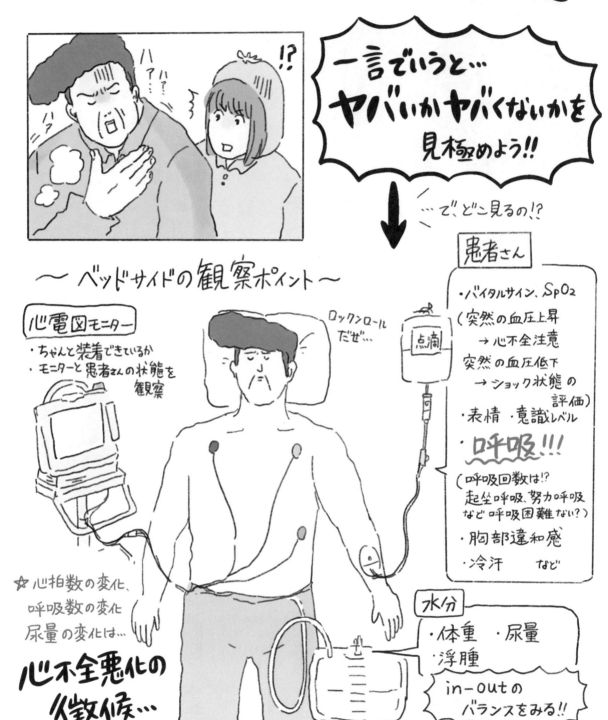

一言でいうと…
ヤバいかヤバくないかを
見極めよう!!

…で、どこ見るの!?

〜 ベッドサイドの観察ポイント 〜

心電図モニター
・ちゃんと装着できているか
・モニターと患者さんの状態を
　観察

ロックンロール
だぜ…

点滴

患者さん
・バイタルサイン、SpO2
（突然の血圧上昇
　　→ 心不全注意
突然の血圧低下
　　→ ショック状態の
　　　　　評価）
・表情・意識レベル
・呼吸!!!
（呼吸回数は!?
起坐呼吸、努力呼吸
など呼吸困難ない?）
・胸部違和感
・冷汗　　など

☆心拍数の変化、
　呼吸数の変化
尿量の変化は…

心不全悪化の
徴候…

水分
・体重　・尿量
・浮腫

in-outの
バランスをみる!!

〔急性期看護のポイント〕

呼吸の観察はマジで大事!

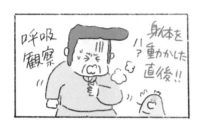
呼吸観察 身体を動かした直後!!

(1) 労作時の呼吸状態を観察しよう

・心不全（左心不全）では、心拍出量低下にともない、肺うっ血が起こり、息切れや呼吸困難などの呼吸器症状が現れる。

ー肺うっ血による呼吸困難症状ー

寝ていると苦しいが座っていると呼吸が楽…。

ゴロゴロ、プップツ

・労作時の息切れ　・起坐呼吸
・頻呼吸　・喘鳴・肺野の水泡音 など

心枢
心拍出量低下
たまってるたまってる！
左房や肺に血流がたまる

↳ 臥床期間は病院によってちがう。離床を促していくなかでまずは車イスへとだんだん離床していくよ！

はじめてトイレに行くとき、はじめて車イスに乗るときなど
動いたときの自覚症状を観察する!!

増悪時に血圧や心拍数より先に呼吸の変化が起こる…

(2) 飲水制限がある患者さんとの関わりを考える

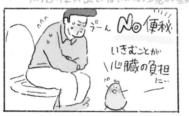
1日500mL つらいぜ…

Q. なぜ水分制限が必要？👁

A. 水分を過剰にとると、全身をめぐる血液の量が増える。
　そのぶん心臓もたくさん動く必要があって… 弱った心臓には **キツイ**…
なので飲水制限を行うよ！

あぁ〜どんどんくる〜！
いっぱい

水が多い → 心臓のポンプ機能弱い → 全身に水分がたまる →
・浮腫
・胸水
・肺水腫 など
（心不全症状悪化）

・水分制限を守るエ夫！

○ 1日の水分量を守るエ夫として、ペットボトルや水筒を利用
○ 自宅でよく使うコップの容量と何杯のめるか一緒に確認する
○ 朝・昼・晩でどれくらいの配分で飲むか決める
○ 氷をなめる、うがいをするなど工夫して口渇を潤す

→・患者さんの羞恥心へは配慮
・何日便が出ていないかは注意して観察

ブーン No 便秘
いきむことが心臓の負担に

(3) 排便コントロールを行う 💩

・便秘になると、排便時に **いきまないといけない**…
これが、血圧や脈圧を上昇させて 心臓への負担になる

→ 下剤使用、食物繊維の多い食事、洋式トイレ使用
和式は腹圧がかかる

(4) リラクゼーションを行う

☆ 過度のストレスは 自律神経や内分泌系に変調をもたらす
（交感神経の刺激は、心臓の収縮を促すように働くため、
心拍数が増加し、心臓の負担になる）

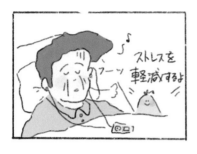

ストレスを軽減するよ

～ 急性期にどんなリラクゼーションができるかな？ ～

[例] ・安楽な体位を調整

・会話（テンションが上がりすぎないよう注意）

・好きな音楽を聴いてもらう

・足浴や手浴など清潔ケア（入浴剤使ってみたり、保湿
クリームで肌スベスベにしてもイイね♡）

ウレシイぜ…

安静度や制限のあるなかで 少しでもリラックスできる方法を考えてみよう♪

＜重症のサインかも!? 注意したい症状＞

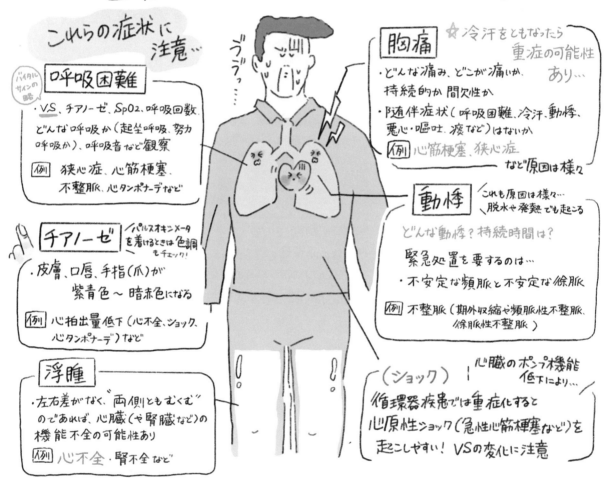

これらの症状に注意…

呼吸困難 （バイタルサインの略）

・V.S、チアノーゼ、SpO2、呼吸回数、
どんな呼吸か（起坐呼吸、努力
呼吸か）、呼吸音など観察

[例] 狭心症、心筋梗塞、
不整脈、心タンポナーデなど

チアノーゼ パルスオキシメータを着けるときは色調もチェック!

・皮膚、口唇、手指（爪）が
紫青色～暗赤色になる

[例] 心拍出量低下（心不全、ショック、
心タンポナーデ）など

浮腫

・左右差がなく、"両側ともむくむ"
のであれば、心臓（や腎臓など）の
機能不全の可能性あり

[例] 心不全・腎不全 など

胸痛 ☆冷汗をともなったら 重症の可能性あり…

・どんな痛み、どこが痛いか
持続的か 間欠性か

・随伴症状（呼吸困難、冷汗、動悸、
悪心・嘔吐、疲など）はないか

[例] 心筋梗塞、狭心症
　　　　　　　　　　　　　など原因は様々

動悸 これも原因は様々…
脱水や発熱でも起こる

どんな動悸？持続時間は？

緊急処置を要するのは…

・不安定な頻脈と不安定な徐脈

[例] 不整脈（期外収縮や頻脈性不整脈、
徐脈性不整脈）

（ショック） 心臓のポンプ機能低下により…

循環器疾患では重症化すると
心原性ショック（急性心筋梗塞など）を
起こしやすい! VSの変化に注意

循環器の慢性期看護

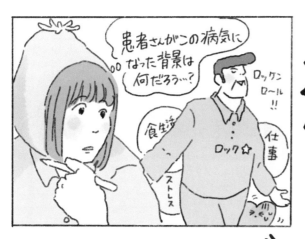

一言でいうと…
二次予防を意識した
退院指導が大切

その人が「その心臓になった背景」
を考えて看護計画・退院指導を
行えるとGood♡

〔退院指導のポイント〕→ **その人に合った指導をする**
&ほめる!!

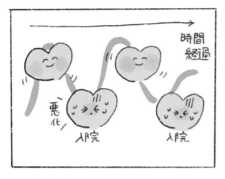

・心不全などは、適切に管理しないと
くりかえす病気

→身体機能が低下してくるに伴い、だんだん
状態が悪くなっていく

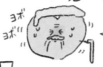

高齢になればなるほど心臓が弱って
ポンプとしての働きが不十分になる…

悪化や再発を防ぐために…

・患者さんの生活習慣をよく知れるような
コミュニケーションをとろう

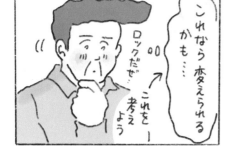

続けて予防していくことが大事なので
その人の 生活習慣・性格・スタイルを
考慮していくよ!

→無理しない、最初から
完ぺキを目指さない etc…

〔心不全を悪くする要因〕 ⇒ 悪化しないような日常生活を目指すよ!

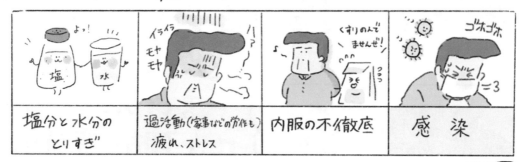

塩分と水分の とりすぎ	過活動(家事などの労作も) 疲れ、ストレス	内服の不徹底	感 染

<生活習慣で気をつけること>

心臓に やさしい生活

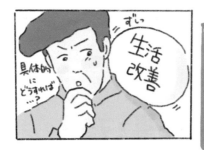

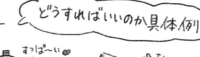

① 塩分は控えめに、水分はとりすぎない!!

日本人の平均塩分摂取量は10〜11g。
心不全だと1日6g未満が望ましい…

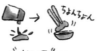 = 計量スプーンの小さじ(5mL)のすりきり1杯で塩6g.

※ 重症
(心不全ステージⅢ、Ⅳ)
には3g以下の
塩分制限に
なることも…

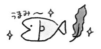 一塩分制限での工夫!一

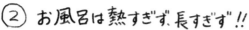 どうすればいいのか具体例

・だしを使用して調味料 の使用を少なくする

・お酢やレモンや ゆずなどを利用 (かんきつ類使用)

・"かける"より 小皿に出してつける

・漬物や ラーメンの汁は 残す、避ける

・ハム、ベーコンなどの 加工食品. ちくわ、かまぼこ などねり物さける

しょうゆをつけた側を 舌にふれるようにして たべると塩味感じやすい

・大葉やみょうが、ハーブを 使用

② お風呂は熱すぎず、長すぎず!!

 湯温41℃、入浴10分まで

おフロの湯気などで暖める
☆ 脱衣場は暖かくしておく
冬場はとくに大切

③ うがい、手洗いをして 風邪をひかないように

→ 感染は心不全を悪化させてしまう 予防接種もうけてもらう

④ ストレスはためないように、気分転換をする ← 理由は、P. __52__ 参照
〝リラクゼーションを行う〟の所

⑤ 薬は忘れずに飲む → 管理が不安な人は、一緒にどうすれば飲み忘れないか考えよう。

⑥ 受診は続けてもらう ← 定期受診 + 体調に変化が出たとき
むくんだりしたら

心不全悪化の症状

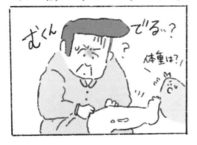

＼内臓に水分がたまってしまう／

むくんでる…？
体重は？！

< 体重増加やむくみに気をつける >

・体重が1週間で2kg増える
・足にむくみが出てきた
・息苦しさを感じる

｝こんな症状があれば すぐに 受診してもらう

どうほめられるのが嬉しいかな？
< 〝ほめる〟を活用する > ｜ 患者さんの性格も把握してね☆

・生活に制限ができることで患者さん自身に気をつけてもらうことが多くなる…
→ 心臓に良い生活を続けてもらうために、患者さんができていることに対してほめることも大事

子ども扱いじゃないよ
頑張っていることを評価してモチベーションを保ってもらう

＼＼モチベーションUP!!／／

指導のポイント!!

なぜ、生活の改善が必要なのかも理解してもらう

・わかりやすい言葉で説明
　（高齢者のかたはとくに、説明後にどれくらい把握できたか確認してもGood☆）

・「してはいけない」よりも制限のなかで「できること」を患者さんと一緒に探す

・同居されている家族にも説明を行う

循環器の内服薬について

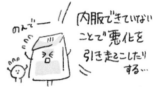

のんで→ 内服できていないことで悪化を引き起こしたりする…

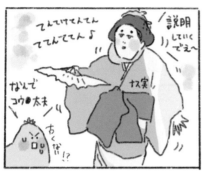

てんてけてんてん ててんててん♪
説明していくでぇ〜
なんでコウ●太ま
おくない!?
十文字

☆ 内服の管理（ちゃんと飲んでもらう）は、かなり大事…

⇒ 超大事なものを飲んでいることが多いから…!!

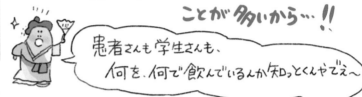

患者さんも学生さんも、何を、何で飲んでいるんか知っとくんやでぇ〜

〈たとえば、循環器でよく使用される内服薬…を！一言でいうと!!〉

① 抗血小板薬（バイアスピリン®, アスピリン®など）⇒ 血を固まらなくして、血栓が作られないようにしてるんやでぇ〜（血小板に作用して血栓を作らなくする）

　　作用のしかたが違う.

② 抗血小板薬（クロピドグレル®など）　　（2剤飲んでると、さらに詰まりにくいんやでぇ〜）

③ 高脂血症の薬（クレストール®など）⇒ 血液中の脂質が増えると、心筋梗塞とかのリスクになるからやでぇ〜

④ 降圧薬 ⇒ 血圧を下げて、心臓や血管の負担を減らすためやでぇ〜
　　※ 血圧が低めでも 自己中断 はせんといてほしいでっ…！

⑤ β（ベータ）遮断薬（アーチスト®, メインテート®など）⇒ 頑張っている心臓を休める効果があるんやで〜

フー β受容体を遮断することで交感神経刺激が心筋に伝わるのを抑制して降圧するよ

⑥ 利尿薬（ラシックス®など）⇒ 身体から水分を出して心臓の仕事量を減らしてるんやでぇ〜

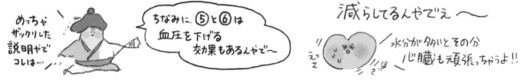

めっちゃザックリした説明やでコレは…

ちなみに、⑤と⑥は血圧を下げる効果もあるんやで〜

水分が多いとその分心臓も頑張っちゃうよ!!

心臓リハビリテーションって何…？

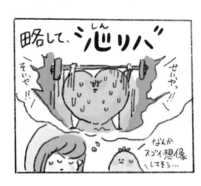
略して、"心リハ"
そいや!! せいや!! なんかスゴイ想像してそう…

～心臓リハビリテーションとは？～

「心臓病の患者さんが受ける運動療法、患者教育、生活指導を含めた治療プログラム」

つまり… **体力回復 & 再発予防!!**

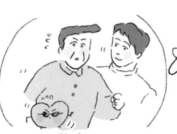 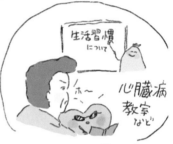

生活習慣について　心臓病教室など

心臓病で低下した体力を運動療法で回復

再発しないように予防方法を学んでいく

いつからはじまる？

［適応になる疾患］急性心筋梗塞、狭心症、開心術後、慢性心不全、大血管疾患 など

急性期	回復期	維持期

入院

心リハプログラム（150日間）

退院

1週間後　2週間後

リハビリも、病棟リハビリ→リハビリ棟でリハビリ、通院リハビリにかわっていく

～具体的に何をやっているの？～

① 心臓に負担がかからないように徐々に運動量を延ばす

（例）ロック！ロック！　ローック！　ロケンロール!!

歩く（短い距離）　歩く（病棟内）　自転車 など

心臓をモニターしながら行うよ。運動に対する患者さんの不安軽減にもなる

運動内容は患者さんによって異なる!!

医師が患者さんごとに設定した内容を指導する（これが運動処方）

② 社会復帰に向けた患者教育、生活指導、運動処方

・運動療法と並行して、心臓に関する様々な知識を学んでいくよ！

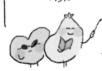
集団講義などで再発予防のための生活について学んでもらうよ！

冠動脈について

ゆっせ ほいせ! 心臓も血液が流れないと動かない 超

↳ 心臓自体に血液を送っている大切な血管!!

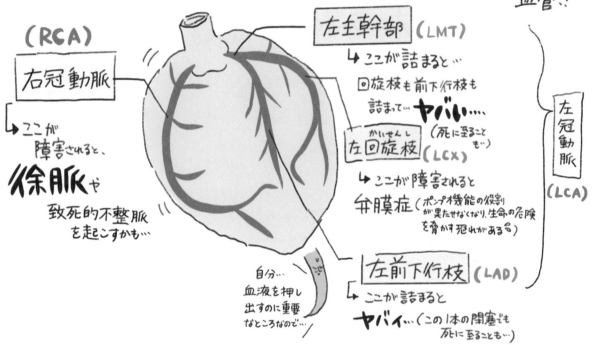

(RCA)
右冠動脈
↳ ここが障害されると、
徐脈や
致死的不整脈を起こすかも…

左主幹部 (LMT)
↳ ここが詰まると…
回旋枝も前下行枝も詰まって… **ヤバい…**
(死に至ることも…)

左回旋枝 (LCX)
↳ ここが障害されると
弁膜症 (ポンプ機能の役割が果たせなくなり、生命の危険を脅かす恐れがある)

左冠動脈 (LCA)

自分… 血液を押し出すのに重要なところなので…

左前下行枝 (LAD)
↳ ここが詰まると
ヤバイ… (この1本の閉塞でも死に至ることも…)

ー狭心症ー

せっま!! 狭窄

- 冠動脈が動脈硬化などで狭くなり、心筋虚血を起こした状態
  ↳ 血液は流れるが道は狭いので虚血…

ー心筋梗塞ー ヤバイ

つまってしまう… 閉塞

通行止めですー 血液 え!? ヤバイ

- 狭心症のときよりもさらに狭くなり、完全に血管がふさがった状態 (血栓で詰まることもある)
  ↳ 閉塞により…心筋が **壊死する…** 元に戻らない

☆ 血流を再開するために… 主な治療法は 「カテーテル治療」「バイパス手術」「薬物療法」
・ステントを入れる ↳血管をつなぐ ↳血管を広げる 血をサラサラにする

[疾患について]

～心不全について～

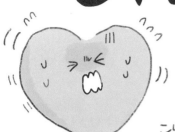

病気というよりは
病態…

すっごく簡単にいうと… 何らかの原因で
心臓のポンプ機能がうまく 働いて
いない！
↓
これにより、全身の臓器に必要な血液や酸素が十分に送られない

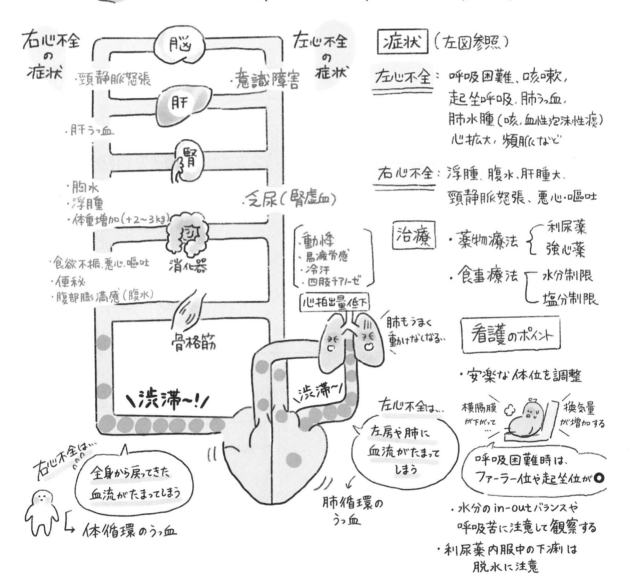

右心不全
の
症状

・頸静脈怒張

・肝うっ血

・胸水
・浮腫
・体重増加(+2～3kg)

・食欲不振、悪心・嘔吐
・便秘
・腹部膨満感(腹水)

左心不全
の
症状

・意識障害

・乏尿(腎虚血)

脳 / 肝 / 腎 / 消化器 / 骨格筋

・動悸
・易疲労感
・冷汗
・四肢チアノーゼ

心拍出量低下

肺もうまく
動けなくなる…

渋滞～！ 渋滞～！

右心不全は…
全身から戻ってきた
血流がたまってしまう
↳ 体循環のうっ血

左心不全は…
左房や肺に
血流がたまって
しまう

肺循環の
うっ血

症状 (左図参照)

左心不全：呼吸困難、咳嗽、
起坐呼吸、肺うっ血、
肺水腫(咳、血性泡沫性痰)
心拡大、頻脈 など

右心不全：浮腫、腹水、肝腫大、
頸静脈怒張、悪心・嘔吐

治療 ・薬物療法 { 利尿薬
強心薬
・食事療法 { 水分制限
塩分制限

看護 のポイント

・安楽な体位を調整

横隔膜
が下がって
換気量
が増加する

呼吸困難時は、
ファーラー位や起坐位が◎

・水分の in-out バランスや
呼吸苦に注意して観察する

・利尿薬内服中の下痢は
脱水に注意

〜後天性弁膜症〜

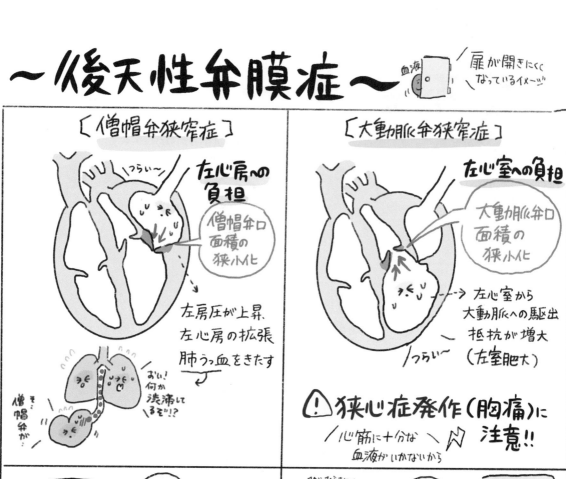

[僧帽弁狭窄症]

左心房への負担

僧帽弁口面積の狭小化

左房圧が上昇、左心房の拡張 肺うっ血をきたす

[大動脈弁狭窄症]

左心室への負担

大動脈弁口面積の狭小化

左心室から大動脈への駆出抵抗が増大（左室肥大）

⚠️ 狭心症発作（胸痛）に注意!!

心筋に十分な血液がいかないから

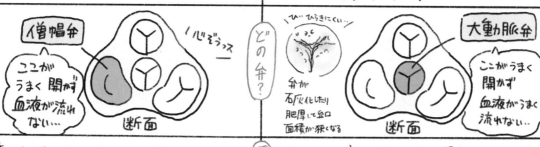

| | 僧帽弁 | | | | | 大動脈弁 | |

どの弁？

ここがうまく開かず血液が流れない… 断面

弁が石灰化したり肥厚して弁口面積が狭くなる

ここがうまく開かず血液がうまく流れない… 断面

		原因	
・動脈硬化性とリウマチ性がある。（↑増加傾向）（↑抗菌薬の発達で減少傾向）			・退行性変化（老人性）が原因になることが多い

		症状	
・易疲労感 ・労作時呼吸困難 [進行すると…] ・安静時呼吸困難、チアノーゼ			・無症状で経過 [進行すると…] ・呼吸困難・狭心症状・失神発作 など 予後は不良… 突然死も起こりえる

		治療	
・薬物療法を行う、が、手術適応症例では手術を行う 人工弁に置き換えたり、硬化・癒着した弁を切り離します			・手術適応者は手術（大動脈弁置換術など）や、カテーテル治療（手術できない人は薬物治療…）

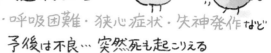

↑だけど治癒は困難

〜大動脈解離〜

"解離"というのは、"裂ける"ということ...

▽ 正常なCT (胸部)

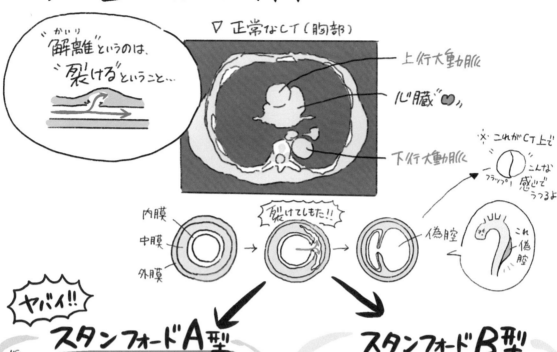

上行大動脈
心臓 ♡
下行大動脈

※ これがCT上で こんな感じでうつるよ
フラップ↗︎ これ偽腔

内膜
中膜
外膜

裂けてしもた!!

偽腔

ヤバイ!!

スタンフォードA型

『上行大動脈に解離がある』

・上行大動脈が破れると心のう内に血液が溜まって"心タンポナーデ"になる可能性がある

上行大動脈
キャアアー

⇒ **緊急手術**です!

スタンフォードB型

『下行大動脈のみに解離がある』

下行大動脈

・入院のうえ安静にして血圧コントロールを行う

⇒(合併症があれば手術)
「厳重な **降圧療法**」

術後、退院後も血圧コントロールが**重要**になる!

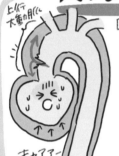

〔症状〕

・前触れなく生じる突然の激しい痛み
 (胸痛や背部痛)← 胸から背に痛みが移行することもある

・脆弱な偽腔から破裂した場合、出血性ショックや心タンポナーデを起こして重篤になる恐れがある

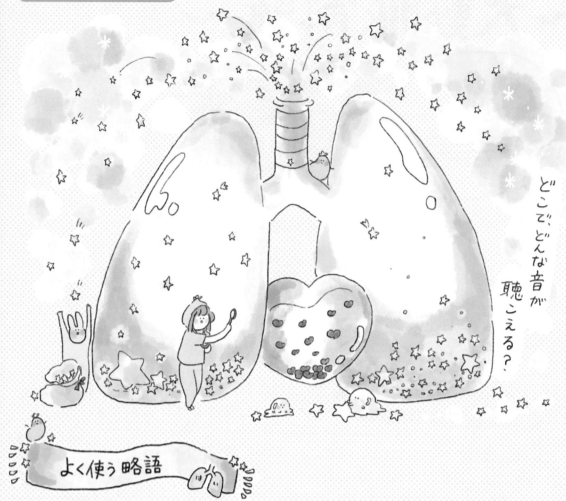

どこで、どんな音が聴こえる？

よく使う略語

CAP	市中肺炎	PaCO2	動脈血二酸化炭素分圧
COPD	慢性閉塞性肺疾患	PaO2	動脈血酸素分圧
DIC	播種性血管内凝固症候群	PEFR	ピークフロー値
FVC	努力肺活量	PCPS	経皮的心肺補助
HAP	院内肺炎	SpO2	経皮的動脈血酸素飽和度
MRSA	メチシリン耐性 黄色ブドウ球菌	TBLB	経気管支肺生検
NIPPV	非侵襲的陽圧人工呼吸	VAP	人工呼吸器関連肺炎
NTM	非結核性抗酸菌		

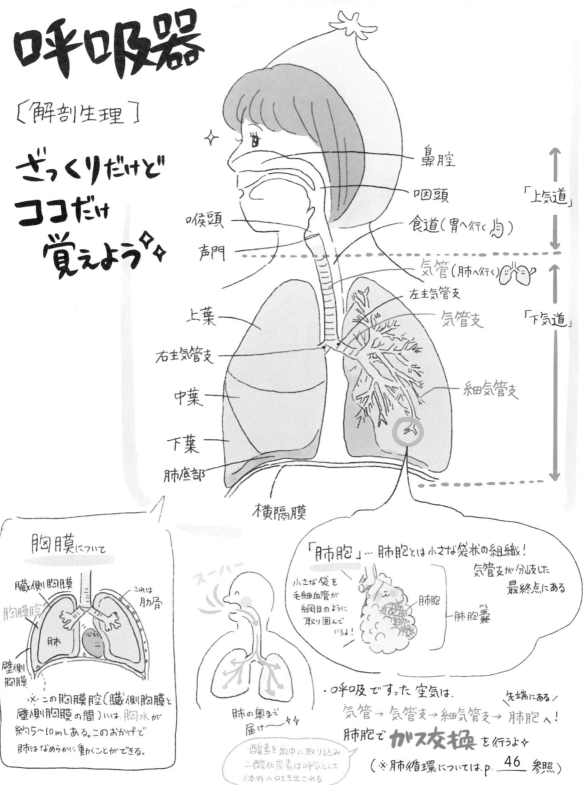

呼吸器

〔解剖生理〕

ざっくりだけど ココだけ 覚えよう

鼻腔
咽頭
食道（胃へ行く♪）
「上気道」
喉頭
声門
気管（肺へ行く）
「下気道」
左主気管支
気管支
上葉
右主気管支
中葉
細気管支
下葉
肺底部
横隔膜

胸膜について

臓側胸膜
これは肋骨
胸膜腔
肺
壁側胸膜

※この胸膜腔（臓側胸膜と壁側胸膜の間）には胸水が約5〜10mLある。このおかげで肺はなめらかに動くことができる。

「肺胞」…肺胞とは小さな袋状の組織！
気管支が分岐した最終点にある

小さな袋を毛細血管が網目のように取り囲んでいるよ！

肺胞
肺胞嚢

スーパー

肺の奥まで届け〜

酸素を血中に取り込み、二酸化炭素は呼気として体外へ吐き出される

・呼吸ですった空気は、
先端にある
気管 → 気管支 → 細気管支 → 肺胞へ！
肺胞で **ガス交換** を行うよ

（※肺循環については p.46 参照）

肺の各部名称(※)=3

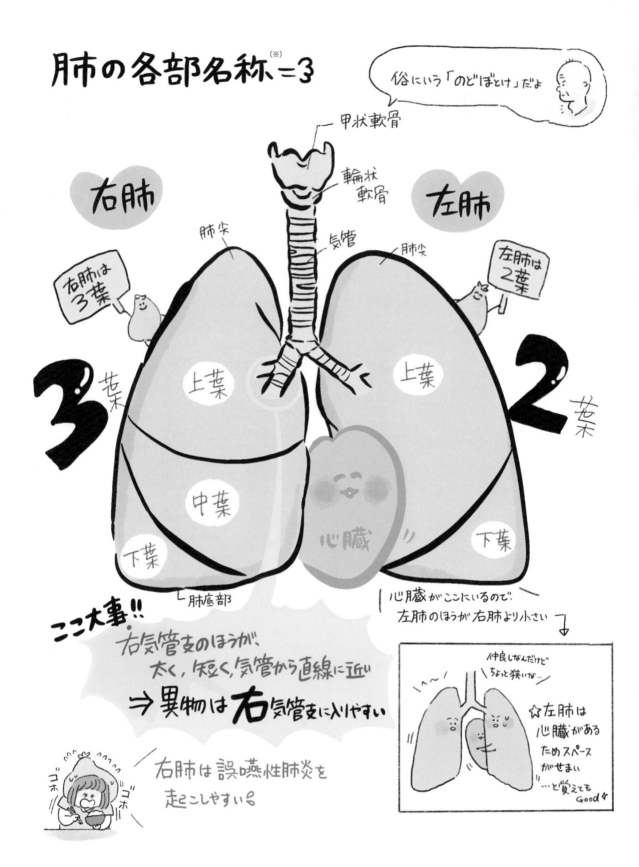

俗にいう「のどぼとけ」だよ

甲状軟骨
輪状軟骨
気管

右肺
左肺

肺尖
肺尖

右肺は3葉
左肺は2葉

3葉
2葉

上葉
上葉

中葉

下葉
下葉

心臓

肺底部

ここ大事!!
右気管支のほうが、
太く, 短く, 気管から直線に近い
⇒ 異物は右気管支に入りやすい

右肺は誤嚥性肺炎を
起こしやすい○

心臓がここにいるので,
左肺のほうが右肺より小さい

仲良しなんだけど
ちょっと狭いな~

☆左肺は
心臓がある
ためスペース
がせまい
…と覚えても
Good♪

（※）中山有香里：自分閻魔帳—ズルカン3 第1版. メディカ出版, 2020：p.23より許可を得て引用, 一部改変

呼吸の観察

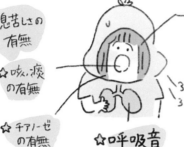

ヘッドホン？

いや、聴診器使って…

[呼吸の観察ポイント]

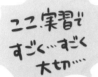

ここ実習ですごく…すごく大切…

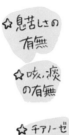

☆息苦しさの有無

☆咳、痰の有無

☆チアノーゼの有無

☆呼吸音

☆呼吸回数
（成人：15〜20回/分、幼児22〜40回/分
乳児：30〜53回/分、新生児30〜60回/分）

☆呼吸リズム
（頻呼吸、徐呼吸、チェーン・ストークス呼吸、ビオー呼吸など）

▷「チアノーゼ」って何？

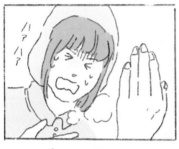

→ ざっくり言うと、"身体の酸素が欠乏した状態"になり、**顔色、口唇色、爪の色**などが**青みがかった色**に見える

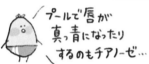

プールで唇が真っ青になったりするのもチアノーゼ…

血液の赤さは、赤血球にあるヘモグロビンの色…！
酸素と結合していない血液が皮膚の下を通ると皮膚が紫っぽく見える

[呼吸回数の測定]

※「バイタルサイン測定」の項目で詳しく説明しています

（p. 8〜 参照）

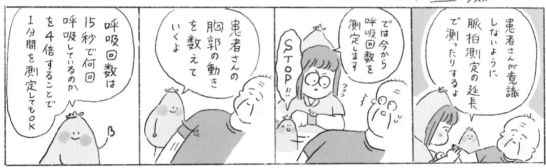

呼吸回数は15秒で何回呼吸しているのかを4倍することで1分間を測定してもOK

患者さんの胸郭の動きを数えていくよ

STOP!!

では今から呼吸回数を測定します

患者さんが意識しないように、脈拍測定の延長で測ったりするよ

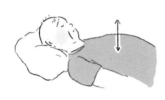

・胸郭の動きを**さりげなく測定**しようね!!
（意識すると自然な呼吸が測定できなくなるから）

・呼吸回数とあわせて、呼吸のリズムなども**観察**しよう

聴診について

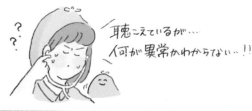

聴こえているが…
何が異常かわからない…!!

〔聴診方法〕

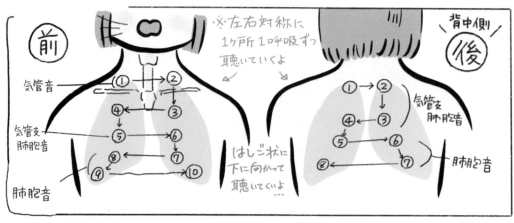

※左右対称に
1ヶ所 1呼吸ずつ
聴いていくよ

背中側

前

後

気管音

気管支
肺胞音

肺胞音

気管支
肺胞音

肺胞音

はしご状に
下に向かって
聴いてくいよ

〔異常呼吸音って何…!?〕

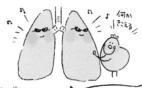

何が
きこえる

・聴診器で聴こえる肺音には「呼吸音」と「副雑音」があるよ
「副雑音」は、"ラ音"と"胸膜摩擦音など"に分けられるよ。
ここでは ラ音について 紹介するね

※「湿性」か
「乾性」かは
痰の有無でかわる!

"ラ音"っていうのは、肺炎など異常が
あったときに聴こえる副雑音の一種

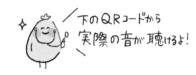

下のQRコードから
実際の音が聴けるよ!

	断続性ラ音		連続性ラ音	
	細かい	粗い	高音	低音

断続性ラ音

細かい
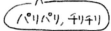
捻髪音

（パリパリ、チリチリ）

・間質性肺炎
・肺気腫 など

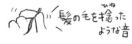
髪の毛を捻った
ような音

粗い
水泡音

（ブクブク）

・肺水腫
・細菌性肺炎 など

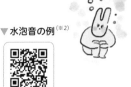

連続性ラ音

高音
笛音

（ヒューヒュー）

・細い気管支が狭窄される
気管支喘息（呼気で笛音が
聴こえる）

低音
いびき音

（グーグー）

・上気道や気管などの狭窄
COPD（慢性閉塞性
肺疾患）など

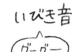

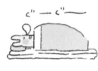

▼捻髪音の例[※1]

▼水泡音の例[※2]

▼笛音、
いびき音の例[※3]

（※1）皿谷健：慢性過敏性肺炎患者さんの聴診音，看護 roo！：聴診スキル講座，https://www.kango-roo.com/learning/3369/
（※2）皿谷健：肺炎（市中肺炎）患者さんの聴診音，看護 roo！：聴診スキル講座，https://www.kango-roo.com/learning/2938/
（※3）皿谷健：慢性閉塞性肺疾患（COPD）患者さんの聴診音，看護 roo！：聴診スキル講座，https://www.kango-roo.com/learning/3467/
いずれも 2021 年 8 月 1 日アクセス，許可を得て引用

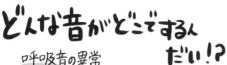

呼吸の観察はマジ大事!

どんな音がどこでするんだい!?

呼吸音の異常

何が異常かって…!? それは…

- 呼吸音が弱くなってる
- 呼吸音が聴こえない
- ゆっくりとしか息が吐けない →「呼気の延長」

気胸や無気肺の可能性 → COPDや気管支喘息

- 「何か呼吸じゃない音がする…!?」
→ それは副雑音といって、呼吸音ではない音。
代表的な副雑音は「ラ音」

詳しくは p.66 参照

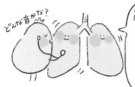

学生さんは、しっかり呼吸音が聴こえるかどんな音がしているのか聴いてみよう!

急変などの早期発見のために、
「あれ? いつもと呼吸がちがう?」と、変化に気付くのが大切

浅いのかい!? 深いのかい!?

呼吸の深さ

- 過呼吸(過換気)
ハーハー → 運動後や過換気症候群

- 低呼吸(低換気)
→ 睡眠時などにもみられる

死期がせまり、呼吸回数とともに、換気量を低下する浅い呼吸になっていくこともしばしば…

呼吸リズムって何だい!?

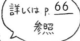

- 正常 〜〜〜〜〜

- (例) チェーン・ストークス呼吸
→ 心不全、尿毒症、脳出血など

- ビオー呼吸
→ 同じ深さの呼吸がつづいたあと呼吸停止。これを繰り返す。髄膜炎、脳炎など

- クスマウル呼吸
→ 代謝性アシドーシスに起因する、速く深い規則正しい呼吸。糖尿病性ケトアシドーシスなど

何回だい!? 気づかれずに測定するんだよ!

呼吸回数

- 正常:15〜20回/分(成人)

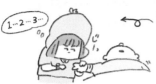

「呼吸数をはかります!」というと、患者さんも意識してしまうのでさりげなく観察

脈拍測定の延長で測ったり、患者さんの胸に手を置いて15秒カウント×4してもOK✧

発熱や興奮でも頻呼吸に

- 頻呼吸(24回/分以上):1回換気量が低下する（ハーハーしてる状態）⇨ 心疾患、ショック、COPD、アシドーシスなど

- 徐呼吸(12回/分以下):ゆっくりした呼吸、通常1回換気量は維持されている ⇨ 中枢性の呼吸抑制など

- 無呼吸(呼吸が一時的に10秒以上停止する)⇨ 睡眠時無呼吸症候群 (SAS)

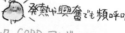

2. 呼吸器

酸素療法について

※ 酸素が足りない患者さんに…呼吸状態によって変更していく

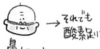 鼻カニューレ → それでも酸素足りない → 酸素マスク → それでも酸素足りない → リザーバーマスク

〔酸素投与方法〕

鼻カニューレ	簡易 酸素マスク	リザーバー付き酸素マスク
鼻の穴に入れる（向き注意）	しっかりフィットさせよう	このリザーバーに酸素をためる
・4L/分までの酸素流量で投与 ・会話や食事中も酸素投与ができて不快感が少ない ちゃんと鼻の穴に入っているか注意!! あ!!	・5L/分以上の酸素流量で投与（5L/分以下だとPaCO₂の上昇のリスクあり） ・口呼吸でも酸素投与が可能 ・圧迫感や不快感をもちやすい 加湿の水は、5L/分以上で使用することが多い。酸素マスク、リザーバー付き酸素マスクでよく使用する	・6L/分以上の酸素流量で投与 （6L/分以下だと十分にリザーバーバッグが膨らまず、高濃度の酸素投与がされない…） ・中央配管から供給される酸素とリザーバーバッグ内に貯留された酸素を合わせて吸入することで、高濃度の酸素が投与できる

〔酸素投与中の観察点〕

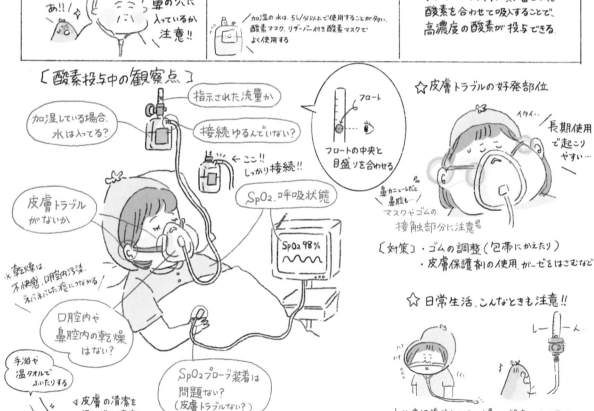

・指示された流量か
・加湿している場合、水は入ってる？
・接続ゆるんでいない？
・ここ!! しっかり接続!!
フロート
フロートの中央と目盛りを合わせる
SpO₂、呼吸状態
SpO₂ 98%
・皮膚トラブルがないか
※ 乾燥は不快感、口腔内汚染、ネバネバした痰につながる
・口腔内や鼻腔内の乾燥はない？
手浴や温タオルでふいたりする
皮膚の清潔を保ち、指も適宜変えよう
・SpO₂プローブ装着は問題ない？（皮膚トラブルない？）

☆ 皮膚トラブルの好発部位
イタイ…
長期使用で起こりやすい
鼻カニューレだと鼻腔も…マスクやゴムの接触部分に注意
〔対策〕・ゴムの調整（包帯にかえたり）
・皮膚保護剤の使用、ガーゼをはさむなど

☆ 日常生活、こんなときも注意!!
・トイレ歩行後外れていることも（外れたままトイレに入って倒れた人もいた…）
・検査などから戻ったあとの酸素流し忘れ

胸腔ドレナージについて.

※ 胸腔内は陰圧のため、ただドレーンを入れるだけだと外界から空気が入り、肺が虚脱してしまう

しっっかり固定!!
(皮膚に縫ってテープで固定)

胸腔ドレーンは胸膜腔(臓側胸膜と壁側胸膜の間)に挿入!!

"低圧持続吸引器"
といって、持続的に吸引圧をかけて体外へ排液を誘導するもの

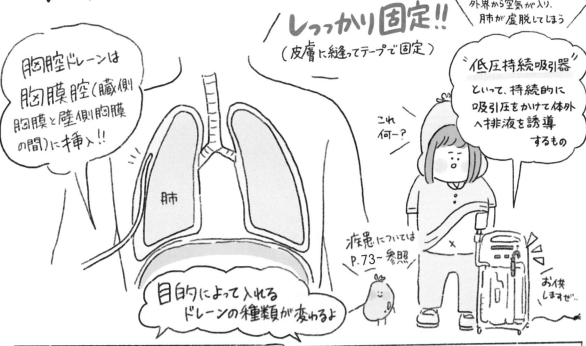

肺

これ何一?

疾患については P.73~参照

お供しますぜ..

目的によって入れるドレーンの種類が変わるよ

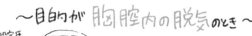

~目的が 胸腔内の脱気 のとき~

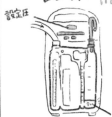

設定圧

・気胸
(自然気胸、外傷性気胸、医原性気胸 など)

水封部 (ここでエアーリークや呼吸性移動をみるよ!)

↑ 気泡 ("エアーリーク"というよ) があれば脱気できている状態 肺の穴がふさがると気泡は消失していく

~目的が 胸腔内に貯留した 体液(血液や膿 など)の 排液 のとき~

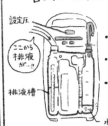

設定圧

ここから排液が…!

排液槽

水封部

・血胸
・がん性胸水
・胸膜炎 ・膿胸 ・心不全 など

↑ エアーリークが あったら…

ジー んか…ボコボコ泡でてる…??

注 ドレーンが抜けていたり、接続部のゆるみ などの可能性あり…

これ

~排液の観察~

正常 [淡血性~漿液性]
(しょうえきせい)

異常 血性
→出血

混濁、浮遊物
→感染、膿胸

気泡
→気胸 =3

接続部のゆるみ、ドレーン抜けていない!?

＜胸腔ドレナージの観察点＞

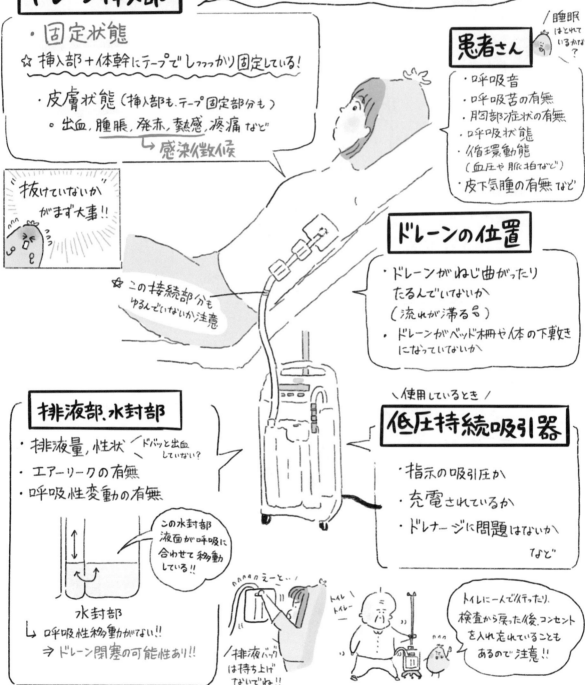

うっかり抜けてしまう"事故抜去"は 緊張性気胸になり
死亡することもあるので固定は **マジで大切**……!!

ドレーン挿入部

・固定状態
☆ 挿入部＋体幹にテープでしっっかり固定している!

・皮膚状態 (挿入部も、テープ固定部分も)
　。出血、腫脹、発赤、熱感、疼痛 など
　　　↳ 感染徴候

"抜けていないか"がまず大事!!

☆ この接続部分も
ゆるんでいないか注意

患者さん

/睡眠
はとれて
いるかな?

・呼吸音
・呼吸苦の有無
・胸部症状の有無
・呼吸状態
・循環動態
　(血圧や脈拍など)
・皮下気腫の有無 など

ドレーンの位置

・ドレーンがねじ曲がったり
たるんでいないか
(流れが滞る ♪)
・ドレーンがベッド柵や体の下敷き
になっていないか

排液部、水封部

・排液量、性状 ← ドバッと出血
していない?
・エアーリークの有無
・呼吸性変動の有無

この水封部
液面が呼吸に
合わせて移動
している!!

水封部
↳ 呼吸性移動がない!!
⇒ ドレーン閉塞の可能性あり!!

えーと…

トイレ
トイレ〜

/排液バッグ
は持ち上げ
ないでね!!

\ 使用しているとき /

低圧持続吸引器

・指示の吸引圧か
・充電されているか
・ドレナージに問題はないか
　　　など

トイレに一人で行ったり、
検査から戻った後、コンセント
を入れ忘れていることも
あるので注意!!

排痰方法について

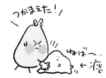

〔まずは…痰がたまったら…どうなるの!?〕

窒息

・痰がネバネバだと
リスクも高い

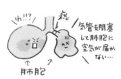

気管を閉塞
して肺胞に
空気が届か
ない…

↑肺胞

無気肺

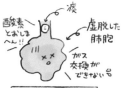

酸素をおしま
へん!!

痰

ガス
交換が
できない

ガス交換障害

痰
虚脱した
肺胞

肺炎

痰そのものや、
無気肺になった
死腔で細菌が
増殖

〔体位ドレナージ〕

☆痰のある部位を **上** にして

重力を用いて排痰する

排水溝の役割になる気管支を下にする

事前に
肺のどこに
雑音があるか確認

**ターゲットを気管支に
もっていく!!**

健康な人は普段から動くことにより
痰は移動しやすいが
寝たきりの人は、痰が動きにくく貯留
しやすい

〔ドレナージ時の注意点〕 ⚠

・食事直後はさける

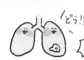

どう!?

大切!!

・ドレナージ前後で
呼吸音を聴取し
評価!!

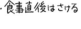

うぐぐぐ…長い…?

・1回の体位の保持は
10〜20分を目安に行う

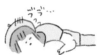

・体位ドレナージ中は
SpO₂、心拍数、呼吸
状態など十分観察

〔例〕 ●=「痰がある場所」

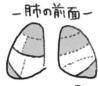

―肺の前面―

〔仰臥位〕

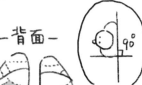

―前面―

45°

〔45°側臥位〕

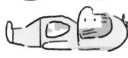

―背面―

90°

―背面―

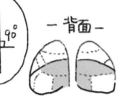

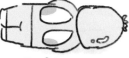

〔90°側臥位〕

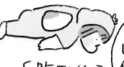

〔腹臥位〕

コツは
しっかり
傾けること!

〔評価に必要な情報〕

・喀痰の有無、量 ・呼吸音
・喘鳴の有無、胸郭の動き ・SpO₂ など

枕など
つかってね

まくら

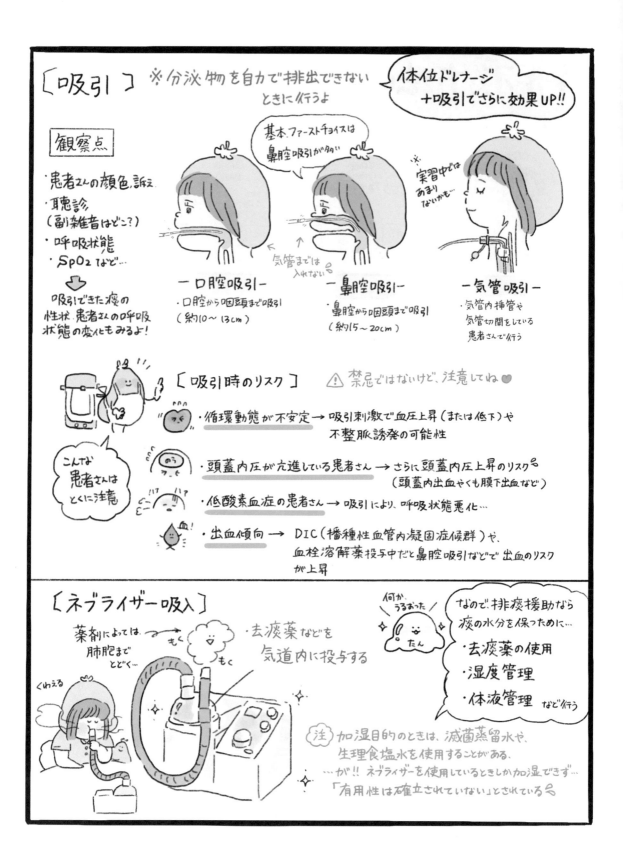

[吸引] ※分泌物を自力で排出できないときに行うよ

体位ドレナージ＋口吸引でさらに効果UP!!

基本 ファーストチョイスは鼻腔吸引が多い

※実習中はあまりないかも~

[観察点]

・患者さんの顔色、訴え
・聴診（副雑音はどこ？）
・呼吸状態
・SpO₂ など…

↓
吸引できた痰の性状、患者さんの呼吸状態の変化もみるよ！

気管までは入れない

―口腔吸引―
・口腔から咽頭まで吸引（約10〜13cm）

―鼻腔吸引―
・鼻腔から咽頭まで吸引（約15〜20cm）

―気管吸引―
・気管内挿管や気管切開をしている患者さんで行う

[吸引時のリスク]　⚠️禁忌ではないけど、注意してね♥

・循環動態が不安定 → 吸引刺激で血圧上昇（または低下）や不整脈誘発の可能性

こんな患者さんはとくに注意

・頭蓋内圧が亢進している患者さん → さらに頭蓋内圧上昇のリスク（頭蓋内出血やくも膜下出血など）

・低酸素血症の患者さん → 吸引により、呼吸状態悪化…

・出血傾向 → DIC（播種性血管内凝固症候群）や、血栓溶解薬投与中だと鼻腔吸引などで出血のリスクが上昇

[ネブライザー吸入]

薬剤によっては肺胞までとどく

くわえる

もくもく

・去痰薬などを気道内に投与する

何かうるおった

たん

なので排痰援助なら痰の水分を保つために…
・去痰薬の使用
・湿度管理
・体液管理　など行う

注）加湿目的のときは、滅菌蒸留水や、生理食塩水を使用することがある。
…が!! ネブライザーを使用しているときしか加湿できず…「有用性は確立されていない」とされている

肺がん

〔症状〕

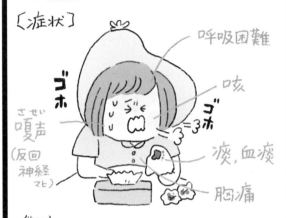

- 呼吸困難
- 咳
- ゴホ ゴホ ゴホ
- させい 嗄声（反回神経マヒ）
- 痰, 血痰
- 胸痛

他にも
・嚥下障害, 頸部上腕の浮腫（上大静脈症候群）など

◁ 血液やリンパ液の流れによって転移することもある.（リンパ節, 脳, 骨, 肝臓 など）

看護のポイント

化学療法は投与する薬の種類によって副作用が異なるので, 担当患者さんのお薬を要チェック!!

― 化学療法時 ―

・嘔吐しやすい抗がん薬のとき, 制吐薬も内服
→ 食事量, 飲水できているか観察

・脱毛に対する精神的ケア
→ 治療後に再生することも説明

血液検査でWBCなどもチェック!

・骨髄抑制による感染を予防する
→ 手洗い, マスク装着など

※ 化学療法について詳しくは p.222〜 参照!!

― 放射線療法時 ―

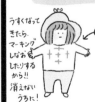
うすくなってきたら, マーキングしなおしたりするから!! 消えないうちに!

・照射部のマーキングが消えていないか
・気道狭窄による呼吸困難に注意

・皮膚の状態チェック
→ 照射部はこすらないように説明

など

・肺がんとは, 肺, 気管, 気管支を起源として発症する上皮性悪性腫瘍

〔分類と特徴〕

	組織分類	多く発生する場所	特徴
非小細胞肺がん	腺がん	肺野（末梢肺野）	・肺がんの中で最も多い ・症状がでにくい
	扁平上皮がん	肺門	・喫煙との関連が深い ・咳や血痰の症状が現れやすい
	大細胞がん	肺野（末梢肺野）	・増殖が速い
小細胞肺がん	小細胞がん	肺門・肺野	・増殖が速い ・喫煙との関連が深い

つまり…

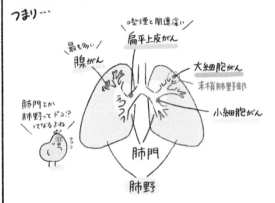

- 喫煙と関連深い 扁平上皮がん
- 最も多い 腺がん
- 大細胞がん 末梢肺野部
- 小細胞がん
- 肺門とか肺野ってドコ!?ってなるよね
- 肺門
- 肺野

・発生要因は, 喫煙, アスベスト, 大気汚染 など

〔治療〕

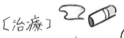
つまり抗がん剤治療

・化学療法

・放射線療法

・外科療法

― 術後の援助 ―　※詳しくは P.216 参照

・出血や疼痛の状態（コントロールできているか）など全身状態の観察, 創部の状態を観察.

☆「咳をするときは, 創部を保護して下さいね」など声かけ

・胸腔ドレーンの観察

肺炎
（細菌性肺炎）

重症化していないか
呼吸状態のチェックが
重要

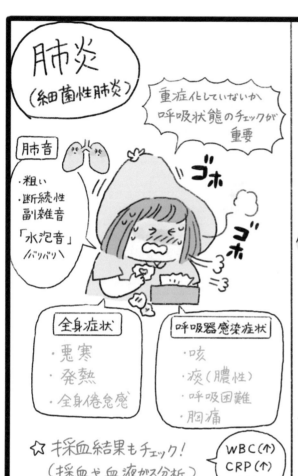

肺音
・粗い
・断続性
　副雑音
「水泡音」
＼バリバリ／

ゴホ
ゴホ

全身症状	呼吸器感染症状
・悪寒	・咳
・発熱	・痰（膿性）
・全身倦怠感	・呼吸困難
	・胸痛

☆ 採血結果もチェック！
（採血や血液ガス分析）

WBC（↑）
CRP（↑）
など

・肺炎は 高齢者の死亡原因として多い

・細菌性肺炎 が肺炎のなかでも最も
　発症頻度が高い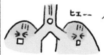

（原因となる菌はさまざま。肺炎球菌によるものが
　多いが、他にも MRSAや緑膿菌 などもある）

・この他、高齢者によく見られるのが、
　誤嚥性肺炎 ← 予防が大事！

のみこむ力が衰えるため、
食べ物だけでなく、水や
唾液などでも起こることも!!
ヒェー

・治療は、抗菌薬や非ステロイド性抗炎症薬、
　鎮咳薬、去痰薬、呼吸管理 など

注意

重症化しやすいのが、
高齢者、糖尿病患者さん、
免疫抑制薬を使用している
患者さんは 易感染状態であり
注意!!

COPD
（慢性閉塞性
　肺疾患）

長期の
喫煙が大きな原因

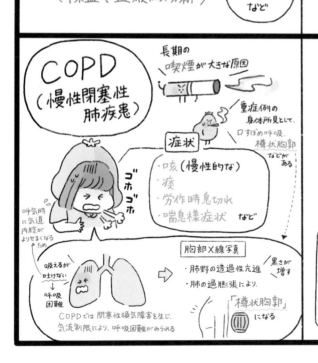

重症例の
身体所見として、
口すぼめ呼吸、
樽状胸郭
などが
ある

症状
・咳（慢性的な）
・痰
・労作時息切れ
・喘息様症状 など

ゴホゴホ

呼気時
に気道
内腔が
よりせまくなる
ため

吸えるが
吐けない
↓
呼吸
困難

胸部X線写真
→ ・肺野の透過性亢進
　 ・肺の過膨張により、

黒さが
増す

「樽状胸郭」
になる

COPDでは、閉塞性換気障害を生じ、
気流制限により、呼吸困難がみられる

・喫煙により、タバコの煙を主とする、
　有害物質を長期に吸入することで起こる
　肺の炎症性疾患。
　→ 進行性の 気流制限を呈する疾患

ゆるやかに進行する
予後不良の疾患

・急性増悪期には、低酸素血症、高二酸化炭素血症、
　右心不全などの症状

・根本的治療がなく、種々の治療法を組み合わせて、
　症状の改善をはかる

1. 禁煙指導
2. 薬物療法（気管支拡張薬、ステロイド薬吸入 など）
3. 呼吸リハビリテーション（呼吸訓練 → 口すぼめ呼吸、
　　　　　　　　　　　　　腹式呼吸、排痰法 など）
4. 酸素療法（在宅酸素療法 "HOT"）

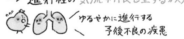

口をすぼめて息を吐くと、
気管支内の圧が高まり
呼吸が楽になる

指導したり
するよ

間質性肺炎

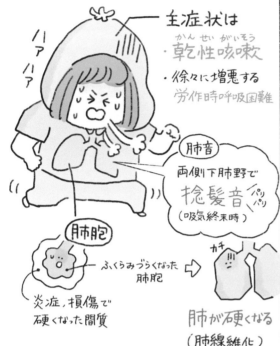

主症状は
・乾性咳嗽（かんせい がいそう）
・徐々に増悪する
　労作時呼吸困難

（肺音）
両側下肺野で
捻髪音
（吸気終末時）

（肺胞）
→ ふくらみづらくなった肺胞
炎症、損傷で硬くなった間質

肺が硬くなる
（肺線維化）

・間質性肺炎とは、肺胞壁など肺の間質の炎症をおもな病変とする疾患の総称
　→ 拘束性換気障害をおこす

・乾性咳嗽、労作時呼吸困難、身体所見で **ばち指**
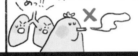 指先が太鼓のばち状になる

・呼吸機能検査では拘束性換気障害や肺拡散能の低下がみられる

・根治治療はなく対症療法が中心
（炎症を抑制する副腎皮質ステロイドや、免疫抑制薬の投与、低酸素血症があれば酸素の投与など）

　→ 急性増悪を予防するため、禁煙など生活管理指導を行う

気胸

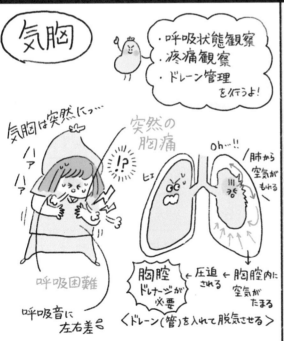

・呼吸状態観察
・疼痛観察
・ドレーン管理
を行うよ！

気胸は突然にっ…
突然の胸痛
Oh…!!
肺から空気がもれる
呼吸困難
呼吸音に左右差
胸腔ドレナージが必要
← 圧迫される ← 胸腔内に空気がたまる
〈ドレーン（管）を入れて脱気させる〉

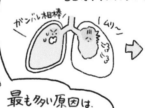
Man

・外傷や肺のブラ（bulla：風船のような袋）が破れるなどして、胸腔内に空気がたまる
　→ 気胸の状態だと肺は十分に拡張できないため、うまく呼吸ができない

ガンバレ相棒　ムリー
　→
・中等度、高度気胸
　…胸腔ドレナージ
・軽度気胸
　…入院せず安静にして様子をみたりもする

最も多い原因は、自然気胸で10〜30代のやせ型の男性に多い

・空気の漏出が続き、心臓や肺を圧迫しつづける重篤なものを、緊張性気胸とよぶ
緊張性気胸は死に至ることがあり、迅速な対応が必要になる!!

3. 消化器

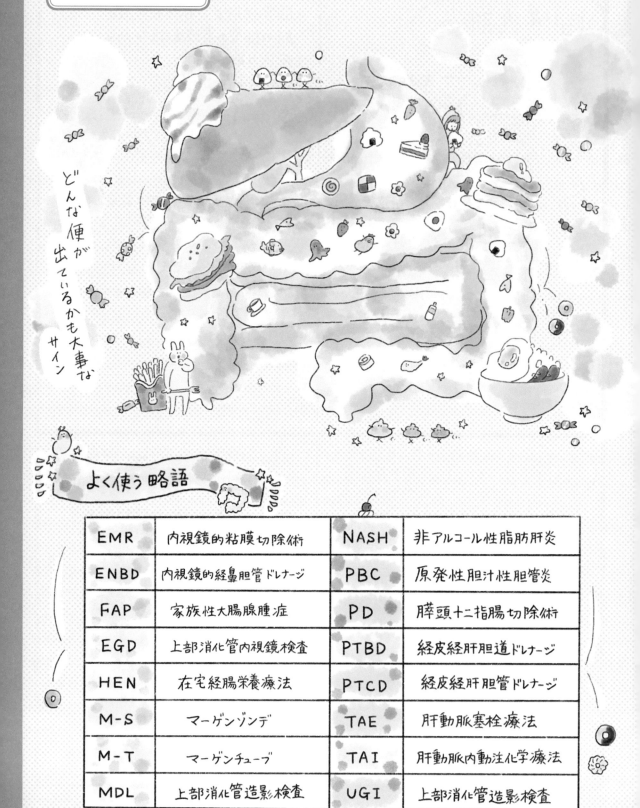

どんな便が出ているかも大事なサイン

よく使う略語

EMR	内視鏡的粘膜切除術	NASH	非アルコール性脂肪肝炎
ENBD	内視鏡的経鼻胆管ドレナージ	PBC	原発性胆汁性胆管炎
FAP	家族性大腸腺腫症	PD	膵頭十二指腸切除術
EGD	上部消化管内視鏡検査	PTBD	経皮経肝胆道ドレナージ
HEN	在宅経腸栄養療法	PTCD	経皮経肝胆管ドレナージ
M-S	マーゲンゾンデ	TAE	肝動脈塞栓療法
M-T	マーゲンチューブ	TAI	肝動脈内動注化学療法
MDL	上部消化管造影検査	UGI	上部消化管造影検査

消化器

胃，食道，肝臓，胆のう，膵臓，
大腸（結腸，直腸）
小腸（十二指腸，空腸，回腸）

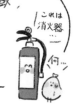
これは
消火器…

何…

<解剖生理>

いっくぞー

通るぞー
ヘイ
ヘイ！

食道
・飲食物の通り道 ✦
※ここを障害されると「つかえ感」
　などが現れる

肝臓
・「代謝」を行うよ！

※ここが障害されると
全身倦怠感などが現れる

胆のうです〜
ナスビにぶてる！
総肝管
胆の管
総胆管

胆汁は
脂肪の消化を助ける

胃
・飲食物の消化

※ここを障害されると「心窩部痛」
　などが現れる

膵臓
・外分泌（アミラーゼ分泌）と
　内分泌（インスリン産生）

※ここを障害されると「上腹部・背部痛」
　などが現れる

十二
指腸

胆のう
・胆汁の貯留
※ここが障害されると
右季肋部痛などが現れる

小腸
・消化と吸収を行う
※ここが障害されると下痢など
　吸収障害が現れる

☆ここでは何を学ぶの？
→食事関連について学ぶよ！

食事にまつわる生活行動が障害
される場合が多いので，食べられない
こと・排泄に関する障害が心身に
及ぼす影響を学ぶ．

大腸
・水分吸収を行う！
※ここが障害されると
腹痛などが現れる

虫垂

便

べ〜

モグ
モグ

べんです〜
べんべんべん

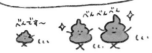
GANBARE KANGO
GAKUSEI

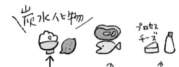

〈三大栄養素の消化の流れ〉

炭水化物

プロセスチーズ

・三大栄養素は「糖質」「タンパク質」「脂質」

胃や膵臓、小腸
などから分泌される

よ、酵素　消化酵素は、消化に使われる酵素のこと。栄養を吸収するために
食べ物を血中に取り込める大きさまで分解するはたらきがあるよ!

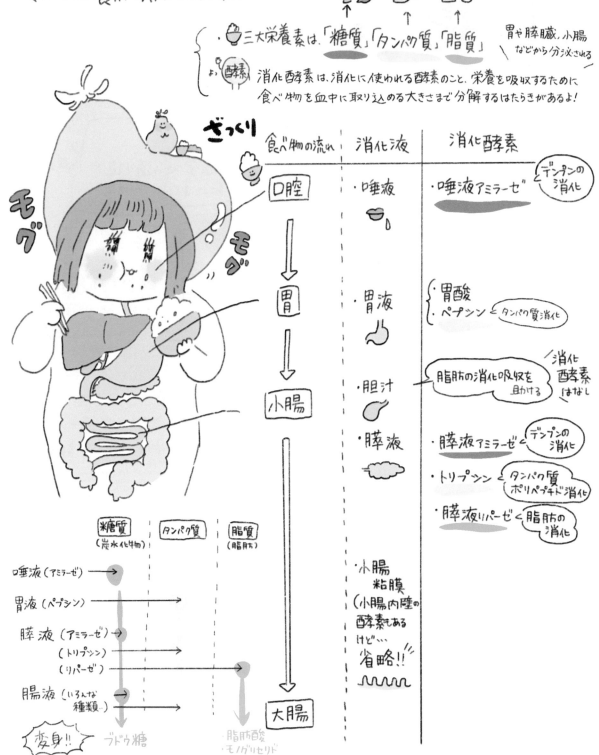

ざっくり

食べ物の流れ	消化液	消化酵素
口腔	・唾液	・唾液アミラーゼ　デンプンの消化
胃	・胃液	・胃酸　・ペプシン とタンパク質消化
小腸	・胆汁	脂肪の消化吸収を助ける　消化酵素はなし
	・膵液	・膵液アミラーゼ くデンプンの消化
		・トリプシン くタンパク質 ポリペプチド消化
		・膵液リパーゼ く脂肪の消化
大腸	・小腸粘膜（小腸内壁の酵素もあるけど…省略!!	

糖質（炭水化物）　タンパク質　脂質（脂肪）

唾液（アミラーゼ）
胃液（ペプシン）
膵液（アミラーゼ）
（トリプシン）
（リパーゼ）
腸液（いろんな種類）

変身!!　ブドウ糖　　脂肪酸・モノグリセリド

消化管

ストーマ について

在宅実習でも役立ててね…♦

このゴールデンコンビの活躍

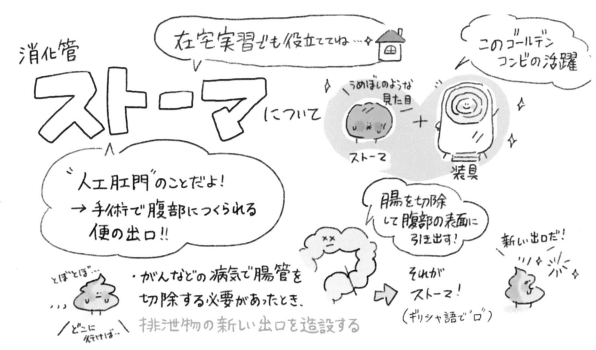

うめぼしのような見た目
ストーマ
装具

"人工肛門"のことだよ!
→ 手術で腹部につくられる便の出口!!

腸を切除して腹部の表面に引き出す!

新しい出口だ!

・がんなどの病気で腸管を切除する必要があったとき、
排泄物の新しい出口を造設する

とぼとぼ…
どこに行けば…

それがストーマ!
(ギリシャ語で"ロ")

※ 尿管でも尿の出口である尿路ストーマをつくることもある (ウロストーマなどと言うこともある)

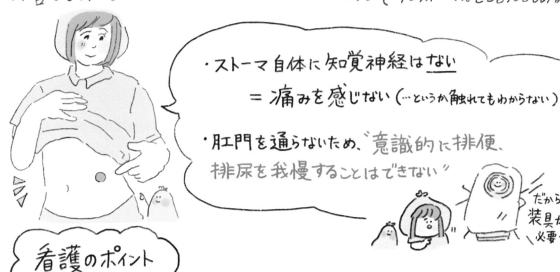

・ストーマ自体に知覚神経はない
 = 痛みを感じない (…というか触れてもわからない)

・肛門を通らないため、"意識的に排便、排尿を我慢することはできない"

だから装具が必要♦

看護のポイント

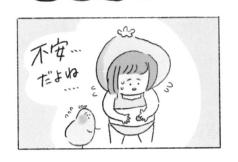

不安…
だよね……

・疾患や手術に対する不安、恐怖だけじゃなく、「身体機能の喪失」「ボディイメージの変化」などがある。ストーマへの知識不足から困惑している患者さんが「ストーマで生活していけるかも」と、前向きになれるように支援していく必要がある。

〈消化管ストーマの分類〉

保有期間による分類

 ☆永久的か一時的かで患者さんの
受け止め方が大きく変わる！

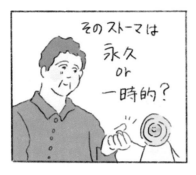

その ストーマ は
永久
or
一時的？

○「永久的ストーマ」… 結腸がん、直腸がん、肛門がんなどの
悪性疾患に対して造設される。

（単孔式ストーマ になることが多い）
悪性腫瘍が肛門に近くて、肛門温存
が不可能なとき

○「一時的ストーマ」… 下部直腸がんでも肛門温存が
可能な場合。大腸イレウスや大腸穿孔
などの緊急時などに造設

（双孔式ストーマ になることが多い）

開口数による分類

☆開口部が1つ＝"単孔式" 2つのもの＝"双孔式"

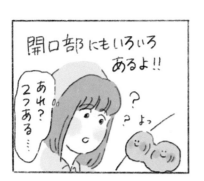

開口部にもいろいろ
あるよ!!

あれ？
2つある…

よっ

○ 単孔式ストーマ … 腸管の出口が1つ
（今は、ほとんどコレ！）

○ 双孔式ストーマ → 係蹄式（ループ式）ストーマ … 腸管は切離
していない

↓

分離式ストーマ… 腸管を完全に切離 → 二連銃式ストーマ

└ 完全分離式ストーマ

造設部位による分類

☆ 排泄物の性状によって、

「漏れやすい」、「皮膚がただれやすい」!!

［便の性状］

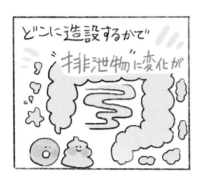

どこに造設するかで
"排泄物"に変化が

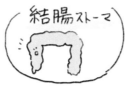

結腸ストーマ

S状結腸・下行結腸：有形便
横行結腸・上行結腸：軟便〜
水様便

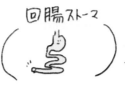

回腸ストーマ

泥状〜水様便

大腸を通過しないからね…

〈ストーマの観察ポイント〉

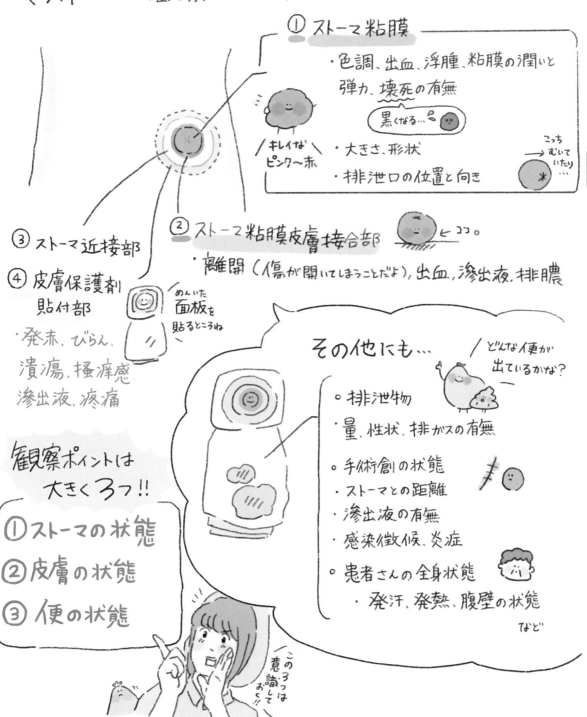

① ストーマ粘膜

・色調、出血、浮腫、粘膜の潤いと弾力、壊死の有無

> 黒くなる…

キレイな
ピンク〜赤

・大きさ、形状

・排泄口の位置と向き

こっち
むいて
いたり
…

③ ストーマ近接部

② ストーマ粘膜皮膚接合部　←ココ。

・離開（傷が開いてしまうことだよ）、出血、滲出液、排膿

④ 皮膚保護剤貼付部

めんいた
面板を
貼るところね

・発赤、びらん、潰瘍、掻痒感、滲出液、疼痛

その他にも…

どんな便が
出ているかな？

○ 排泄物
・量、性状、排ガスの有無

○ 手術創の状態
・ストーマとの距離
・滲出液の有無

・感染徴候、炎症

○ 患者さんの全身状態
　・発汗、発熱、腹壁の状態

など

観察ポイントは
大きく3つ!!

① ストーマの状態
② 皮膚の状態
③ 便の状態

この3つは
意識して
おく!!

＜ストーマの装具交換＞

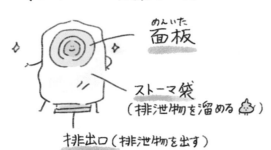

面板（めんいた）

ストーマ袋
（排泄物を溜める💩）

排出口（排泄物を出す）

単品系装具	二品系装具
面板とストーマ袋が一体化	フランジ（はめ合わせる）
・操作が簡単 ・一体化しているので、袋を替えるとき面板ごと替える （皮膚への刺激になる👎）	・ストーマ袋のみの交換が可能 ・面板をカットしやすい ・フランジをはめ合わせる手技を習得しなくてはいけない

＜交換方法＞ ※単品系装具の場合

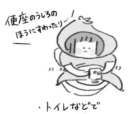

便座のうしろのほうにすわったり…！

・トイレなどでストーマ袋内の排泄物をすてる

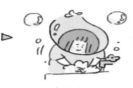

・手を洗う

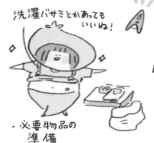

洗濯バサミとかあってもいいね！

・必要物品の準備
・衣服汚染しないよう準備

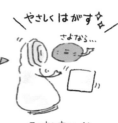

やさしくはがす☆

さよなら…

・剥離剤を使って上側から少しずつ面板をはがす

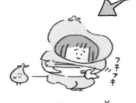

フキフキ

・ストーマ周囲に付着した排泄物除去
（擦らず！優しく！）

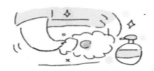

・洗浄剤（石けんなど）で、ストーマ周囲を清拭

なぜ泡洗浄？

☆ストーマ周囲はバリア機能が障害されやすい環境でもあるため、できるだけ負担をかけないようにする

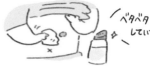

ベタベタしていない？

・シャワーボトルや、水分を含ませたガーゼで洗い流したり、拭き取ったりしたあと、乾いたガーゼで水分を拭き取る
（擦らずに押さえ拭き）

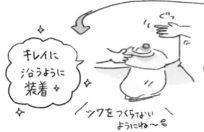

キレイに沿うように装着

シワをつくらないようにね〜

・面板の装着
（腹壁を押し上げるようにして、腹部表面を伸展させて、皮膚に密着するように装着）

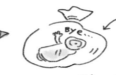

新聞に包むなどしてから袋にすてたほうがGood…☆

bye…

・ストーマ袋の廃棄

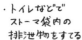

＜生活指導の一例＞

（食事）

・ストーマ造設による食事制限はなし
・腸管の吸収機能が低下していることもあるので、暴飲暴食に注意
・便秘に注意😊

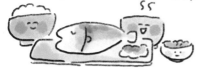
・便秘になりにくいバランスのいい食事を //

一消化の悪い食品一

💬 撮りすぎに注意して、よく噛んで食べてね♪

きのこ類　海藻類　こんにゃく　脂の多い　魚介類
　　　　（わかめやこんぶ　　　　　肉類　　（いかやたこ）
　　　　　など）

一便のにおいを抑える食品一

ヨーグルト　パセリ

（入浴）

・装具をつけて入浴できる
（入浴用シートがあったり袋を空にして裾を折り曲げてテープ固定したり…メーカーによってちがったりもするので、装具に合った指導を）

大丈夫！ ・装具を外して入浴しても体内の圧によって水がストーマの中に入らない♪
（しかし、不意に排泄することがあるため、装具を装着して、ゆっくり入浴してもらってもGood）
※尿路ストーマは絶えず尿の排泄がある

・公共入浴施設は装具を装着して利用可能
（施設によっては利用できないこともあるので事前に確認したほうがGood♪）

（運動）

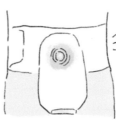
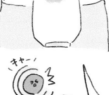

・適度な運動は体力回復のためにもGood♪
・ゴルフやジョギング、水泳なども可能
・ぶつかり合う競技や腹圧を過度にかけるのは避けたほうがいい

キャー
ぶつけたりはしないでね♪

習慣づけされている運動がある場合、開始（再開）時期は主治医と相談！
☆ストーマ装具の安定性の心配がある場合は、"ストーマベルト"を使用すると安心♪

便の観察ポイント

※ ブリストルスケールとは、便の性状をチェックする"ものさし"のようなものだよ

〈ブリストルスケール〉

消化器官の通過時間

非常に遅い（約100時間）	←	非常に速い（約10時間）

とぼとぼ　えっさ　ほいさ！　しゅばばば

1. コロコロ便	2. 硬い便	3. やや硬い便	4. 普通便	5. やや軟らかい便	6. 泥状便	7. 水様便
・硬くコロコロの兎糞状の便（排便困難な便）	・ソーセージ状だが硬い	・表面にヒビわれのあるソーセージ状の便	・表面がなめらかでソーセージ状（あるいはとぐろをまく）	・はっきりとしたしわのある軟らかい半分固形の便	・境界がほぐれて、ふにゃふにゃの不定形の小片便、泥状の便	・水様で、固形物を含まない液体状の便

「便秘」　理想✧　「下痢」

「正常」

〈便の色について〉

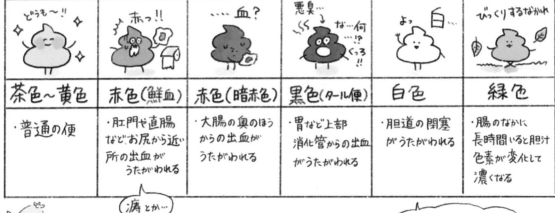

どうも〜！！	赤っ！！	‥‥ 血？	悪臭‥‥ な…何…！？ぐろ‥	よっ 白‥‥	びっくりするなかれ
茶色〜黄色	赤色（鮮血）	赤色（暗赤色）	黒色（タール便）	白色	緑色
・普通の便	・肛門や直腸などお尻から近い所の出血がうたがわれる	・大腸の奥のほうからの出血がうたがわれる	・胃など上部消化管からの出血がうたがわれる	・胆道の閉塞がうたがわれる	・腸のなかに長時間いると胆汁色素が変化して濃くなる

痔とか…

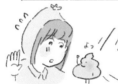

よっ！！ 便の色は 超大事！！ ここは意識しておこうね　黒かったら胃カメラをしたり、赤かったら大腸カメラをしたりもする.

ロタウイルスなどの感染症や消化不良の脂肪便の可能性もある

ドレーンについて ～消化器編 ① ～

※ 治療で身体の中に溜まった血液、滲出液、膿、消化液を体外に出す"ドレナージ"というよ!

消化器手術後のおもなドレーンの留置部位だよ

(※何の手術でどこにドレーンを留置するのかは次のページ参照)

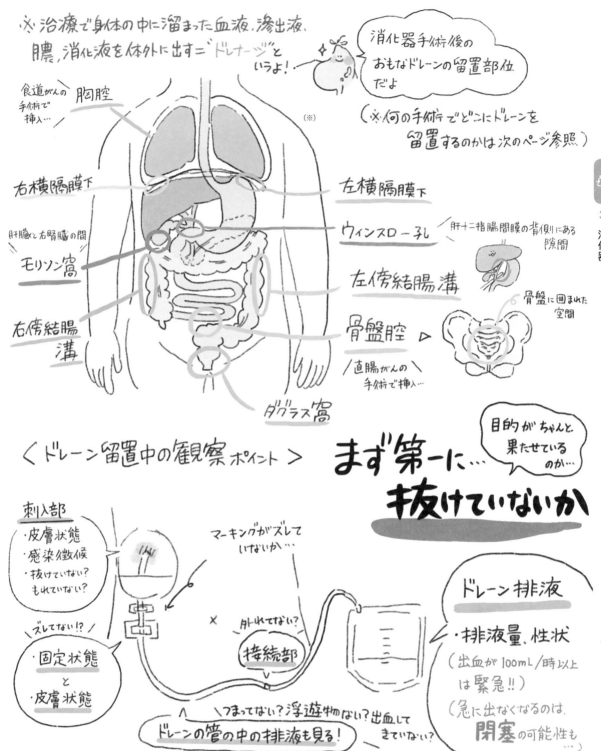

食道がんの手術で挿入… 胸腔

右横隔膜下

左横隔膜下

ウィンスロー孔 — 肝十二指腸間膜の背側にある隙間

肝臓と右腎臓の間 モリソン窩

左傍結腸溝

右傍結腸溝

骨盤腔 ▷ — 骨盤に囲まれた空間

/直腸がんの\ 手術で挿入…

ダグラス窩

< ドレーン留置中の観察 ポイント >

まず第一に…

抜けていないか

目的がちゃんと果たせているのが…

刺入部
・皮膚状態
・感染微候
・抜けていない? もれていない?

マーキングがズレていないか…

ズレてない!?
・固定状態 と
・皮膚状態

外れてない? 接続部

ドレーン排液
・排液量、性状

(出血が100mL/時以上は緊急!!)

(急に出なくなるのは、閉塞の可能性も…)

つまってない? 浮遊物ない? 出血してきていない?

ドレーンの管の中の排液も見る!

(※)斉田芳久 監:先輩が教える"現場のヒント"が満載! 図解でイメトレ! 消化器外科・内科病棟 はじめてさんのケアマニュアル. メディカ出版, 2019:p.55を参考に著者作成

ドレーンについて　〜消化器編 ②〜

〜ドレーンのおもな留置場所(※)〜

> ドレーンは排液が溜まりやすいところに入れるよ！
> ※ ドクターや病院によって、さまざまな方針がある。
> 一例として確認しておいてね♪

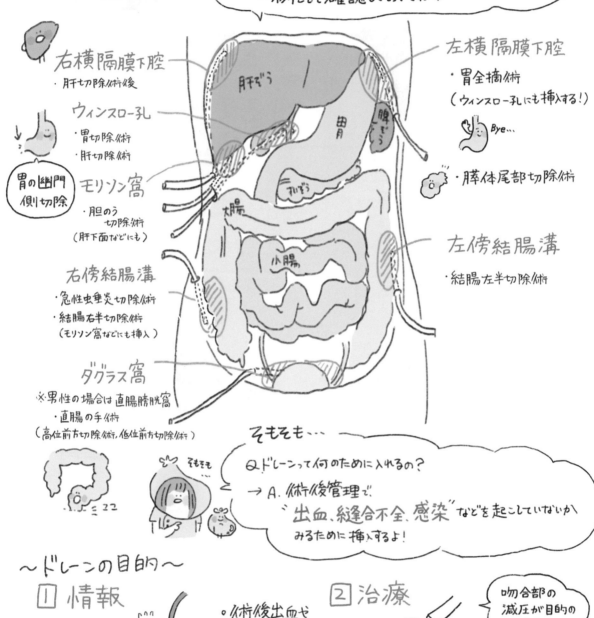

右横隔膜下腔
・肝切除術後

ウィンスロー孔
・胃切除術
・肝切除術

（胃の幽門側切除）

モリソン窩
・胆のう切除術
（肝下面などにも）

右傍結腸溝
・急性虫垂炎切除術
・結腸右半切除術
（モリソン窩などにも挿入）

ダグラス窩
※男性の場合は直腸膀胱窩
・直腸の手術
（高位前方切除術, 低位前方切除術）

肝ぞう
胆のう
たんのう
膵ぞう
ひぞう
大腸
小腸

左横隔膜下腔
・胃全摘術
（ウィンスロー孔にも挿入する！）

Bye…

・膵体尾部切除術

左傍結腸溝
・結腸左半切除術

そもそも…

Q ドレーンって何のために入れるの？
→ A. 術後管理で、
"出血、縫合不全、感染"などを起こしていないか
みるために挿入するよ！

そもそも

ミニ22

〜ドレーンの目的〜

① 情報

・術後出血や消化液漏出を早期発見する

めっちゃ出血してるで!!

② 治療

・血液や膿などを排出する

> 吻合部の減圧が目的のこともあるよ

（※）看護roo！「看護師イラスト集」：消化器系ドレーンの位置がわかるイラスト．https://www.kango-roo.com/ki/image_225/
（2021年8月1日アクセス）を参考に著者作成

ドレーンについて ～消化器編③～

"胆管ドレーン"って何？

→ 閉塞性黄疸（胆管結石、膵がん）の治療、
　胆道手術後に用いられる

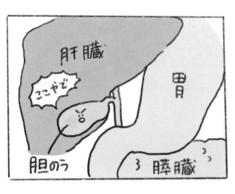

肝臓

ここやで

胃

胆のう　3 膵臓

胆のう…肝臓から出された胆汁（脂肪の
消化、吸収を助ける）を貯蔵、
濃縮して、食事をすると胆汁を放出

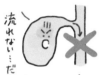

流れない…だと!?

本来腸へ排出される
胆汁が、うっ滞してしまう
⇒「閉塞性黄疸」が生じる

結石や腫瘍により閉塞、狭窄

がびょン

皮膚や目

閉塞性黄疸の症状

腹痛（右脇腹やみぞおち）、黄疸、
かゆみ、白色便（便の黄色はビリルビン
の色だけど閉塞で白っぽくなる）、発熱
など…
※胆管炎に移行する危険
　　　　　　がある

今回は、"PTCD（経皮経肝胆管ドレナージ）"について説明します

【PTCD（経皮経肝胆管ドレナージ）】= 閉塞性黄疸の治療

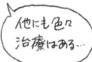

他にも色々
治療はある…

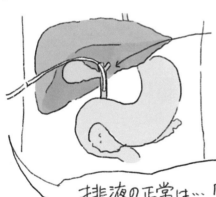

胆管内に留置！
・体の外から超音波をあてて
　胆汁の流れが悪くなって
　いるところに管を入れて、
　溜まった胆汁を外に出す

他の排液と異常と
正常の基準が異なるよ

排液の正常は…「胆汁様」

胆汁がちゃんと流れている

排液の異常は…「漿液性」

チューブが
逸脱している可能性が
　　　　　ある

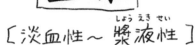

～ドレーン排液の色～

※胆のうドレナージのときは正常と異常の
基準が異なるので注意（p. <u>87</u>）

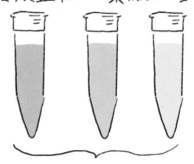

正常

〔淡血性～漿液性（しょうえきせい）〕

術後すぐは<u>血性</u>
（徐々に淡血性～漿液性
に変化する）

異常

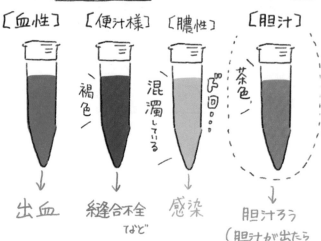

肝臓切除後
ドレーンの
場合

〔血性〕　〔便汁様〕　〔膿性〕　〔胆汁〕

褐色　　　混濁している　　茶色　　ド回…

出血　縫合不全　感染　胆汁ろう
　　　など　　　　（胆汁が出たら
　　　　　　　　　基本再手術）

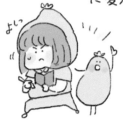

よいしょ

「正常」を知っておこう‼ もし、「あれ？
色が…？」と思ったら報告してね

ちなみに
ワインレッド
色のときは
膵液ろうの
危険性！

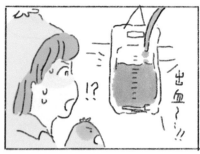

出血～‼
!?

覚えといてほしいのは、

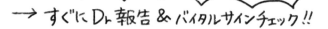

短時間で**ドバッ**と
出血や混濁していたら注意‼

→ すぐにDr報告＆バイタルサインチェック‼

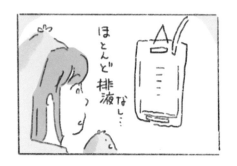

ほとんど排液なし…

・抜去のタイミングは、排液が減ってきたり、
　Drが問題ないと判断したときになるよ！

※排液が急に減ったときは、**閉塞**している
　　　　　　　　可能性もある…

肝硬変

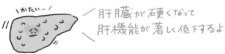

◉眼球や皮膚

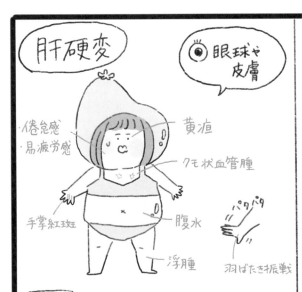

- 倦怠感
- 易疲労感
- 黄疸
- クモ状血管腫
- 手掌紅斑
- 腹水
- 浮腫
- 羽ばたき振戦

パタパタ

症状

- 手掌紅斑、クモ状血管腫、全身倦怠感、易疲労感、黄疸、腹水、浮腫、羽ばたき振戦、出血傾向、意識障害 など

かゆみもでるよ

- 肝全体に及ぶ線維化と結節形成を呈する状態

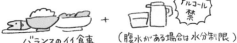

かたい…

肝臓が硬くなって肝機能が著しく低下するよ

- 肝炎ウイルス感染（C型、B型）やアルコールなどにより、慢性の肝細胞壊死や再生のくり返しの結果生じる

- 低アルブミンにより、「浮腫」や「腹水」が生じる

- 胆汁の刺激で皮膚は乾燥して掻痒感も強くなる

治療 ・食事療法

（肝性脳症がある場合は、アンモニア増加を防ぐために低タンパク食にする）

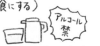

アルコール禁

バランスのイイ食事 ＋ （腹水がある場合は水分制限）

・内視鏡的硬化療法

（食道、胃静脈瘤があるとき）

肝細胞がん

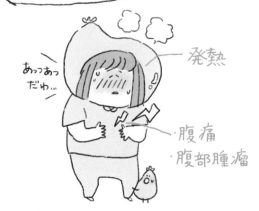

あっつあっつだゎ…

- 発熱
- 腹痛
- 腹部腫瘤

症状 ・早期では症状はないが、進行すると肝硬変の症状に加えて、発熱、黄疸、腹部腫瘤、腹痛など生じる

- 肝腫瘍の90%が「肝細胞がん」

（約70%がC型肝炎ウイルス陽性、約20%がB型肝炎ウイルス陽性）、肝炎ウイルス感染、アルコール、喫煙と関連がある

- 肝硬変に合併することが多い

- 合併症は肝不全、門脈内腫瘍塞栓

- 症状による苦痛の緩和に努める。

末期には肝不全症状（肝性脳症、浮腫、腹水など）、出血なども起こりやすいので十分観察を行う。

治療 ・肝切除術
・肝動脈塞栓療法 など

腫瘍に栄養を運んでいる動脈を塞ぐ！

肝炎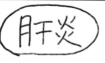

▷急性ウイルス性肝炎

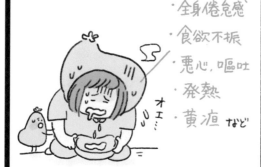

- 全身倦怠感
- 食欲不振
- 悪心, 嘔吐
- 発熱
- 黄疸 など

~ A,B,C型の感染経路 ~

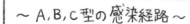

貝類の生食が原因になることが多い

- A型肝炎：経口感染
- B型肝炎
- C型肝炎 } 血液製剤 や 汚染された針

> C型肝炎は劇症化することは少ない

- C型肝炎は無症状のまま慢性化して、慢性肝炎, 肝硬変, 肝がんへと移行しやすい

ヒェ〜

治療

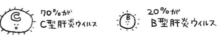

- 臥床安静
  （障害された肝臓の負担軽減 ＋ 肝血流維持）

- 食事療法

炭水化物多めで、タンパク質少なめ

少なめ〜！
タンパク質はお肉や魚, 卵など！それらを少なめで

▷慢性肝炎

6ケ月以上にわたりつづく門脈域を中心とした肝臓の炎症

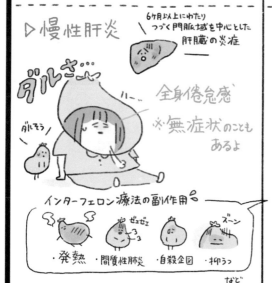

ダルさ…

- 全身倦怠感
- ※無症状のこともあるよ

インターフェロン療法の副作用

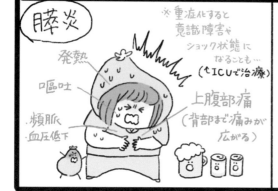

- 発熱
- 間質性肺炎
- 自殺企図
- 抑うつ
など

- 多くは肝炎ウイルスによってひき起こされる

C 70%が C型肝炎ウイルス

B 20%が B型肝炎ウイルス

- 急性肝炎が慢性肝炎に移行した炎症は最終的には肝硬変に進展し、肝がんを発症することもある

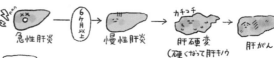

急性肝炎 → (6ケ月以上) → 慢性肝炎 → 肝硬変（硬くなって肝キノウ低下…） → 肝がん

治療 ・インターフェロン療法

※インターフェロンは、ウイルスを排除したりウイルスの増殖を抑える体内でつくられるタンパク質の一種

> ウイルスを排除して、肝炎を鎮静化！それにより肝がんの発生を防ぐよ

※ 現在は「核酸アナログ製剤治療」もインターフェロン療法と同じくらい重要な治療の選択肢◆

膵炎

※重症化すると意識障害やショック状態になることも…
（↑ICUで治療）

- 発熱
- 嘔吐
- 頻脈
- 血圧低下

上腹部痛（背部まで痛みが広がる）

- 何らかの原因で膵臓でつくられる酵素が活性化され、膵組織を自己消化してしまう…

恐ろしい…

- 原因として、アルコールの過飲や胆石症がある（急性膵炎の35〜40%はアルコールに起因）

治療 ・膵臓の安静を図るために

厳守 **絶飲食！**（輸液で水分と栄養をとる）

- 経口摂取開始後は脂肪を制限, 禁酒

再発予防のために食事指導などを行うよ

大腸がん

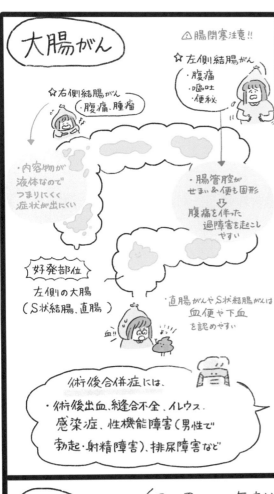

⚠腸閉塞注意!!

☆左側結腸がん
・腹痛
・嘔吐
・便秘

☆右側結腸がん
・腹痛・腫瘤

・内容物が液体なのでつまりにくく症状が出にくい

・腸管腔がせまい&便も固形
⇩
腹痛を伴った過障害を起こしやすい

好発部位
左側の大腸
（S状結腸、直腸）

・直腸がんやS状結腸がんは血便や下血を認めやすい

術後合併症には、
・術後出血、縫合不全、イレウス、感染症、性機能障害（男性で勃起・射精障害）、排尿障害など

・大腸から発生した上皮性悪性腫瘍
・食生活の欧米化により増加傾向

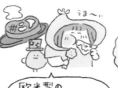

・好発部位は…
S状結腸と直腸

欧米型の高脂肪&低繊維の食事

【検査】

・便潜血検査

肛門から指入れる
・直腸指診（直腸がんがないか）

注腸造影でリンゴの芯みたいな狭窄がうつることも
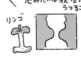
リンゴ
・注腸X線検査

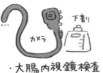
カメラ
下剤
・大腸内視鏡検査
これで生検して診断するよ

CT
・超音波（エコー）、CT、MRI、PET

手術によっては（直腸がんが肛門付近にあり腸管吻合できないとき）
人工肛門（ストーマ）を造設することも

胃がん

・早期胃がんでは、無症状のことが多いが、時に心窩部痛や胃のもたれ感がある。進行胃がんでは、それに加えて腹部膨満感、食欲不振などが出ることも

嘔吐

心窩部痛♫
（初発症状で最も多い）

・ダンピング症候群に注意
・摂取した食物が急速に小腸に流入することで、循環動態の変化や、自律神経機能の失調が生じる

冷汗、めまい、しびれなど

・胃から発生した上皮性悪性腫瘍

【病因】
ヘリコバクター・ピロリ感染
喫煙、アルコールなど

・好発部位：前庭部小彎側
・腺がんが多い

リンパ節転移のない早期がんに！胃がん、大腸がんともに可能で増えてきている治療法

【治療】
・内視鏡的粘膜切除術（EMR）
・外科的根治手術（開腹手術、腹腔鏡下手術）
　　/ 胃切除、リンパ節郭清、消化管再建を行う \
・放射線療法　・化学療法　・免疫療法

術後合併症（開腹・腹腔鏡術後）には…

発熱や腹痛などに注意！

・縫合不全、肺炎、横隔膜下膿瘍、吻合部狭窄、イレウス、逆流性食道炎など
胃切除後症候群
（早期ダンピング症候群は食後30分以内に起こる）

4. 整形外科

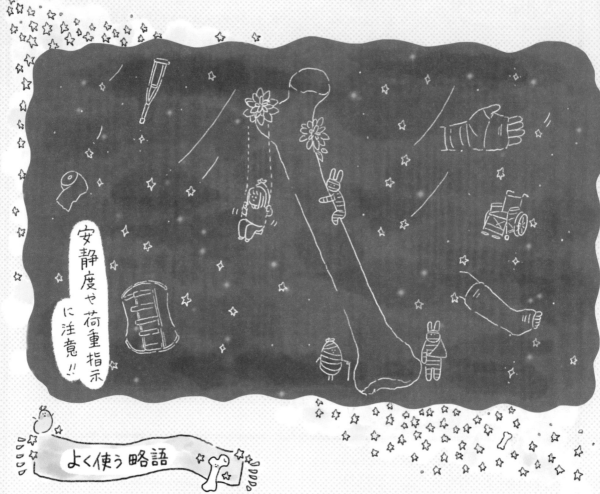

安静度や荷重指示に注意!!

よく使う略語

ADL	日常生活動作	MRA	悪性関節リウマチ
BHA	人工骨頭置換術	MTX	メトトレキサート
DIP	遠位指節間関節	NSAIDs	非ステロイド性抗炎症鎮痛薬
DM	皮膚筋炎	PT	理学療法、理学療法士
DMARDs	抗リウマチ薬	OT	作業療法、作業療法士
JIA	若年性特発性関節炎	ST	言語聴覚療法、言語聴覚士
MCP	中手指関節	PIP	近位指節関節
RA	関節リウマチ	PM	多発性筋炎

まずは "骨" 〈全身の骨格〉(※)

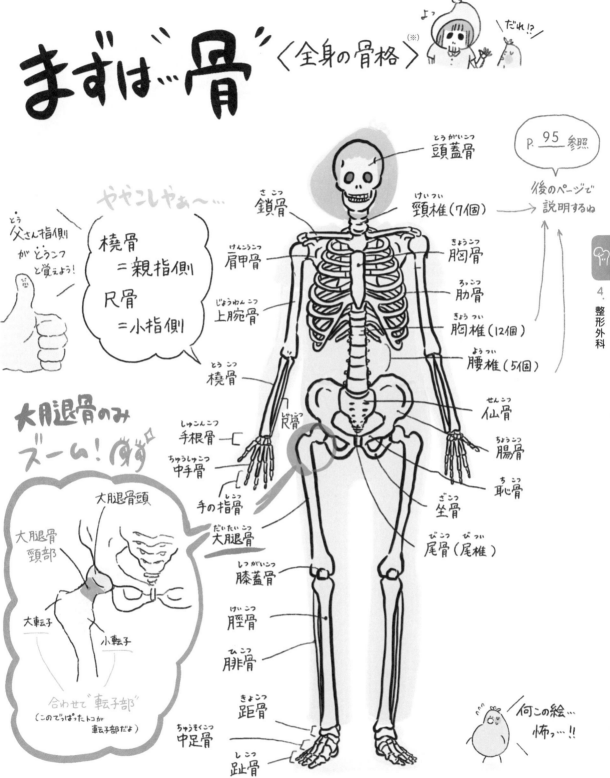

よっ

だれ!?

ややこしゃぁ～…

橈骨
＝親指側

尺骨
＝小指側

父さん指側
が どうランフ
と覚えよう!

大腿骨のみ
ズーム! ます

大腿骨頭

大腿骨
頭部

大車云子

小転子

合わせで "転子部"
(このでっぱったトコが
転子部だよ)

頭蓋骨（とうがいこつ）

鎖骨（さこつ）

頸椎（けいつい）(7個)

肩甲骨（けんこうこつ）

胸骨（きょうこつ）

上腕骨（じょうわんこつ）

肋骨（ろっこつ）

胸椎（きょうつい）(12個)

橈骨（とうこつ）

腰椎（ようつい）(5個)

尺骨（しゃっこつ）

仙骨（せんこつ）

手根骨（しゅこんこつ）

腸骨（ちょうこつ）

中手骨（ちゅうしゅこつ）

恥骨（ちこつ）

手の指骨（しこつ）

坐骨（ざこつ）

大腿骨（だいたいこつ）

尾骨（尾椎）（びこつ・びつい）

膝蓋骨（しつがいこつ）

脛骨（けいこつ）

腓骨（ひこつ）

距骨（きょこつ）

中足骨（ちゅうそくこつ）

趾骨（しこつ）

P. 95 参照

後のページで
→ 説明するね

何この絵…
怖っ…!!

（※）中山有香里：自分閻魔帳—ズルカン3 第1版. メディカ出版, 2020：p.13より許可を得て引用, 一部改変

関節

骨と骨が連結した部分を関節というよ!

～関節は大きく2種類～
- 動きがほとんどない 不動関節（恥骨結合や脊柱の椎間板）
- よく動く 可動関節 があるよ!

主な可動関節

他にも 顎関節や仙腸関節などもあるけど 主なものだけ!

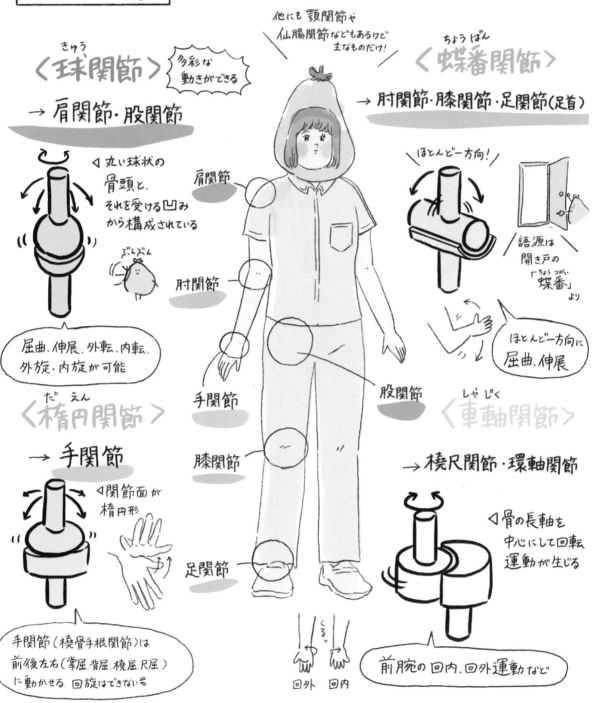

〈球関節〉
多彩な動きができる

→ 肩関節・股関節

◁ 丸い球状の骨頭と、それを受ける凹みから構成されている

ぶんぶん

屈曲、伸展、外転、内転、外旋・内旋が可能

〈楕円関節〉

→ 手関節

◁ 関節面が楕円形

手関節（橈骨手根関節）は前後左右（掌屈・背屈・橈屈・尺屈）に動かせる。回旋はできない。

〈蝶番関節〉

→ 肘関節・膝関節・足関節（足首）

ほとんど一方向!

語源は開き戸の「蝶番」より

ほとんど一方向に屈曲、伸展

〈車軸関節〉

→ 橈尺関節・環軸関節

◁ 骨の長軸を中心にして回転運動が生じる

前腕の回内、回外運動など

くるっ

回外　回内

肩関節

肘関節

手関節

股関節

膝関節

足関節

脊骨道と脊椎 (※)

簡単にいうと…

- 「脊骨道」とは、脳が出す指示を身体の各所に伝達する神経のこと！

- 「脊椎」とは、体を支える背骨のこと！
脊椎の中を脊骨道が通っているよ

※ 脊骨道 ＝ 神経
　 脊椎 ＝ 背骨

脊髄

脳

これが **脊椎**

頸椎
7個

胸椎
12個

腰椎
5個

仙骨1個
(5つの仙椎が骨結合したもの)

尾骨
1個

C1
2
3
4
5
6
7
8
T1
2
3
4
5
6
7
8
9
10
11
12
L1
2
3
4
5
S1
2
3
4
5
Co

カルテで **C5** とか、
L3 とか書いてるのは
これよー！！

頸神経 (8対) 『C』

- 頸神経だけ
第1頸椎の上 (C_1) から
第7頸椎の下 (C_8) まで合計8本が出ている

胸神経 (12対) 『T』

"Th" と書くことも！

- 胸神経は 第1胸椎の下から T_1 神経が出る
　⋮
第12胸椎の下から T_{12} 神経の
合計12本だよ！

腰神経 (5対) 『L』

仙骨神経 (5対) 『S』

→ ※ 尾骨神経は、ヒトでは細かく
尾骨周辺の小さい範囲の感覚に関わっており、
医学的にはあまり出てこない

尾骨神経 (Co)

(※) 中山有香里：自分闇魔帳—ズルカン3 第1版. メディカ出版, 2020：p.20 より許可を得て引用, 一部改変

脊骨道損傷とその影響

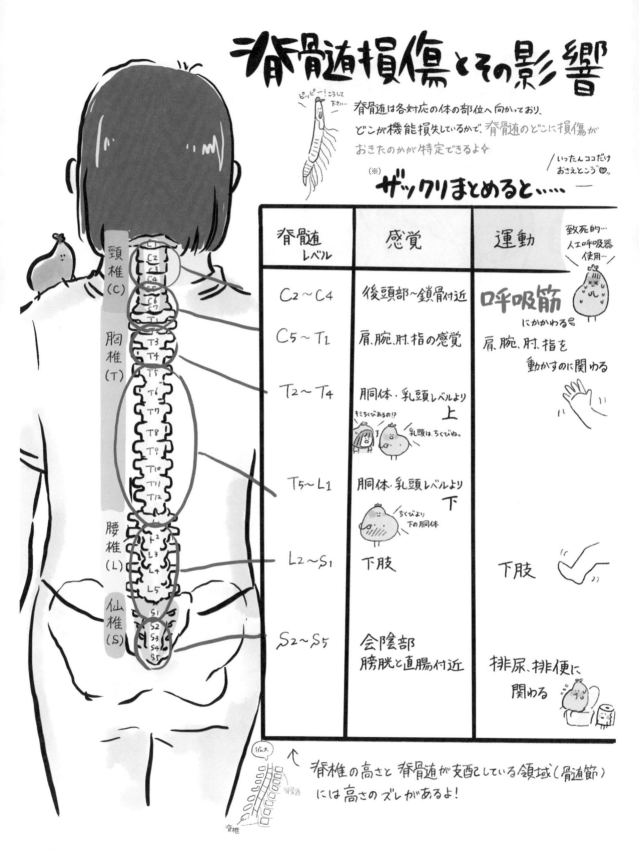

脊骨道は各対応の体の部位へ向かっており、どこが機能損失しているかで、脊骨道のどこに損傷がおきたのかが特定できるよ♡

ピッピー！こうして下さい…

いったんココだけおさえとこう♡

ザックリまとめると……(※)

脊骨髄レベル	感覚	運動
C2～C4	後頭部～鎖骨付近	呼吸筋 にかかわる❤ 致死的… 人工呼吸器使用…
C5～T1	肩、腕、肘、指の感覚	肩、腕、肘、指を動かすのに関わる
T2～T4	胴体・乳頭レベルより上 キミちくびあるの!? 乳頭は、ちくびね。	
T5～L1	胴体・乳頭レベルより下 ちくびより下の胴体	
L2～S1	下肢	下肢
S2～S5	会陰部 膀胱と直腸付近	排尿、排便に関わる

脊椎の高さと脊骨道が支配している領域（骨道節）には高さのズレがあるよ！

拡大

脊骨道

脊椎

頸椎（C）

胸椎（T）

腰椎（L）

仙椎（S）

（※）中山有香里：自分閻魔帳—ズルカン3 第1版. メディカ出版，2020：p.21より許可を得て引用，一部改変

〈身体の動きを表す言葉〉

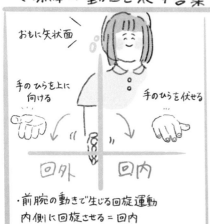

おもに矢状面

手のひらを上に向ける

手のひらを伏せる

回外　　回内

・前腕の動きで生じる回旋運動
内側に回旋させる＝回内
外側に回旋させる＝回外

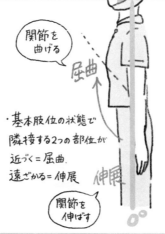

関節を曲げる

屈曲

・基本肢位の状態で
隣接する2つの部位が
近づく＝屈曲.
遠ざかる＝伸展

関節を伸ばす

伸展

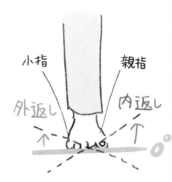

伸展（背屈）　←　屈曲（底屈）

・おもに足関節で用いられ.
足底（足の裏）のほうに曲げる＝底屈
足背（足の甲）のほうに曲げる＝背屈

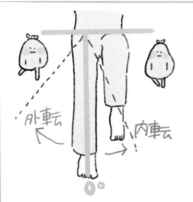

外転　内転

・前額面に沿って上下肢を身体に
近づける方向に動かす＝内転
遠ざける方向に動かす＝外転

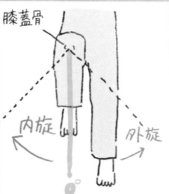

膝蓋骨

内旋　外旋

・上腕軸または. 大腿軸を中心として.
外方へ回旋する動き＝外旋
内方へ回旋する動き＝内旋

小指　親指

外返し　内返し

・足首の動きで足部を
足底が内側を向く動き＝内返し
足底が外側を向く動き＝外返し

〈身体の断面を表す言葉〉

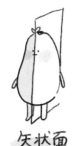

矢状面

身体を
タテわりにして
分けるよ

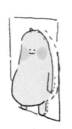

前額面

身体を
前部（腹側）と
後部（背側）に分ける

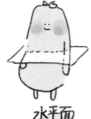

水平面

身体を上下
に分けるよ

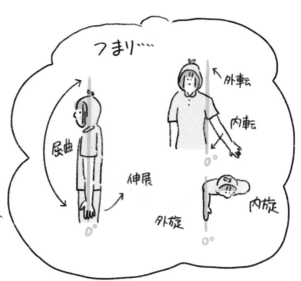

つまり……

外転
内転
屈曲
伸展
外旋
内旋

4. 整形外科

えぇ〜い!! わからーん!! ってなるよね〜!!

ざっくり描くと…

（言葉の定義は前ページ参照）

☆ 股関節の **外旋・内旋**

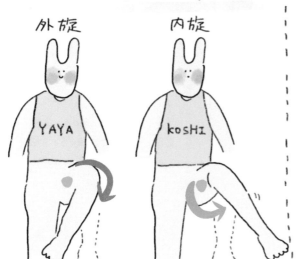

外旋　　内旋

「大腿軸を中心に回旋する方向を考える」

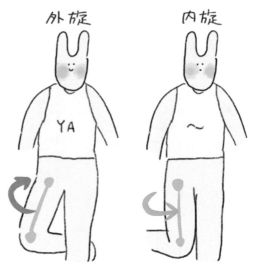

外旋　　内旋

"軸"と"運動する関節"を考える

外旋：大腿軸を中心として外方へ回旋
内旋：大腿軸を中心として内方へ回旋

☆ 肩関節と股関節の **外転 内転**

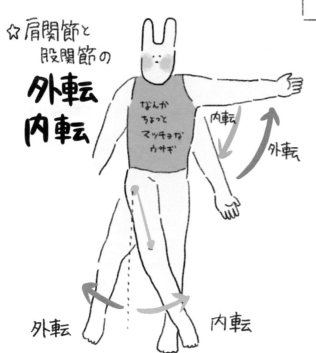

なんかちょっとマッチョなウサギ

内転　　外転

外転　　　内転

☆ 足関節の **屈曲と伸展**

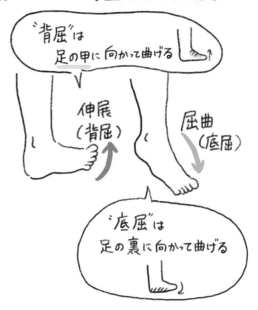

"背屈"は足の甲に向かって曲げる

伸展（背屈）　　屈曲（底屈）

"底屈"は足の裏に向かって曲げる

日常生活で考えてみよう…!

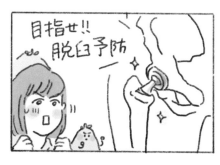

目指せ!!
脱臼予防

- 患者さんが人工骨頭置換術や人工股関節置換術を受けたときには、**脱臼**を予防していくことになる!!
（脱臼により再手術の可能性があるため）

- 脱臼肢位（脱臼しやすい肢位）は、手術時の筋肉の切り方（アプローチ方法）によって変わるよ!

☆ 以下は、後方アプローチ（股関節の後ろ側の筋肉を切る方法）の場合の例だよ。

～ もし、"内旋・内転・屈曲" に注意が必要なときは… ～

> 外旋がダメな術式もあるよ!

〔 立つとき・座るとき 〕

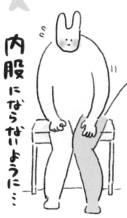

内股にならないように…

患側の股関節が内旋・内転・屈曲にならないよう注意!!

☆ 低い椅子や、和式トイレ、しゃがむのも過度に屈曲してしまうので避けたほうがイイね!

あと、座り方は…

足は組まないでね♡

 あぐら

正座

・しっかり高さのある椅子のほうがいい!

〔 靴下や靴の着脱 〕

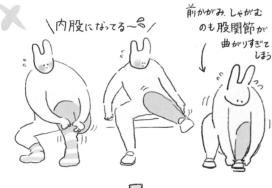

内股になってる～

前かがみ、しゃがむのも股関節が曲がりすぎてしまう

※ 靴下を履く、ソックスエイドや靴ベラを活用してもGood☆

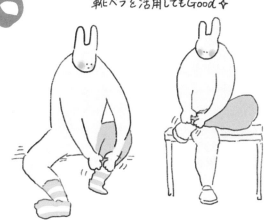

整形外科看護でよく使う言葉

ここだけ覚えとこう

- ❤ 関節可動域（ROM）

- ❤ 良肢位：日常生活をおくるのに、負担が少なく安楽な体位.
  手術後、外固定（金属プレートやギプスなど）は、良肢位で固定する

- ❤ 跛行（はこう）：異常歩行 ／足をひきずっていたり、
  かばうように歩いたり…
  （多くの疾患が跛行の原因になる…転倒には注意 ⚠ ）

この言葉は覚えておこう

❤ 免荷（めんか）：	患肢にまったく体重をかけない状態
❤ 部分荷重（ぶぶんかじゅう）：	全体重の一部をかける状態
❤ 全荷重：	歩行や移乗時の荷重の制限がない状態

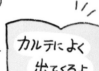

Drが X線像での骨癒合状態や荷重時の疼痛などで荷重量を決定する

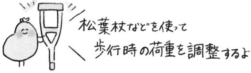

※骨折治療など、とくに下肢の治療などでは
骨折部が回復してくるまで荷重（どれくらい体重をかけてもいいのかということ）の制限を設けるのが一般的

- ・体重60kgの人が患側に20kgまでの荷重をかけるとき、
  "1/3 部分荷重" という(※)

- ・部分荷重は "partial weight bearing" の略で "PWB" という

カルテによく出てくるよ

※カルテに 1/2 PWBと書いていれば… 1/2 部分荷重（つまり、体重の1/2まで荷重をかけられる）ということ.

松葉杖などを使って
歩行時の荷重を調整するよ

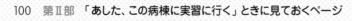

(※)[引用] 渡部欣忍 編：患者がみえる新しい「病気の教科書」かんテキ 整形外科 第1版. メディカ出版, 2019：p.39

患部固定方法

どーなってんの…

ここでは、包帯、ギプス、コルセットについて説明するね!!

包帯	ギプス	コルセット

包帯

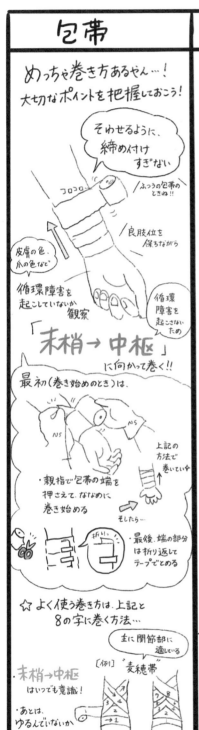

めっちゃ巻き方あるやん…!
大切なポイントを把握しておこう!

そわせるように、締め付けすぎない

ふつうの包帯のときね!!

良肢位を保ちながら

皮膚の色、爪の色など

循環障害を起こしていないか観察

循環障害を起こさないため

「末梢→中枢」に向かって巻く!!

最初(巻き始めのとき)は、

上記の方法で巻いていく↑

・親指で包帯の端を押さえて、ななめに巻き始める

そしたら…

・最後、端の部分は折り返してテープでとめる

☆ よく使う巻き方は、上記と8の字に巻く方法…

主に関節部に適している

〔例〕"麦穂帯"

・末梢→中枢
はいつでも意識!

・あとは、ゆるんでいないかに注意しようね。

ギプス

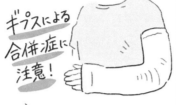

ギプスによる合併症に注意!

合併症の観察ポイント!!

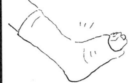

・循環障害の有無

・末梢の皮膚の色、爪の色、浮腫、冷感、締付感、疼痛、動脈拍動の微弱化など

・神経障害
・疼痛、しびれ、知覚鈍麻、ギプス固定による末梢の運動障害の有無

・皮膚障害、褥瘡

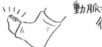

ギプス周辺や末梢の皮膚を観察

・筋萎縮、関節拘縮

など

ちなみに…
シャワーや入浴許可が出ているときは、ギプスをビニールカバーで覆うよ!

ぬらさぬ!!

コルセット

硬性コルセット（腰椎硬性コルセット）

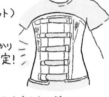

☆つけてから起きて寝てから外す

しっかり固定!

・腰椎の骨折や手術の後など
胸腰椎の動きを強く制限するときに使用

軟性コルセット（腰椎軟性コルセット）

・腰痛や圧壊の少ない圧迫骨折などに用いる

主な適応疾患

○椎体骨折　　○椎間板ヘルニア
○腰部脊柱管狭窄症 など

注意点 ⚠

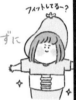

フィットしてる〜?

・直接皮膚に当てずに肌着やシャツを着て装着

・正中線、体幹、腰部に合わせて装着

・装着後、皮膚に発赤や疼痛、しびれ(患者さんの観察)と、コルセットの圧迫や、ゆるみがないか観察→あればDrに相談…

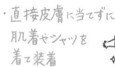

コルセットと体幹がフィットしていないと皮膚障害の原因になるということを覚えておこうね

物理療法で使うこともあるが、今回は骨折治療として説明するよ

牽引療法は、患肢に対し持続的に牽引（引っぱる）力をかけて、骨折部の整復と安静を保つ治療方法。

手術までの待機や整復位の獲得目的

⇩

根拠を聞かれたら…

Oh…

骨折すると、筋肉が収縮し、骨を引っぱってしまうため、正しい位置に保つことができない

そのため、骨の位置を整復する必要がある

牽引療法

（腰部、首、大腿、手などで行う）

※大腿骨での例

直達牽引	介達牽引
・ワイヤーを骨に貫通させて牽引する	・患者さんの皮膚にトラックバンドをつけて牽引する

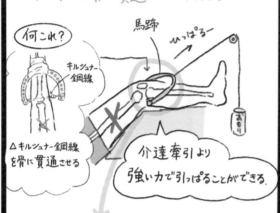

何これ？

キルシュナー鋼線

馬蹄

ひっぱるー

△キルシュナー鋼線を骨に貫通させる

介達牽引より強い力で引っぱることができる。

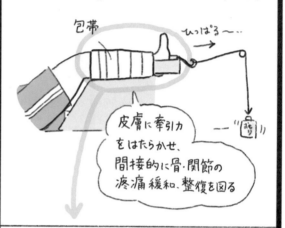

包帯

ひっぱるー…

皮膚に牽引力をはたらかせ、間接的に骨・関節の疼痛緩和・整復を図る

ガーゼ観察してね！

☆Yカットガーゼを当てて皿とネジで固定

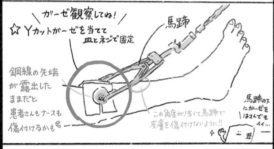

馬蹄

鋼線の先端が露出したままだと患者さんもナースも傷付けるかも

この角度が深くて馬蹄で皮膚を傷付けないように！！

馬蹄の穴にガーゼをはさんでもイイ…

☆患者の幅に合ったトラックバンド＋弾性包帯

牽引用具をかけるゆとり

弾性包帯は末梢→中枢に向けて！！

（腓骨頭部には巻かない）

ころがすように巻く

介助者が徒手牽引しながら

折り返してまく。

【メリット】・介達牽引より、より強い牽引力を加えることができる（10kg程度まで増量可。骨の脆い患者さんの場合は注意る）

基本的に体重の1/10程度の力で牽引する

【デメリット】・骨に鋼線を通すときに、痛みを伴い。血管損傷、神経損傷、感染のリスクがある。

【メリット】・非侵襲的で、皮膚に当てたトラックバンドにより間接的に骨に牽引力を加える（約3kgまで）

【デメリット】

・牽引部の皮膚損傷・水疱形成などしないように何度も包帯の巻き直しが必要

（弾性包帯、トラックバンドは毎日巻き替え!! 清拭・保湿を行う）

牽引中の観察ポイント！

ポイント
1、正しい体位や肢位か
2、効果的な牽引か
3、神経マヒや感染はないか

♡正しい体位や肢位が保てているか！

牽引している脚が**外旋→腓骨神経マヒ**のリスク！！

×

・足とワイヤーがななめに引っ張られていると…
骨折部位の整復が困難 & 外旋など腓骨神経マヒのリスク

真っ直ぐ引っ張って〜

下腿は外旋位になりやすいので注意！
小枕を使用して足関節が軽度の底屈(30°程度)になるようにする

患者さんには、傾聴と気分転換が大切♡

不眠やイライラ、せん妄の原因に…

♡おもりが床についていないか
（＋ベッドにふれていないか）

※滑車やおもりを使わないタイプもある

注意 → 床についていたら効果的な牽引にならない…
・指示通りの重さか？

☆患者さんが下にずってきて、おもりが床につくこともある あるある…

※牽引の角度が低いと馬蹄が皮膚に接触し、傷ついてしまうリスク…
→ ガーゼを狭んでもイイね…

ちら井…

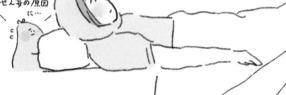

おもり

※踵部は褥瘡予防のために浮かせる

♡神経マヒがないか

・足趾、足関節の背屈障害はない？
・足趾の知覚障害はない？
・下腿外側から足背のしびれ、疼痛はない？

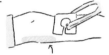

※圧迫による腓骨神経マヒに注意！

♡刺入部の状態
（牽引部分）

・皮膚の状態
・疼痛 ・出血 ・腫脹
・感染徴候 など

ガーゼ保護していたらガーゼ下も観察

♡牽引ロープの状態

・リネンなどが直接かかっていないか
（ロープに布団がかからないように、クッションやぐらを使う）
牽引ロープに布団かけちゃダメ！

・牽引ロープが滑車から外れていないか
・効果的な角度か

"MMT"って何ぞや… ⇨「徒手筋力テスト」のこと!!

（MMT: Manual Muscle Testing の略）

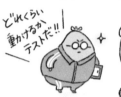 どれくらい動けるかテストだ!!

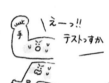 えーっ!! テストっすか

☆ 徒手筋力テストとは、個々の関節運動の筋力を可能な限り個別的に測定するための方法
・臨床で筋力を大まかに把握するのに有効（主観が入りやすいが）

治療やリハビリテーションの効果判定などで使用

〈徒手筋力テストの6段階評価〉

等級	表示法	機能段階	例
5	normal（正常）	強い抵抗を加えても、重力に打ち勝って完全に動く	上に上げようとする手足を強い力で押さえても持ち上げることができる
4	good（優）	ある程度の抵抗でも重力に打ち勝って完全に動く	上に上げようとする手足を、手で軽く押さえても動く。挙上できるが弱い
3	fair（良）	重力に打ち勝って完全に動く	ベッドに置いた手足が横にも上にも動く。挙上可能だが保持は困難
2	poor（可）	重力を除けば完全に動く	ベッドに置いた手足が横には動くが上に上がらない
1	trace（不可）	わずかに筋収縮あり	その場から手足は動かない。筋肉の収縮は確認できる
0	zero	筋の収縮が認められない	「力を入れて下さい」と言っても反応がない

〈テストの流れと判断基準〉

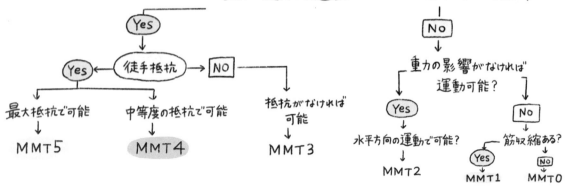

重力に逆らって運動が可能？（可動域すべての範囲で）

- Yes
  - 徒手抵抗 → Yes → 最大抵抗で可能 → MMT5
  - 徒手抵抗 → 中等度の抵抗で可能 → MMT4
  - 徒手抵抗 → NO → 抵抗がなければ可能 → MMT3
- No → 重力の影響がなければ運動可能？
  - Yes → 水平方向の運動で可能？ → MMT2
  - No → 筋収縮ある？ → Yes → MMT1 / NO → MMT0

手術後の管理と観察点

以下に一例を示すね！
施設の方針や患者さんの状態に
よるので、確認しながら進めてね

全身状態

- 体温・血圧・脈拍
- SpO₂（酸素飽和度）
- 心電図 など

※手術後は、
呼吸、循環、代謝
が変化しやすいため
注意！

ドレーン類

- ドレーン挿入部の発赤、
出血、腫脹、疼痛
- 排液量、性状 など

※ドレーンで出血の管理をしているよ！
閉塞していないか注意！
// 固定も必ずみてね〜！

良肢位を保てているか

皮膚の状態

- 褥瘡の有無
- 装具などで皮膚が
圧迫、傷つけられていないか

創部 （縫合部）

- 出血
- 滲出液
- 腫脹 ・熱感
- 疼痛 など

↳術後出血は縫合不全が
原因の可能性がある。
腫脹や熱感は、
感染症のリスクがあるよ♪

尿道バルーン

管の中も
見てね♪

- 排尿量
- 性状（混濁、出血はないか）
など

弾性ストッキングと末梢

- 皮膚、爪の色調
- 下肢の疼痛
- 腫脹 など

（あと、弾性ストッキングに
しわ、たるみがないか）

あし

ここから末梢を
見るんやで…♡

フットポンプ　外転枕

弾性
ストッキング

フットポンプ本体

神経症状の有無

- しびれの有無、部位、程度
- 運動障害
- 知覚障害 など

フットポンプ

- 正しく装着できているか
（健肢に装着）
- 正しく加圧されているか
- ポンプのホースは外れていない？

※フットポンプは深部静脈血栓症が
ある場合、血栓を飛ばしてしまうため
装着禁止！

わぁ〜
血栓

※弾性ストッキングと、フットポンプは
深部静脈血栓症を予防するために使用するよ！

肺血栓
塞栓症（PTE）のリスク

肺動脈
につまる

血流にのって…

深部静脈血栓症
（DVT）を発症
（長時間の安静などで）

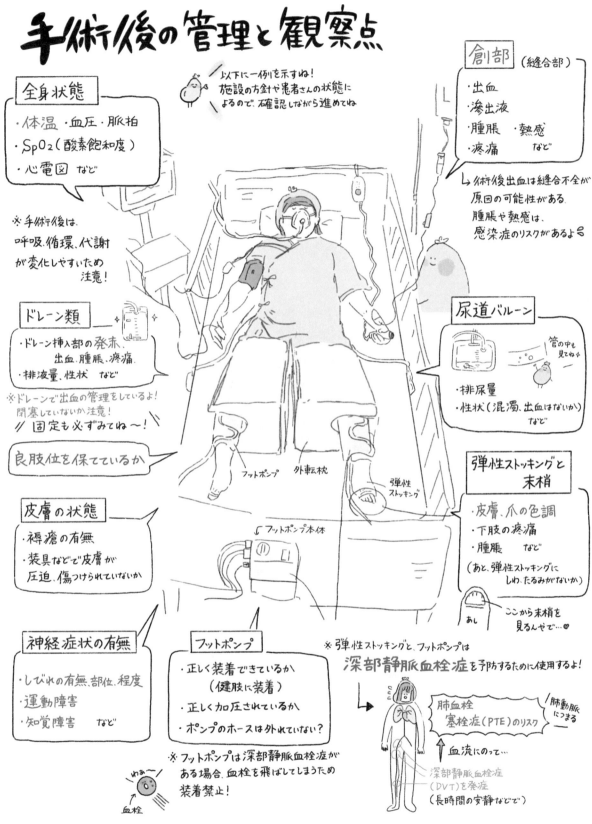

術後体位変換と褥瘡好発部位

〔手術後当日の体位変換ポイント〕

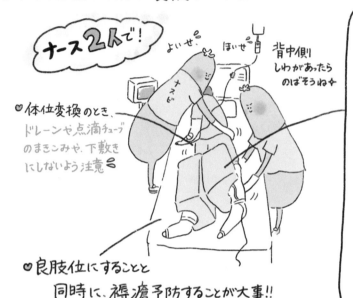

ナース2人で！

よいせ♪　ほいせ♪　背中側しわがあったらのばそうね♥

♥体位変換のとき、ドレーンや点滴チューブのまきこみや、下敷きにしないよう注意

♥良肢位にすることと同時に、褥瘡予防することが大事!!

肢位

・手術したところは動かさない
（コルセットなど固定装具は、つけたまま体位を整える）

・身体は、ねじらない

・術式によって禁忌肢位は変わるのでDrに確認！

・外転枕などで良肢位が保たれている場合、装着した状態で体位変換

・患肢が上になるように体位変換

・クッションやタオルで良肢位になるように調整

〔褥瘡好発部位を把握しておこう！〕

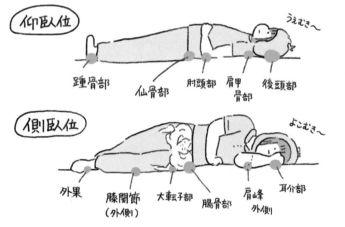

仰臥位
うえむき〜

踵骨部　仙骨部　肘頭部　肩甲骨部　後頭部

側臥位
よこむき〜

外果　膝関節（外側）　大転子部　腸骨部　肩峰外側　耳介部

※骨が突出した部位に注意!!

シーツや寝衣のしわ、弾性ストッキングのしわ、ギプスなどのあたる場所に注意⚠️

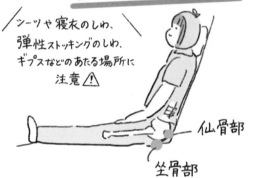

仙骨部

坐骨部

予防　枕使用
・体位変換
・体圧分散寝具の使用で除圧が大事（エアーマットなどADLに合わせて選択）

・骨突出部分にドレッシング材貼付
・皮膚保清、保湿クリーム塗布　など

大腿骨頸部骨折

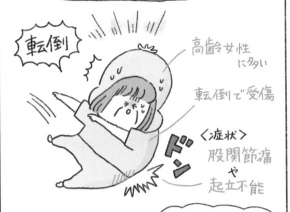

転倒

高齢女性に多い

転倒で受傷

〈症状〉
股関節痛
や
起立不能

※脱臼しやすい肢位は術式で変わるので注意!!

☆ 看護のポイント ☆

・人工骨頭置換術後は**脱臼予防**
に努める必要がある(退院後も脱臼予防していくため指導が必要になる)

・股関節の90°以上の屈曲・内転・内旋の禁止!!
(※股関節の後方アプローチの場合)
→ 屈曲× 内転× 内旋×

・脱臼していないか、脚長差がないかチェック!

・腓骨神経マヒ予防のため患肢が外旋位にならないよう注意
→「下垂足」になっていないか
足関節の動き、足指の動き、知覚障害はないかなど観察

・寝たきり予防のため、早期のリハビリを行っていく
(→ Drの荷重制限の指示に従ってね!!)

日常生活での脱臼予防例

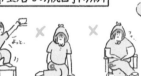

くつ下のはきかたとかも指導するよ

こっち患側
高いところによじ登る　横座り　足をくむ
前かがみになる
(車イスに座りながら下に落ちたものを拾うのも注意)

(P. 99 参照)

・大腿骨近位部の骨折

▽ 大腿骨の骨折の分類　いろいろある…

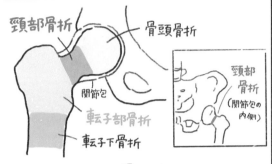

頸部骨折　骨頭骨折
関節包
転子部骨折
転子下骨折

頸部骨折
(関節包の内側)

・大腿骨頸部骨折は、骨粗鬆症を背景とする脆弱性骨折の1つ

〔治療〕

① 手術治療が多い
・転位が大きい ⇒ **人工骨頭置換術**(BHA)
(骨のズレ)
・転位が小さい ⇒ 骨接合術
(ピンやスクリューによる固定)

② 牽引療法
③ 安静療法

ピンを入れたりして固定

〔合併症、予後〕

☆ 歩行力低下、寝たきり
⇒ 寝たきりにより、肺炎・褥瘡など様々な問題になることも。防ぐために、早期リハビリが大切になる

☆ 偽関節、骨癒合不全
⇒ 折れた骨がなかなかくっつかずにグラグラ動く状態

☆ 大腿骨頭壊死症
⇒ 骨頭への血行不良で骨が死んでしまう

変形性膝関節症

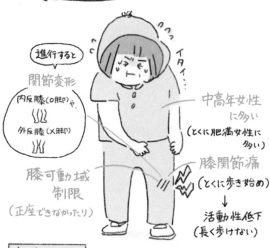

進行すると

関節変形
(内反膝(O脚)や
外反膝(X脚))

膝可動域制限
(正座できなかったり)

イタイ…

中高年女性に多い
(とくに肥満女性に多い)

膝関節痛
(とくに歩き始め)
↓
活動性低下
(長く歩けない)

看護のポイント

・変形性膝関節症の進行による **転倒** に注意!!
 (下肢アライメント異常、歩容異常で)

・階段歩行困難、日常生活動作(ADL)低下により、
 QOLが低下しやすい
 →生活指導や膝の可動域訓練や筋力訓練を行う

・関節軟骨の摩耗と変性で生じる疾患

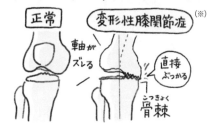

正常 | 変形性膝関節症(※)

軸がズレる

直接ぶっかる

骨棘

・中高年の肥満女性に多い(一次性)
 外傷や関節リウマチなどで生じることもある(二次性)

〔症状〕・疼痛(初期は動作開始時の痛み)

・関節可動域制限 ・膝関節の腫脹
 (二次性滑膜炎が原因の関節液貯留による腫脹)

・関節変形

〔治療〕・保存療法が第一選択 ← 症状の緩和目的
 →下肢筋力訓練、消炎鎮痛剤の服用
 外用剤、関節内注射 など

・保存療法で痛みが改善せずADLが低下
 してくるようであれば 手術を検討.

胸腰椎圧迫骨折

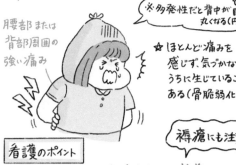

腰部または背部周囲の強い痛み

※多発性だと背中が丸くなる(円背)

☆ほとんど痛みを感じず、気づかないうちに生じていることもある(骨脆弱化で)

褥瘡にも注意

看護のポイント

前かがみも注意!

・コルセットをきちんと装着できているか

・再骨折のリスクを防ぐため、身体を丸めたり、ひねったりしない
 (姿勢を保つ、物をひろうときは、足を曲げてしゃがむなど)

・廃用症候群予防(骨折部は安静を保ちながら) など

・**安静度指示に注意!!**

ギャッジアップ〇度など指示も細かいので注意

・胸腰椎移行部(T10〜L2)で好発

・脊椎に屈曲圧迫力がかかることによる椎体の骨折.中高年など骨強度が低下した人に多い.
 (転倒や軽度の外力で起こることもあれば受傷機転が不明なこともある.)

もろい!

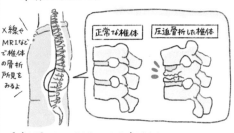

X線やMRIなどで椎体の骨折所見をみるよ

正常な椎体 | 圧迫骨折した椎体

コルセット!

〔症状〕・まれに神経の圧迫症状があらわれる

・腰部または背部周囲への強い体動時痛
 体動困難があるときは胸腰椎圧迫骨折が考えられる

〔治療〕・第一選択は保存療法 (コルセット装着など).
 圧潰が高度なときは手術療法を行う.

(※)独立行政法人地域医療機能推進機構 大阪病院 編著:整形外科に配属ですか?!―すごく大事なことだけギュッとまとめて教えます!.
メディカ出版,2018:p.50を参考に著者作成

5. 脳神経

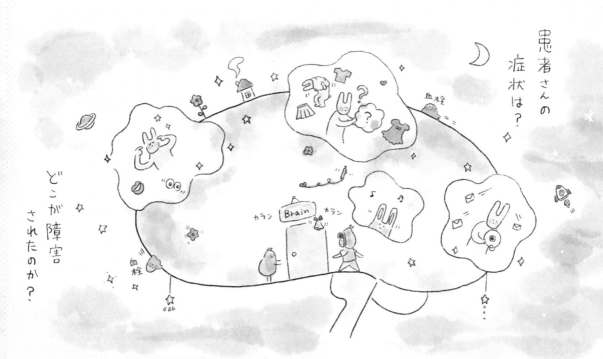

患者さんの症状は?

どこが障害されたのか?

血栓

血栓

カラン Brain カラン

よく使う略語 のう

ACA	前大脳動脈	ICA	内頸動脈
AchoA	前脈絡叢動脈	JCS	ジャパン・コーマ・スケール
AVF	動静脈瘻	MCA	中大脳動脈
AVM	脳動静脈奇形	PCA	後大脳動脈
BA	脳底動脈	rt-PA	アルテプラーゼ（療法）
CTA	CT血管造影	SAH	くも膜下出血
FTD	前頭側頭型認知症	VA	椎骨動脈
GCS	グラスゴー・コーマ・スケール		

脳神経

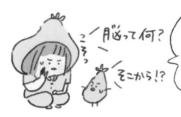

・脳って何?
・そこから!?

ここでは.脳のどこを障害されると.どんな影響が出るのかを勉強しよう

〈解剖生理〉

☆ 脳は "全身の司令塔" のような役割. → 脊骨道 はその指示を全身に伝える役割!

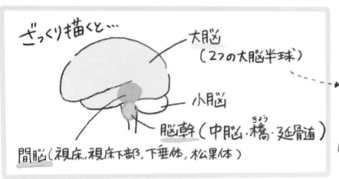

ざっくり描くと…
- 大脳（2つの大脳半球）
- 小脳
- 脳幹（中脳・橋・延骨道）
- 間脳（視床,視床下部,下垂体,松果体）

灰白質（大脳皮質）

白質（大脳骨道質）

大脳

大脳皮質にも.右・左があり,どこが傷つくかで症状に差があるよ

〜 大脳それぞれの役割 〜

ざっくり

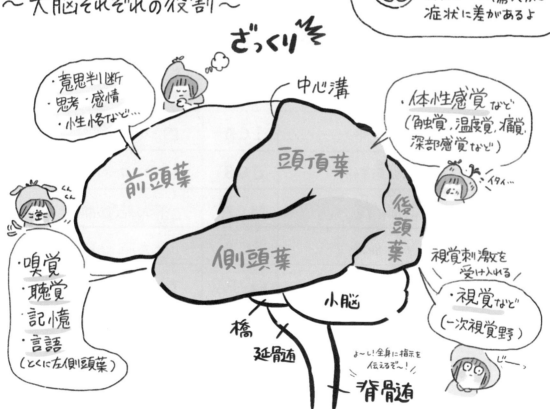

・意思判断
・思考・感情
・小生格など…

中心溝

・体性感覚など（触覚,温度覚,癇,深部感覚など）

イタイ…

前頭葉

頭頂葉

側頭葉

後頭葉

・嗅覚
・聴覚
・記憶
・言語（とくに左側頭葉）

小脳

橋

延骨道

視覚刺激を受け入れる!
・視覚など（一次視覚野）

ジー

よ〜し!全身に指示を伝えるぞ〜!

脊骨道

大脳のそれぞれの役割 〜前頭葉〜

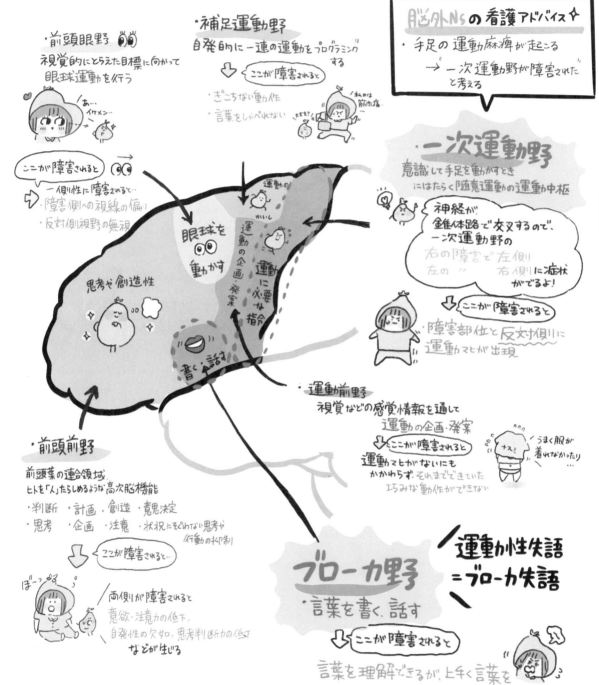

・前頭眼野
視覚的にとらえた目標に向かって眼球運動を行う

ここが障害されると
→ 一側性に障害されると…
・障害側への視線の偏り
・反対側視野の無視

・補足運動野
自発的に一連の運動をプログラミングする
↓ ここが障害されると
・ぎこちない動作
・言葉をしゃべれない

私は筋肉痛

脳外Nsの看護アドバイス✧
・手足の運動麻痺が起こる
→ 一次運動野が障害されたと考える

・一次運動野
意識して手足を動かすときにはたらく随意運動の運動中枢
神経が錐体路で交叉するので、一次運動野の
右の障害で左側
左の 〃 右側に症状がでるよ！
↓ ここが障害されると
・障害部位と反対側に運動マヒが出現

思考や創造性

眼球を動かす

運動の企画・発案

運動に必要な指令

書く・話す

・運動前野
視覚などの感覚情報を通して運動の企画・発案
↓ ここが障害されると
運動マヒがないにもかかわらず、それまでできていた巧みな動作ができない

うまく服が着れなかったり

・前頭前野
前頭葉の連合領域
ヒトを「人」たらしめるような高次脳機能
・判断 ・計画 ・創造 ・意思決定
・思考 ・企画 ・注意 ・状況にそぐわない思考や行動の抑制
↓ ここが障害されると…
／両側が障害されると
意欲・注意力の低下、自発性の欠如、思考判断力の低下
などが生じる

ブローカ野
・言葉を書く、話す
↓ ここが障害されると
言葉を理解できるが、上手く言葉を発せられない

運動性失語
＝ブローカ失語

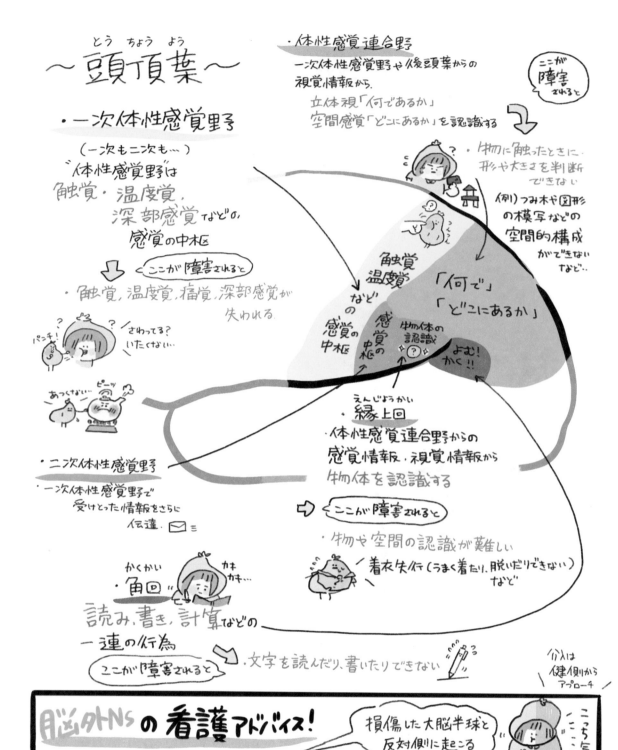

～頭頂葉～

・一次体性感覚野

（一次も二次も…）
"体性感覚野"は
触覚・温度覚、
　深部感覚などの
　感覚の中枢

＜ここが 障害されると＞

・触覚，温度覚，痛覚，深部感覚が
　　　失われる

さわってる？
いたくない…

パンチ！

あつくない…　ビーッ

・二次体性感覚野

・一次体性感覚野で
受けとった情報をさらに
　　伝達

・角回
かくかい

読み，書き，計算などの
一連の行為

＜ここが障害されると＞・文字を読んだり，書いたりできない

・体性感覚連合野

一次体性感覚野や後頭葉からの
視覚情報から，

立体視「何であるか」
空間感覚「どこにあるか」を認識する

ここが 障害 されると

・物に触ったときに，
形や大きさを判断
できない

（例）つみ木や図形
の模写などの
空間的構成
ができない
など…

触覚
温度覚
などの
感覚の
中枢

感覚の
中枢

物や物体の
認識
？

「何で」
「どこにあるか」

よむ！
かく！！

・縁上回
えんじょうかい

・体性感覚連合野からの
感覚情報・視覚情報から
物体を認識する

ここが 障害されると

・物や空間の認識が難しい

着衣失行（うまく着たり，脱いだりできない）
　　　　　　　など

分入は
健側から
アプローチ

脳外NS の看護アドバイス!!

ここ!!重要!「失語あり」となったら、運動性?
感覚性?って考える。じゃあ障害されているのはどこ?

感覚性失語＝ウェルニッケ野、運動性失語＝ブローカ野
だったね

・一次聴覚野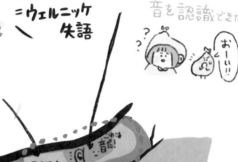

・耳でとらえた情報を音として認識

⬇ ここを障害されると

両側の障害で

音を認識できない

・ウェルニッケ野

感覚性失語
＝ウェルニッケ
失語

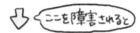

音声の

言語を理解する中枢

⬇ ここを障害されると

・発語はスムーズだが、
言い間違いが多い

・他人の言葉を理解できない

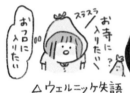

△ウェルニッケ失語
(感覚性失語)

何の音だ?! 言語を リカイ 音だ!

・聴覚周辺野

・何の音か解釈する
(過去の聴覚情報をもとに)

⬇ ここを障害されると

・何の音かわからない

・音としてきこえても、音楽として認識できない

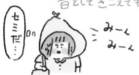

・側頭連合野

・視覚情報に基づく物体の認識
(聴覚の情報処理、記憶にもかかわる)

⬇ ここを障害されると

見ているものが何かわからない

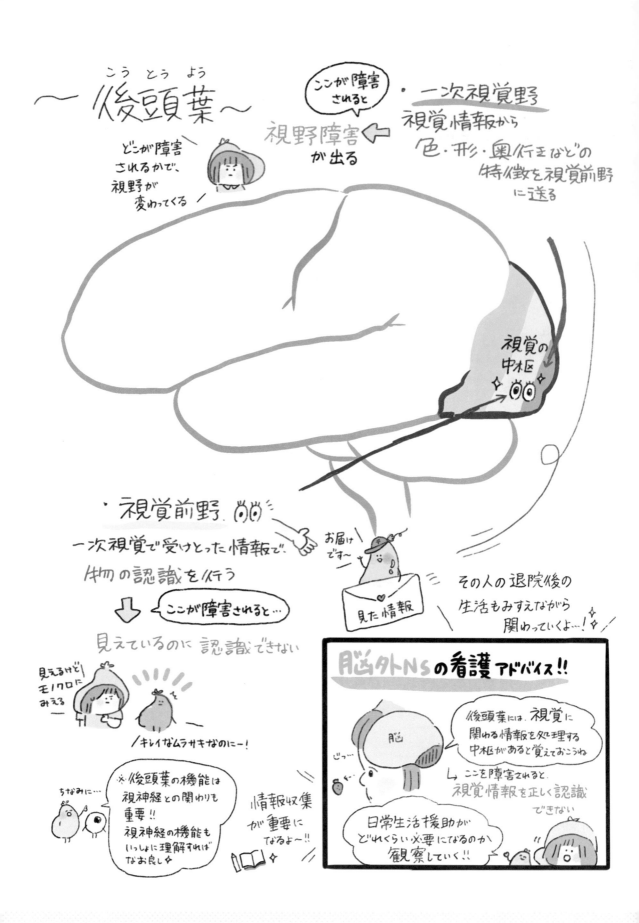

〜 後頭葉 〜
こう とう よう

ココが障害されると

視野障害 が出る ←

どこが障害されるかで、視野が変わってくる

・一次視覚野
視覚情報から
色・形・奥行きなどの特徴を視覚前野に送る

視覚の中枢

・視覚前野
一次視覚で受けとった情報で、物の認識を行う

↓ ここが障害されると…

見えているのに認識できない

見えるけどモノクロにみえる

キレイなムラサキなのにー！

ちなみに…

※後頭葉の機能は視神経との関わりも重要！！
視神経の機能もいっしょに理解すればなお良し♪

情報収集が重要になるよ〜！！

お届けです〜

見た情報

その人の退院後の生活もみすえながら関わっていくよ…！

脳外NSの看護アドバイス！！

後頭葉には、視覚に関わる情報を処理する中枢があると覚えておこうね

じっ…

脳

ここを障害されると、視覚情報を正しく認識できない

日常生活援助がどれくらい必要になるのか観察していく！！

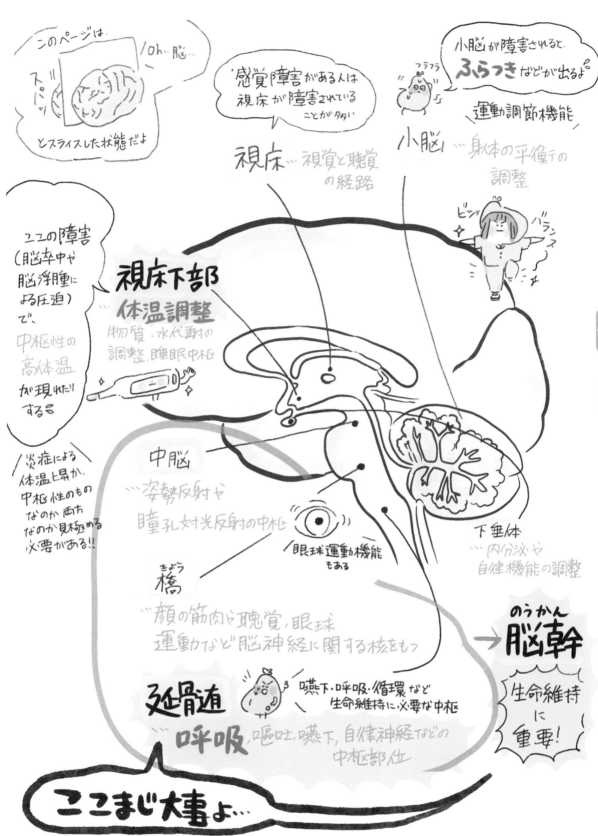

このページは、/Oh.脳…
とスライスした状態だよ

感覚障害がある人は
視床が障害されている
ことがタタい

小脳が障害されると、
ふらつきなどが出るよ
運動調節機能

視床…視覚と聴覚
の経路

小脳…身体の平衡の
調整

ここの障害
（脳卒中や
脳浮腫に
よる圧迫）
で、
中枢性の
高体温
が現れたり
する

視床下部
体温調整
物質・水代謝の
調整、睡眠中枢

炎症による
体温上昇か、
中枢性のもの
なのか両方
なのか見極める
必要がある!!

中脳
…姿勢反射や
瞳孔対光反射の中枢
眼球運動機能
もある

橋
…顔の筋肉や聴覚、眼球
運動など脳神経に関する核をもつ

下垂体
…内分泌や
自律機能の調整

のうかん
脳幹
生命維持
に
重要!

延骨通
呼吸、嘔吐、嚥下、自律神経などの
中枢部位

嚥下・呼吸・循環など
生命維持に必要な中枢

ここまじ大事よ…

脳のここがダメージを負うと、どーなるの!?

〈まとめ〉

▷ 出現する機能障害

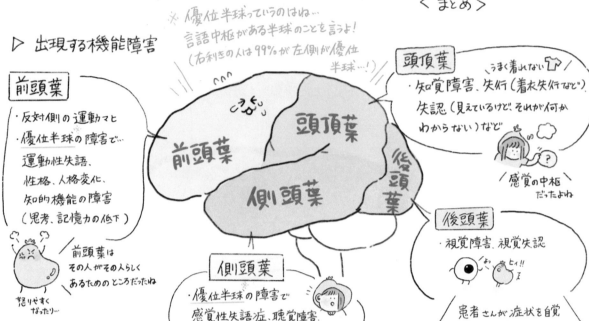

※ 優位半球っていうのはね…
言語中枢がある半球のことを言うよ!
（右利きの人は99%が左側が優位半球…!）

前頭葉
・反対側の運動マヒ
・優位半球の障害で…
運動性失語、
性格、人格変化、
知的機能の障害
（思考、記憶力の低下）

／前頭葉は
その人がその人らしく
あるためのところだったね

隠りやすくなったり…

側頭葉
・優位半球の障害で
感覚性失語症、聴覚障害、
記憶障害

頭頂葉
こうまく着れない
・知覚障害、失行（着衣失行など）
失認（見えているけど それが何か
わからない）など

／感覚の中枢
だったよね

後頭葉
・視覚障害、視覚失認

患者さんが症状を自覚
することが難しかったら、
患者さんの安全を確保
しながら関わるよ〜!

脳外NSの看護アドバイス!! 〈学生さんへ〉

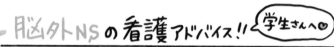

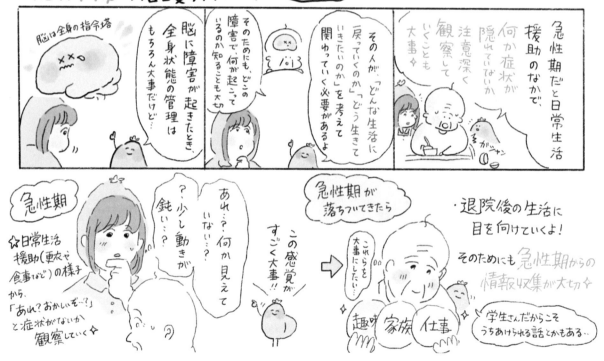

脳は全身の指令塔

脳に障害が起きたとき、
全身状態の管理は
もちろん大事だけど…

そのためにも、どこの
障害で、何が起こって
いるのか知ることも大切

その人が、「どんな生活に
戻っていくのか」「どう生きて
いきたいのか」を考えて
関わっていく必要があるよ

急性期だと日常生活
援助のなかで、
何か症状が
隠れていないか
注意深く
観察して
いくことも
大事☆

急性期
☆日常生活
援助（更衣や
食事など）の様子
から、
「あれ?おかしいぞ…?」
と症状がないか
観察していく☆

あれ?…何が見えて
いないぞ…?
?…少し動きが
鈍い…?

この感覚が
すごく大事!!

**急性期が
落ちついてきたら**

・退院後の生活に
目を向けていくよ!

そのためにも 急性期からの
情報収集が大切☆

趣味 家族 仕事
こちらを
大事にしたい…

学生さんだからこそ
うちあけられる話とかもある…

～ 高次脳機能障害の看護って…!? ～

ほんの一部だけど、実習前におさえておきたいポイント♦

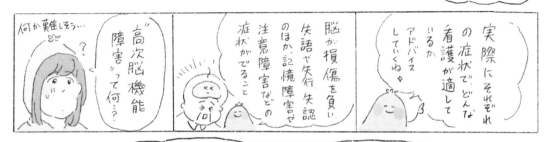

何か難しそう…

"高次脳機能障害"って何…？

脳が損傷を負い、失語や失行、失認のほか、記憶障害や注意障害などの症状がでること

実際にそれぞれの症状で、どんな看護が適しているかアドバイスしていくね♦

1. 失語
脳の損傷が原因で、「読む」「書く」「話す」「聞く」などの言語機能が失われた状態

「運動性失語」　と、　「感覚性失語」があるよ.

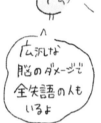

広汎な脳のダメージで全失語の人もいるよ

言語の理解は可能だが、自分の話したいことを言葉にできない

あ…で…

言葉はスムーズに出てくるが、言語の理解ができず、文章の意味がわからない

5. 脳神経

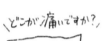

どこが痛いですか？

【看護】

・短い文や単語でゆっくり話す

・ジェスチャーや絵を活用

・話をさえぎったり、わかったふりをしない

・「Yes」か「No」で答えられる質問に工夫する

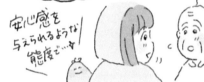

安心感を与えられるような態度で♦

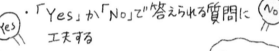

私も必死に聞き返していたよ…

＼ 患者さんの尊厳も大切に… ❤ ／

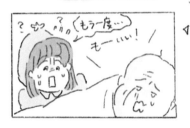

？？もう一度…

モーいい！

◁ 患者さんも"伝えたいけど"伝えられない苦しさで、

「もういい!!」と泣かれたことが私(作者)にもあったよ……

患者さんによって、言葉をわかりやすく変えてみたり、何を伝えたいか、予測しながら、いろんな方法でコミュニケーションをとってみたらよかったなぁ… と思っています…

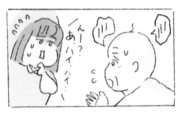

ん？あ、ハイ、ハイ…！

◁ 忙しいと、どうしても… わかったフリをしてしまう

心の悪魔がささやくときもある…… !!!

時間がないときは、「あとで必ず戻ってお話を聞きます」と、改めて話を聞いてもいいかも◝

～ 高次脳機能障害の看護って…!? ～

2. 失行

運動機能、知能、意識の障害では説明できず、実行しようとするが、正しい動作ができない

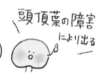
頭頂葉の障害により出る

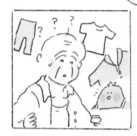

・身体に麻痺はないが、今までできていた日常動作が苦手になってくる
(例、ボタンがとめられない。うがいをして水を吐き出す一連の動作ができない)

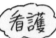
看護

・ゆっくりと患者さんのペースに合わせる
・一度に複数のことを言わないようにする
・間違ったことに対して、指摘はせず、できたことに対して一緒に喜ぼう

なぜなら、患者さん自身が自分の障害を自覚できないから、失敗の理由がわからない

・少しずつ経験を重ねることで改善することもあり。根気強く関わる

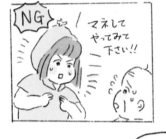

※ 自発的には動けるが、口頭などで他者から模倣するようお願いすると、できなくなってしまうことも…

3. 失認

視覚、聴覚、味覚、体性感覚など異常がなく、注意や知能といった一般的な精神機能が保たれているのにもかかわらず、対象が認知できない

視覚失認(おもに後頭葉の障害) と、 身体失認(頭頂葉の障害)があるよ!

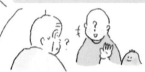

・よく知っている道でも迷ってしまう
・見ただけでは、それが何かわからない
(触ったり、匂いをかいだり、聞いたりすればわかる)
・家族であっても顔だけでは誰かわからない
(服装や声などでわかることもある)

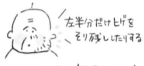
左半分だけヒゲをそり残したりする

・おもに左半身を無視して、無視した半身が存在しないかのように無関心に扱う
・身体部の名称を言われたり、触られたりしてもその部分を指すことができない

看護

・繰り返し、声をかける
・図や文字でヒントを与える
・転倒、転落をしないように、何をしようとしているのか予測、どのような行動をとろうとしているのか把握する

〜 高次脳機能障害の看護って…!? 〜

4. 半側空間無視

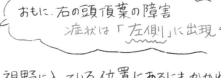

おもに、右の頭頂葉の障害
症状は「左側」に出現

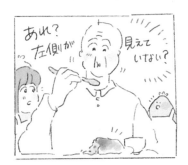

あれ？左側が見えていない？

- 視野に入っている位置にあるにもかかわらず、意識して注意を向けないと、

左の視空間を無視する状態

- 患者さんはお皿の左半分を残したり、歩行時に左側の物体にぶつかったりする

看護

いつもおきまりの場所を決めておくと good ♪

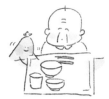

- ナースコールは **右側** に!!

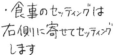

- 食事のセッティングは
右側に寄せてセッティング
します

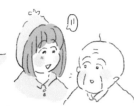

- 声をかけるときは
右側から話しかける
(徐々に無視側や
正面から話しかける)

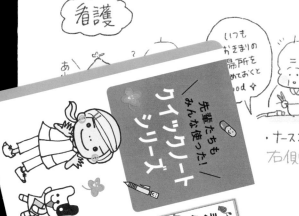

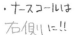

- 食事のとき左側の食事を残していないか観察

- ナースコールの位置はここでいいのか？と考える

- ベッド柵の位置、ベッド周囲の環境を整えて安全を確保する

など

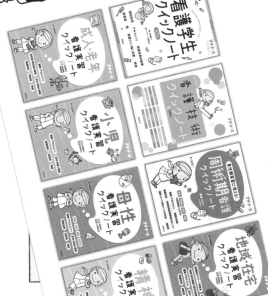

ナースコールの位置が
ゆからず、一人で
フラフラで歩いていた
実話がある…!!!

5.
脳神経

脳動脈

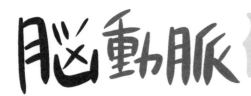

このページをコピーしてもっていたら、略語とか、カルテの内容が理解しやすいかも！！

(※)

前大脳動脈
(ACA)

前頭葉と一部の後頭葉に血流

側頭葉底面と後頭葉へ

後大脳動脈
(PCA)

中大脳動脈
(MCA)

△前方循環　　△後方循環

一部の前頭葉、側頭葉と頭頂葉の外側へ

脳底動脈(BA)

小脳と脳幹へ血流〜！

① ② ③ ④

内頸動脈
(ICA)

椎骨動脈(VA)

※この①〜④の血管で頭に血が運ばれる

▷ 脳を下から見た図

どんな状況！？
脳
ぴー！

中大脳動脈
前大脳動脈
内頸動脈

大脳動脈輪
（ウィリス動脈輪）

一方の血管が閉塞したときなどに他方から血流を誘導できるバイパス！！

血液たち
=3　=3

ぜんみゃくらくそう
前脈絡叢動脈
・「先生が"アンコロ"って呼んでいたら、ここのこと…！
※ここが閉塞したらいろんな症状が出る

前交通動脈

左右の前大脳動脈の交通路

橋動脈

椎骨動脈

後大脳動脈

後交通動脈

脳底動脈　　内頸動脈

内頸動脈と後大脳動脈（上の図をみてね）はここを交通してウィリス動脈輪を形成

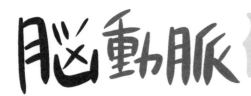

(※)医療情報科学研究所 編：病気がみえる vol.7 脳・神経 第1版. メディックメディア，2015：p.51を参考に著者作成

脳血管障害の 種類

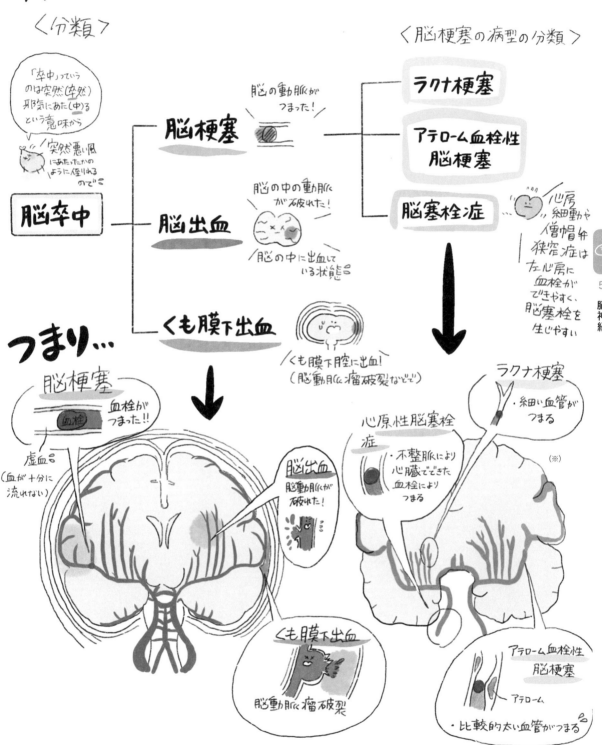

〈分類〉

〈脳梗塞の病型の分類〉

「卒中」っていうのは突然(卒然)邪気にあた(中)るという意味から

突然悪い風にあたったかのように倒れるので…

脳卒中

脳梗塞 — 脳の動脈がつまった!

脳出血 — 脳の中の動脈が破れた! 脳の中に出血している状態

くも膜下出血 — くも膜下腔に出血!(脳動脈瘤破裂などで)

ラクナ梗塞

アテローム血栓性脳梗塞

脳塞栓症 — 心房細動や僧帽弁狭窄症は左心房に血栓ができやすく、脳塞栓を生じやすい

つまり…

脳梗塞 — 血栓がつまった!! 虚血(血が十分に流れない)

脳出血 — 脳動脈が破れた!

くも膜下出血 — 脳動脈瘤破裂

ラクナ梗塞 — ・細い血管がつまる

心原性脳塞栓症 — ・不整脈により心臓でできた血栓によりつまる

アテローム血栓性脳梗塞 — アテローム ・比較的太い血管がつまる

(※)

(※) 岡崎貴仁, 青木志郎 編:患者がみえる新しい「病気の教科書」かんテキ 脳神経 第1版. メディカ出版, 2019:p.64を参考に著者作成

～ 運動麻痺の種類 ～

・前頭葉には運動中枢があるため、脳卒中でここが障害されると運動障害、運動性失語などがあらわれる

脳卒中で多い

単麻痺
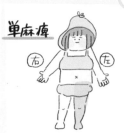
・上肢または下肢の1つ（四肢のうち 一肢のみ）が麻痺

片麻痺
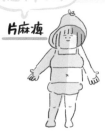
・左右のどちらかで、上肢・下肢の両方が麻痺

交叉性片麻痺
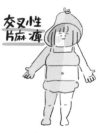
・障害部位と同側の脳神経障害と反対側の上肢・下肢の麻痺

対麻痺
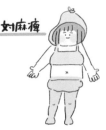
・両下肢に出現した麻痺

四肢麻痺
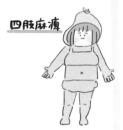
・両上肢・両下肢すべてに麻痺が出現

～麻痺がある患者さんの日常生活で注意すること～

注意点は、体位変換時や移動時 **麻痺側を巻き込まない！**

（片麻痺の場合）

更衣
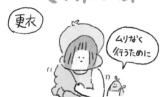
ムリなく行うために

・脱ぐ→健側から
　着る→患側から

（動かしやすい健側を最初で最後にする…って覚えておけば役立つよ〜）

車イス移乗
※患者さんの状態にもよる…
健側をうまく活用してね♪
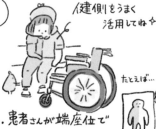
たとえば…
・患者さんが端座位で健側頭側になるようにおく

食事
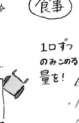
食べる→のみこむまでの過程のどこに障害があるのか評価

1口ずつのみこめる量を！

・体位の調整、食前後の口腔ケアも大事

・咀しゃく、嚥下ができる健側から（マヒがない方）食べものを入れる

上手く食べるため、ネバネバの口の中を先にキレイにするよ

バイタルサイン測定
採血
点滴

・点滴も、バイタルサイン測定も 健側で行う

（患側は循環が悪く、体温も低く表示されやすい）

歩行
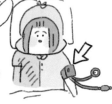
前見て下さい
うわ、大きいナスビ…

・歩行介助時は麻痺側に立つ！！

ざっくり…
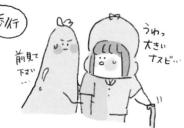
※ざっくりとかいたので患者さんの麻痺やADLに合わせて介助してね！！

JCS （ジャパン・コーマ・スケール）

・日本でおもに使用されている

　意識障害の深度分類

・※ 表現の際「Ⅱ-20」などの記載は「×」、
　「JCS20」と記載が「○」

Ⅰ：刺激しないでも覚醒している状態	
0	意識清明
Ⅰ-1	だいたい清明であるが、今ひとつはっきりしない
Ⅰ-2	見当識障害がある（場所、時間、日付がわからない）
Ⅰ-3	自分の名前、生年月日が言えない

Ⅱ：刺激で覚醒するが、刺激をやめると眠り込む状態	
Ⅱ-10	普通の呼びかけで容易に開眼する
Ⅱ-20	大きな声または体を揺さぶることにより開眼する
Ⅱ-30	痛み刺激を加えつつ、呼びかけを繰り返すことにより開眼する

Ⅲ：刺激しても覚醒しない状態	
Ⅲ-100	痛み刺激に対し、払いのける動作をする
Ⅲ-200	痛み刺激に対し、少し手足を動かしたり顔をしかめたりする
Ⅲ-300	痛み刺激に反応しない

E：eye opening（開眼）	
4点	自発的に開眼
3点	呼びかけにより開眼
2点	痛み刺激により開眼
1点	痛み刺激でも開眼しない

V：best verbal response（最良言語機能）	
5点	見当識あり
4点	混乱した会話
3点	不適当な発語
2点	理解不明の音声
1点	発語なし
T	挿管中、気管切開中

GCS （グラスゴー・コーマ・スケール）

世界基準！
救急科や
脳神経外科で
つかうことが多い

・合計点で重症度・緊急度を判断する

⇒ 点数が低いほど、重症度・緊急度が高い

・運動機能で判断するという多軸指標であるため、認知および覚醒反応を具体的に把握できる

※ 表記の際、合計点でいうことも多い

（例）GCS：11（E3, V3, M5）
など…

M：best motor response（最良運動反応）	
6点	命令に応じる
5点	疼痛部位を認識する
4点	痛み刺激から逃避する
3点	痛み刺激に対して屈曲運動を示す
2点	痛み刺激に対して伸展運動を示す
1点	痛み刺激に対して反応なし

脳梗塞

※ 症状を把握して **悪化を見逃さない** ようにする！

[症状]

- 意識状態（JCSやGCS）
- 片麻痺（左右のどちらかチェック）
- 感覚障害（左右のどちらか？部位は？）
- 構音障害
- 失語の程度 など

覚 注意!!

- 意識障害の悪化
- 神経症状の悪化
- バイタルサインの急激な変化
- 血圧、心拍数の急激な上昇は出血性合併症かも…る

NG 安静度の指示も要確認！
（頭部を挙上できないこともあるよ！）

- あと 頭部CTやMRI画像で

☆ 脳梗塞の大きさ、閉塞している部位、脳梗塞の病型 などチェックしておいたほうがイイよ!!

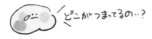

どこがつまってるの…？

～ 脳梗塞は初期症状のあと、さまざまな機能障害が残る～

- 血管の支配領域によって障害は異なる。

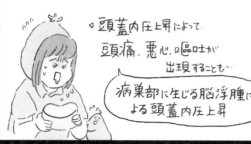

- 頭蓋内圧上昇によって、頭痛、悪心、嘔吐が出現することも…

病巣部に生じる脳浮腫による頭蓋内圧上昇

[定義]

- 脳動脈の閉塞で、脳血流低下が一定時間以上持続し、脳実質に組織学的な変化をきたした状態

ムズカシク考えないで…

つまりは、脳の血管がつまって、細胞に酸素や栄養がいかず障害が出てくる

[病因] 脳血栓と脳塞栓

（血管内腔が狭くなって閉塞）　（別のところからの血栓で閉塞）

[病型]

- ラクナ梗塞
  高血圧で細い血管がダメージをうけたり、血栓がつまる
- アテローム血栓性脳梗塞
  太い血管の壁に酸化したコレステロールがたまっておきる
- 心原性脳塞栓症
  心臓でできた血栓が血流にのって脳でつまる…

[検査]

- CT、MRI、脳血管造影など

CT : 梗塞巣は発症12〜24時間後に黒色の低吸収域として出現

※ 発症直後ではCT上異常を認めない
（梗塞の部位を知るために、24時間以後にCT再検査）

MRI : 発症3〜8時間後に梗塞巣全体の描出ができる ← 早期ならMRI✧
（※ CTではハッキリしなくてもMRIでわかる病変のことも）

[治療] ☆ 超急性期：血流の再開が最優先!!

- 超急性期：血栓溶解療法（rt-PA）
  脳浮腫改善薬、抗凝固薬、
  脳血栓回収術、脳血管バイパス術など

つかまえた!!

- 急性期：症状に応じた超急性期治療の継続
  ゆっくりした降圧療法、
  褥瘡の予防、早期リハビリテーションなど

血栓は主に血小板

- 慢性期：抗血小板薬、抗凝固薬、
  降圧療法 など

脳出血

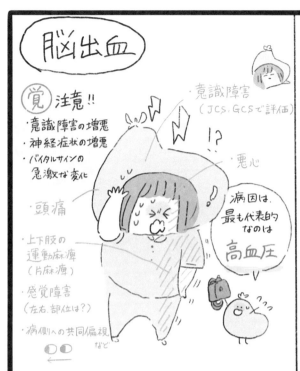

覚 注意!!
・意識障害の増悪
・神経症状の増悪
・バイタルサインの急激な変化

意識障害（JCS, GCSで評価）

!? 悪心

・頭痛

・上下肢の運動麻痺（片麻痺）

・感覚障害（左右, 部位は？）

・病側への共同偏視 など

病因は、最も代表的なのは 高血圧

※バイタルサインの急激な変化に注意
（血圧が上昇すると脳出血悪化の危険性あり！）

☆発症急性期（24時間以内）は脳出血増大の可能性があるので基本的にはベッド上安静, 絶飲食（誤嚥や窒息予防）。
亜急性期以降（24時間以上）は離床をすすめる

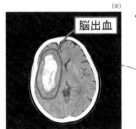
必ず安静度確認してね

☆CTやMRIで
脳出血の大きさ, 部位や周囲の浮腫の程度などを確認しておく

早期診断はCT

（※）
脳出血

CTで脳出血は「白っぽく」うつるよ（発症直後から）

[定義]
・脳実質内に出血した状態

キャー!!

ちなみに…

[出る症状]

被殻出血 … 片麻痺, 病側への共同偏視
視床出血 … 被殻出血の症状 + 縮瞳
皮質下出血 … 四肢麻痺, 縮瞳
小脳出血 … めまい, 眼振
脳幹（橋）出血 … 四肢麻痺, 縮瞳

[おもな病因]

1. 高血圧性脳出血
→ 好発部位：大脳半球、被殻出血が多い

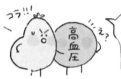
コラ!! 高血圧
長期にわたる高血圧で!! 脳内を走っている細い動脈がダメージをうけて破綻する…

2. 脳動脈瘤の破綻

3. もやもや病（ウィリス動脈輪閉塞症）

4. AVM（脳動静脈奇形）, AVF（動静脈瘻）

[治療]
・超急性期：呼吸管理, 排尿管理,
血圧管理（できるだけ早期に収縮期血圧140mmHg 未満に降下させ7日間維持）
脳浮腫改善薬, 脳保護剤.
（外科治療だと開頭血腫除去術.
CTガイド下の定位血腫吸引術 など）

血腫増大予防!

・急性期：状態に応じた超急性期における治療の継続.
ゆっくりした降圧療法, 褥瘡予防,
早期リハビリテーション

・慢性期： 降圧療法

ナスミさん!!
超急性期は意識レベルの観察を優先!!（発症6時間以内は血腫増大の可能性があるため）

悪化していない!!?

（※）看護roo！：脳卒中【疾患解説編】| 気をつけておきたい季節の疾患【20】. https://www.kango-roo.com/learning/5156/
（2021年8月1日アクセス）より許可を得て引用

くも膜下出血

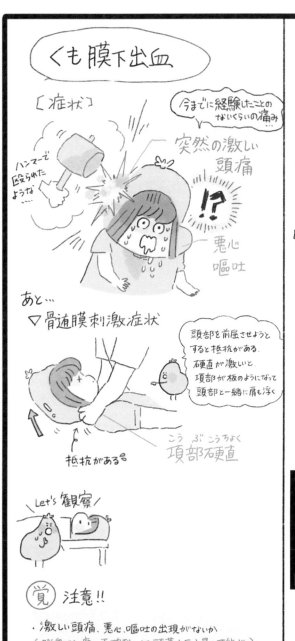

[症状]

今までに経験したことのないくらいの痛み

突然の激しい頭痛 !?

ハンマーで殴られたような

悪心 嘔吐

あと…

▽髄膜刺激症状

頭部を前屈させようとすると抵抗がある。硬直が激しいと、項部が板のようになって頭部と一緒に肩も浮く

抵抗がある

こうぶこうちょく
項部硬直

Let's 観察

(覚) 注意!!

・激しい頭痛、悪心、嘔吐の出現がないか
（脳動脈瘤の再破裂による頭蓋内圧上昇の可能性）

・意識障害の出現

・神経脱落症状（運動麻痺や失語など）の出現または増悪 → 脳内出血合併の可能性

・急激なバイタルサインの変化
（脳動脈瘤、再破裂の可能性）

[定義]・脳は外層から「硬膜」、「くも膜」、脳表にある「軟膜」の3層だよ!

※くも膜と軟膜の間隙を「くも膜下腔」といい、そこが出血している

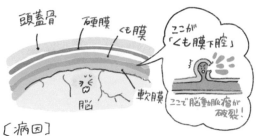

頭蓋骨　硬膜　くも膜　ここが「くも膜下腔」

脳　軟膜　ここで脳動脈瘤が破裂!

[病因]

・脳動脈瘤、高血圧、もやもや病 などが原因

脳動脈瘤は脳底動脈の主幹分岐部に発生する

[検査]

最近は、くも膜下出血を疑ったらCTA（CT血管造影）検査を行うよ

・他にも、CT, MRI, MRA, 脳血管造影など…で磁気を利用して血管の状態を調べる

▽CT

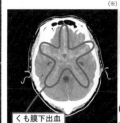

くも膜下出血

CTでは、血腫は発症直後から「白っぽく」うつる。（高吸収域）

慢性期になると低吸収域に変化（灰色っぽくなるよ）

CTで描出できないときに髄液検査を行う（急性期だと血性）

[治療]

・超急性期…呼吸管理、膀胱管理、外科的治療 など

血圧も管理するよ

再破裂の予防

カテーテル　コイル
クリップ
クリッピング術　コイル塞栓術

・急性期…病状に応じて超急性期の治療を継続。脳血管攣縮期は血圧を高く維持し、脳血流量低下を予防。輸液などで脳梗塞予防。

・慢性期…降圧療法

部屋を暗くしたり、アイマスクをすることもある

パーキンソン病

症状

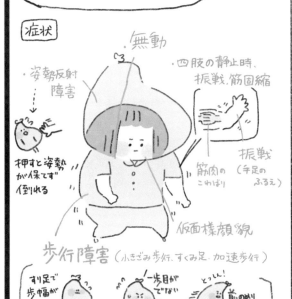

・無動

・姿勢反射障害
押すと姿勢が保てず倒れる

・四肢の静止時、振戦.筋固縮
振戦（手足のふるえ）

筋肉のこわばり

仮面様顔貌

歩行障害（小きざみ歩行.すくみ足.加速歩行）

すり足で歩幅がせまい
・小きざみ歩行

一歩目がでない
・すくみ足

とっん！前のめり
・加速歩行

受け持つとき、どんな症状が出ているのか把握、介助がどれくらい必要か確認しよう!!
（ホーン・ヤールの重症度分類と、「生活機能障害度」が役立つかも★）

↳ 自立を促しながら介助!

・黒質の神経細胞が変性し、線条体のドパミンが減少する

パーキンソン病は…ドパミン不足により、身体に指示が伝わらない⤵

◁中脳断面図

黒質（ここからドパミンが出ている）

・錐体外路系の変性疾患

▷錐体外路症状は…　　ここ大事!

○ 振戦（安静時につよい）
○ 筋固縮
○ 無動（麻痺はない.細かい動作は難しい⤵）
○ 姿勢反射（軽く押したとき姿勢を立てなおせない）（前傾姿勢）
○ すくみ足　　○ 歩行障害（小きざみ歩行.加速歩行）
　　　　　　　　　　　　　　　　　など.

・治療は…

○ 抗パーキンソン病薬（レボドパ、ドパミンアゴニスト）など脳内の不足したドパミンを補充したり、分泌促進する薬などを用いる

○ 抗コリン薬（線条体の相対的アセチルコリン機能を抑制し、作用を示す）→ 尿閉に注意!!

○ リハビリテーション（姿勢の修正や腕をふって歩幅を大きく歩く練習など）
　　　　　　　　　　　　　　　　　など…

うけもって…
嚥下困難のあるときは、一口大に切ったり見守りなど、症状に合わせて介助しよう♡

認知症

[アルツハイマー病]

症状（進行性）

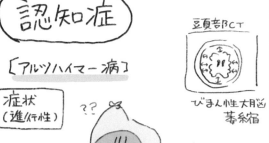

失見当識（時間・方向感覚が失われる）

性格の変化

病識なし

記銘力障害（直近のことでも覚えていない）

頭部CT

びまん性大脳萎縮

高齢者に多い

・アルツハイマー病：大脳の神経細胞が変性.脱落し.高度の萎縮がみられる

・血管性認知症：脳血管障害に起因する認知症の総称（判断力などは末期まで保たれる）

・レビー小体型認知症：特徴として.認知機能の変動.幻視などの特有な精神症状.パーキンソン様症状がある

・前頭側頭型認知症
前頭葉と側頭葉の神経細胞が少しずつ壊される

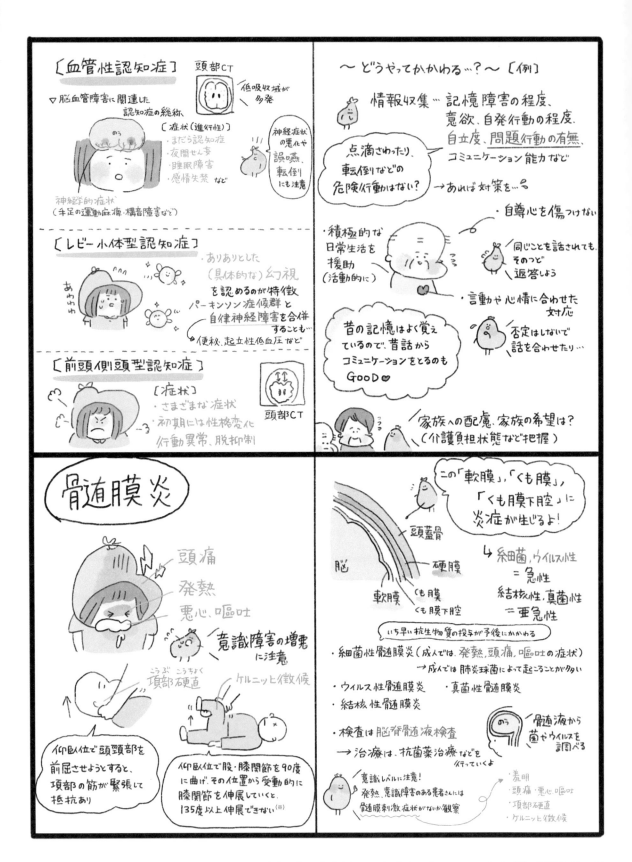

〔血管性認知症〕

頭部CT

低吸収域が多発

▽脳血管障害に関連した認知症の総称.

〔症状（進行性）〕
・まだら認知症
・夜間せん妄
・睡眠障害
・感情失禁　など

神経症状の悪化や誤嚥、転倒にも注意

神経学的な症状
（手足の運動麻痺、構音障害など）

〔レビー小体型認知症〕

ありありとした（具体的な）幻視

を認めるのが特徴
パーキンソン症候群と自律神経障害を合併することも…
└便秘、起立性低血圧 など

〔前頭側頭型認知症〕

〔症状〕
・さまざまな症状
・初期には性格変化
行動異常、脱抑制

頭部CT

～ どうやってかかわる…？ ～ 〔例〕

情報収集… 記憶障害の程度、意欲、自発行動の程度、自立度、問題行動の有無、コミュニケーション能力など

点滴さわったり、転倒などの危険行動はない？ →あれば対策を…

・積極的な日常生活を援助（活動的に）

・自尊心を傷つけない

・同じことを話されても、そのつど返答しよう

・言動や心情に合わせた対応

・否定はしないで話を合わせたり…

昔の記憶はよく覚えているので、昔話からコミュニケーションをとるのもGood♡

家族への配慮、家族の希望は？（介護負担状態など把握）

骨随膜炎

頭痛
発熱
悪心、嘔吐

意識障害の増悪に注意

項部硬直

ケルニッヒ徴候

仰臥位で頭頸部を前屈させようとすると、項部の筋が緊張して抵抗あり

仰臥位で股・膝関節を90度に曲げ、その位置から受動的に膝関節を伸展していくと、135度以上伸展できない(※)

この「軟膜」、「くも膜」、「くも膜下腔」に炎症が生じるよ！

頭蓋骨
硬膜
くも膜
くも膜下腔
軟膜
脳

└細菌、ウイルス性＝急性
結核性、真菌性＝亜急性

いち早い抗生物質の投与が予後にかかわる

・細菌性骨随膜炎（成人では、発熱、頭痛、嘔吐の症状）
→成人では肺炎球菌によって起こることが多い

・ウイルス性骨随膜炎　・真菌性骨随膜炎
・結核性骨随膜炎

・検査は脳脊骨随液検査
→治療は、抗菌薬治療などを行っていくよ

骨随液から菌やウイルスを調べる

意識レベルに注意！
発熱、意識障害のある患者さんには随膜刺激症状がないか観察

・羞明
・頭痛・悪心・嘔吐
・項部硬直
・ケルニッヒ徴候

（※）[引用] 岡田一義 著：授業・実習・国試でよく出る・よく出会う［New］疾患まるわかりガイド．プチナース 2019；28（4）：特別付録① p.11

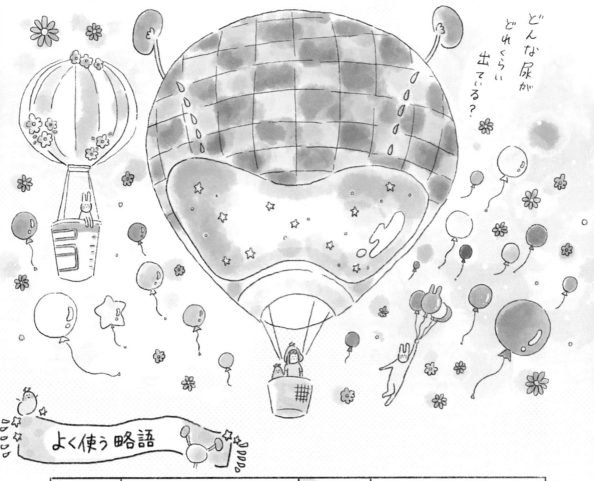

どんな尿がどれくらい出ている？

よく使う略語

ATN	急性尿細管壊死	HD	血液透析
BUN	尿素窒素	PD	腹膜透析
CKD	慢性腎臓病	RCC	腎細胞がん
CRF	慢性腎不全	SMBG	血糖自己測定
DM	糖尿病	TSH	甲状腺刺激ホルモン
eGFR	推算糸球体濾過量	TUR-Bt	経尿道的膀胱腫瘍切除術
ESKD	末期腎不全	TURP	経尿道的前立腺切除術
FBS	空腹時血糖値	VUR	膀胱尿管逆流

腎・泌尿器

〈解剖生理〉

ざっくり…
尿をつくって 膀胱で ためてから 排出

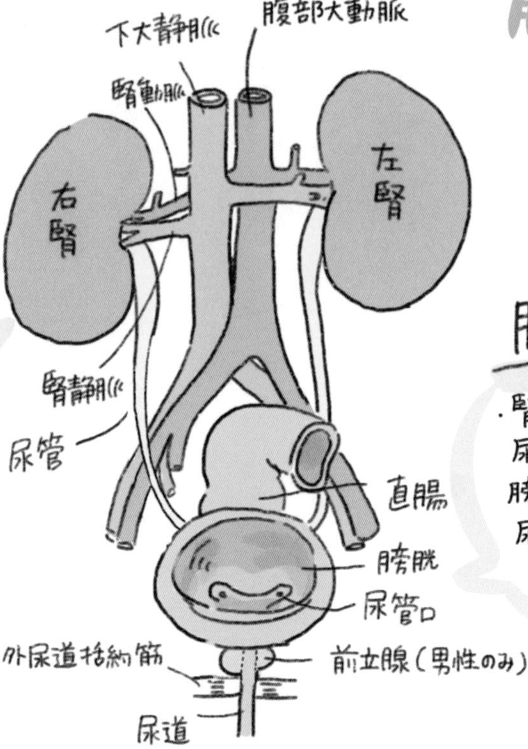

腎臓の役割

・体内の水分量や内部の環境を一定に保つために**尿**をつくって体内の不要なもの、有害なものを体外に排泄する仕事.

忙いね!

老廃物をすてたり、電解質バランス整えたり、体液量調整(血圧調整)したり、ホルモンをつくったりするよ!

下大静脈 ／ 腹部大動脈
腎動脈
右腎 ／ 左腎
腎静脈
尿管
直腸
膀胱
尿管口
外尿道括約筋
前立腺(男性のみ)
尿道

膀胱の役割

・腎臓でつくられた尿は尿管から膀胱へGO! 膀胱内で尿がたまったら尿道から体外へGO!

さよーなら!

膀胱内に尿が150〜300mLほどたまると、「排尿準備OK」の情報を脳へ送る

男性

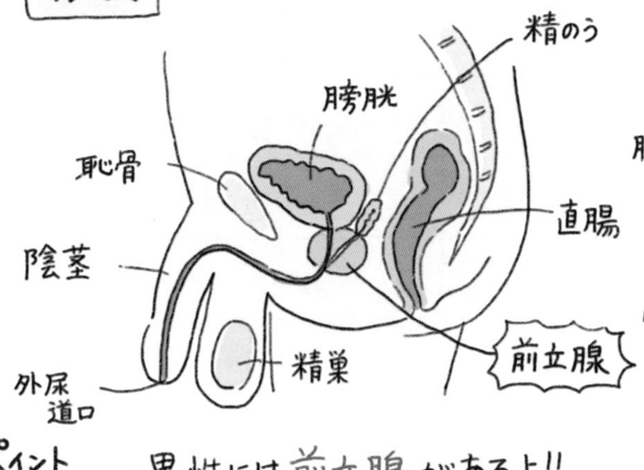

精のう
膀胱
恥骨
陰茎
直腸
前立腺
外尿道口
精巣

女性

子宮
仙骨
膀胱
恥骨
尿道
直腸
肛門
外尿道口
膣

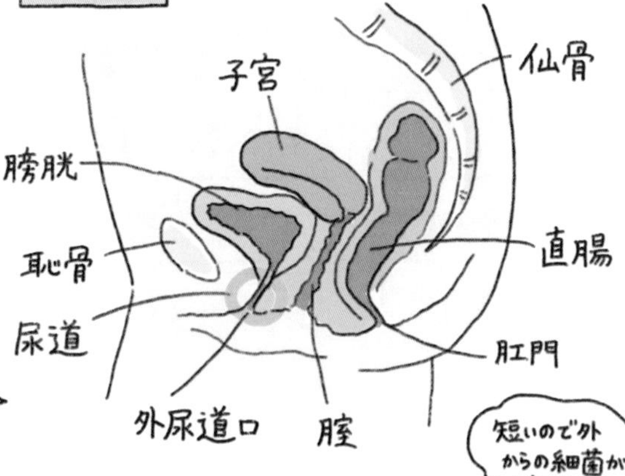

短いので外からの細菌が膀胱まで入りやすい…

ポイント

・男性には**前立腺**があるよ!!
前立腺は前立腺液を出して精子の運動性を高める役割(高齢者では前立腺が肥大して尿道狭窄や排尿困難を起こしやすい)

・女性の尿道は約3〜5cm(男性は約16〜20cm)で、男性よりも膀胱炎や尿路感染症を起こしやすいよ!

尿について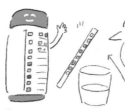

尿試験紙（テステープ）
などを用いて検査を行うよ

尿に浸して、試験紙の
色の変化を見るよ！

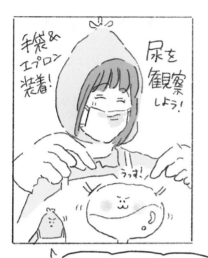

手袋＆
エプロン
装着！

尿を
観察
しよう！

うっす！

▷ 尿量について

- 正常尿量：1,500mL/日（最低尿量500mLは必要）
- 乏尿：400mL/日 以下
- 無尿：100mL/日 以下
- 多尿：3,000mL/日以上
- 頻尿：起床から就寝までの排尿回数が8回以上
- 夜間頻尿：夜間、排尿のために起きなければいけない症状
- 尿閉：尿を生成しても膀胱から排尿できない

※ あくまでも目安だよー
施設や患者さんによって基準値
は異なる

正常な尿は…
- 1〜1.5L/日（成人）
- 淡黄色〜淡黄褐色透明
- PH4.8〜7.5（通常は6.0前後）

ちなみに、
- PH7.5以上…アルカリ尿
（尿路感染症など）
- PH4.5以下…酸性尿
（腎炎、脱水、尿路結石、発熱など）

▷ 尿の色

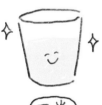

病的じゃなくても、
膣の分泌物が
混入したときなども濁る

アレ…？
何だか濁ってる
ぞ？

肉眼では血尿とは
わからなくても尿検査
でわかることもある

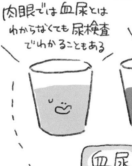

パッと見でも
わかる血尿
（肉眼的
血尿）

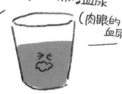

| 正常 | 混濁尿 | 血尿 |

・これが基準

ー原因ー
- 腎・泌尿器の感染
による白血球の混入による膿尿
- 膀胱炎、がんなどによる血液混入、
リンパ液混入

ー原因ー
- 膀胱炎、腎・泌尿器の腫瘍、
結石、外傷、出血性疾患
など

尿道バルーンで混濁がみられたら感染を疑うよ！

膀胱留置カテーテルが入っているとき

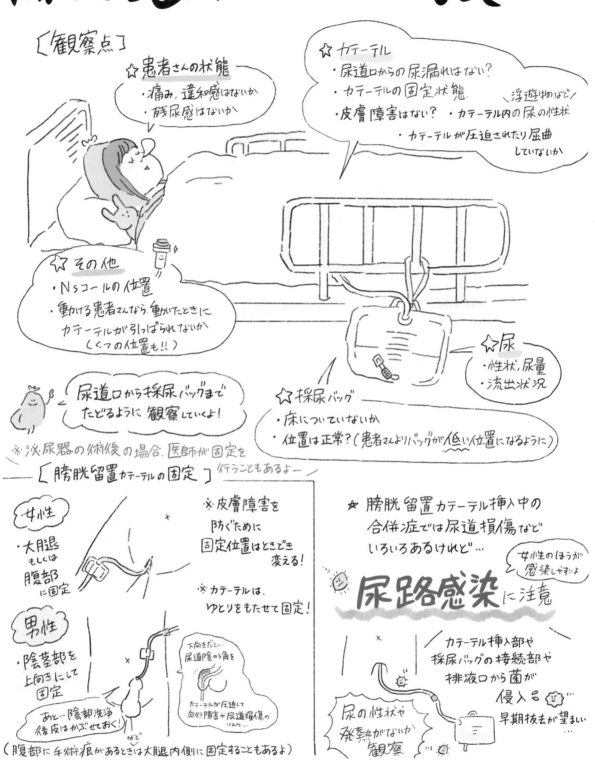

[観察点]

☆患者さんの状態
- 痛み、違和感はないか
- 残尿感はないか

☆カテーテル
- 尿道口からの尿漏れはない?
- カテーテルの固定状態
- 皮膚障害はない? ・カテーテル内の尿の性状 〜浮遊物など〜
- カテーテルが圧迫されたり屈曲していないか

☆その他
- Nsコールの位置
- 動ける患者さんなら、動いたときにカテーテルが引っぱられないか (くつの位置も!!)

尿道口から採尿バッグまでたどるように観察していくよ!

☆尿
- 性状、尿量
- 流出状況

☆採尿バッグ
- 床についていないか
- 位置は正常? (患者さんよりバッグが低い位置になるように)

※泌尿器の術後の場合、医師が固定を行うこともあるよ

[膀胱留置カテーテルの固定]

女性
- 大腿 もしくは 腹部 に固定

男性
- 陰茎部を上向きにして固定

あと、陰部洗浄後、皮はかぶせておく!

(腹部に手術痕があるときは大腿内側に固定することもあるよ)

※皮膚障害を防ぐために固定位置はときどき変える!

※カテーテルは、ゆとりをもたせて固定!

下向きだと…尿道陰のう角を…
カテーテルが圧迫して血行障害+尿道損傷のリスク

★ 膀胱留置カテーテル挿入中の合併症では尿道損傷などいろいろあるけれど…

女性のほうが感染しやすいよ

尿路感染に注意

カテーテル挿入部や採尿バッグの接続部や排液口から菌が侵入する

尿の性状や発熱がないか観察

早期抜去が望ましい…

膀胱テネスムス症状って何…？

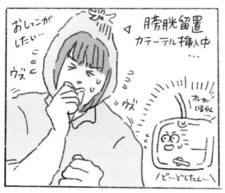

・膀胱テネスムスは、排尿しても、すぐに強い尿意がおそってくる症状
（急性膀胱炎、急性前立腺炎などが原因で起こる）
↓
それが…

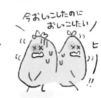

膀胱留置カテーテルが入っていることによる違和感でよりつらくなってしまう人もいる…

患者さんの症状としては…
・尿意切迫感
・残尿感・下腹部痛 など
"おしっこがしたい…"というような気持ち…

けっこうつらい…！

「痛みがつらいですか？」「管が入っている違和感がつらいですか？」と確認を行う

もしも患者さんが…

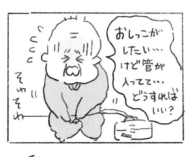

※腎・泌尿器科では尿閉や前立腺の治療で膀胱留置カテーテル挿入中の患者さんが多いよ

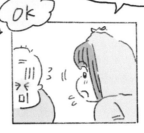

OK

・テネスムスに対して、医師から指示（消炎鎮痛薬など）が出ていることが多いので、まずは訴えをキャッチしよう。そして担当看護師に報告

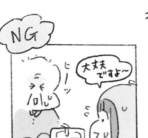

NG

・「おしっこは管から流れているので大丈夫ですよ」で終わらせてはいけない…

尿失禁とケアを考える！

腹圧性尿失禁

（女性の尿失禁で一番多い）

・骨盤底筋群（尿道括約筋を含む骨盤底の筋肉）の衰えなどにより、腹圧がかかると尿が出てしまう

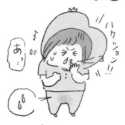

・女性だと中高年で骨盤底筋の脆弱化（加齢や分娩で）
・男性だと前立腺手術後に起こることがある（前立腺摘除で膀胱が広がり、尿道括約筋などが傷つくことによって起こる）

・咳やくしゃみなど

ケア
・骨盤底筋体操
・（肥満があるとき）減量指導 ← 肥満は悪化要因
・失禁装具の紹介
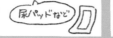
（尿パッドなど）

切迫性尿失禁

・急に尿意が出現し、我慢できずに尿が漏れてしまう

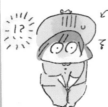

→急な尿意（尿意切迫感）

・膀胱が勝手に収縮してしまい、急な尿意になることが多い（脳梗塞などが原因になることもある）

・寒冷、水仕事、水の音でも誘発される。

ケア
・膀胱訓練（排尿計画を立てて、排尿間隔を徐々にのばす）・骨盤底筋体操
・生活指導（水を飲みすぎていないかなど）

溢流性尿失禁

（前立腺肥大などが原因で男性に多い）

・尿が出にくくなる排尿障害（前立腺肥大などによる尿道の閉塞）がある人に起こる
・尿が膀胱内にたまるものの、自分で尿が出せず尿道括約筋の限界を超えると少しずつ尿が漏れる

・前立腺肥大、前立腺腫瘍、直腸がん、子宮がん手術後の膀胱周囲の神経の機能低下によって起こる

・多量の残尿あり…

治療・ケア ・膀胱留置カテーテルを留置
・自導尿　・膀胱瘻造設
・腎瘻造設

機能性尿失禁

・排尿機能は正常!!
しかし、認知症、身体機能の低下（歩行障害など手足が不自由）により、トイレに間に合わない、トイレの認識が悪く失禁する

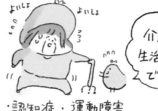

・介助方法や、生活環境の見直しで対策するよ

・認知症　・運動障害
・ADL低下

ケア ・排尿誘導・環境整備など
トイレ歩行？　ポータブルトイレ？　トイレまで移送など方法を考えてみよう

骨盤底筋体操って何…!?

> 尿漏れ症状の改善を目指す!

指導のポイント3つ

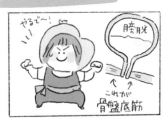

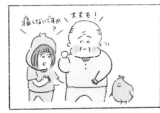

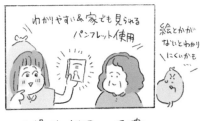

・骨盤内臓器を支える骨盤底筋群の脆弱化により、腹圧性尿失禁が悪化するため、この体操で強化をはかる!

・男性の前立腺の手術（前立腺全摘出術など）による尿失禁の場合、手術創の痛みがなくなってから行う!

・パンフレットを用いて、正確に行うことができるように指導! 効果がでるのに1〜3ヶ月かかるので根気よく続けることを説明!

〜実際の方法〜

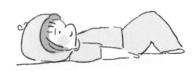

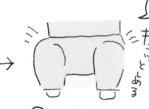

5秒キープ

① 仰向けに寝て、足を肩幅に開き、両膝を軽く曲げて立てて、身体をリラックスさせる ✧✧

② その姿勢のまま、5秒程度、肛門、尿道、腟全体※をじわじわっと引き上げる感じで締める
　　　　　※女性の場合

③ 身体をリラックスさせる =З

＼学生さんが一緒に行ってもGood✧

指導するとき…

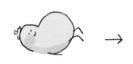

・患者さんには仰向けに寝てもらい膝を立てる

口で説明して難しかったら…

お腹に力は入れないで下さいね

ここを意識して下さいね

おしっこがまんするときの感覚です

・看護師は片手はお腹の上において腹筋に力が入っていないか確認

・陰のうの裏側の付け根※を指で軽く押さえて、この部分を意識してもらえるように伝える
　　　　　※男性の場合

④ この、② の「締める」と ③ の「ゆるめる」を1分間のサイクルで10回繰り返す（10分間）

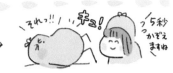

それっ!! キュ! 5秒かぞえますね

・身体が緊張していると上手く締めることができないので、まずは余分な力を抜いてもらう!「締めます」「ゆるめます」などの声かけを行う.

尿路ストーマケア "ウロストミー"ともいう

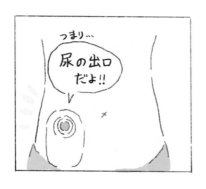

つまり…
尿の出口
だよ!!

○ 尿路ストーマは、尿路である腎盂・尿管・膀胱・尿道の
どれかが疾患などで通過障害があるときに
尿路を体外に誘導して排泄するために造設される

膀胱がんで膀胱全摘術したときなどに
尿の出口を作ってストーマのパウチ(装具)を
つけて生活していく

膀胱がんや
浸潤性の尿道がんなど
で適応になる

─ 尿路ストーマの種類 ─

最近は
あまり用い
られてない
方法だよ!

尿管皮膚瘻

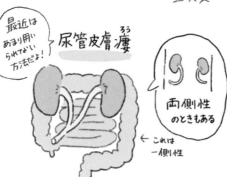

← これは
一側性

両側性
のときもある

・尿管を直接おなかの外に出して
そこから尿を排泄する
(カテーテルが入っていることもある)

回腸導管

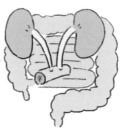

・回腸の一部を切り取って
導管として使用し、尿管を
つないでストーマを作る

❋ ちなみに、腎瘻・膀胱瘻だと…

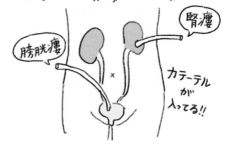

腎瘻

膀胱瘻

カテーテル
が
入ってる!!

・腎盂や膀胱に直接カテーテルが
挿入されており、持続的に
排尿する

─ ストーマってどんなもの？ ─

観察項目については、消化管ストーマと同じ。p. 81 参照

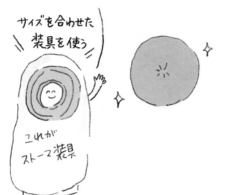

サイズを合わせた
装具を使う

これが
ストーマ装具

・ストーマは腸や尿管を外に出したもので、

赤色(赤〜ピンク色)をしているよ!!

色が黒いと
壊死の可能性
あり…

・ストーマは粘膜であり、触っても 痛みを感じない

・尿を溜めたり、自分の意思で排泄するということは
ないため、腎臓でつくられた尿がずっと出てくる

尿路ストーマ患者さんの日常生活指導

ー食事ー

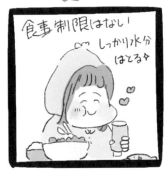

- 食事の制限はない
- 暴飲暴食を避けてバランスの良い食生活を心がけてもらう
- 尿量を確保するために、十分な水分をとってもらう（1.5〜2.0L程度）
- クランベリージュースやビタミンCを含んだ食事は尿を酸性化できる

尿臭軽減！アルカリ性の尿は感染を起こし易い

ー入浴ー

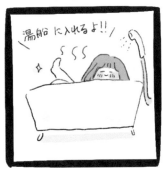

- 装具を外して入浴してもストーマにお湯は入らないことを説明（装具を外して湯船に入るときは一番最後か、お湯を交換してから他の人に入ってもらうなど説明）

公衆浴場では、装具を装着したまま、ストーマ専用入浴テープなどを使って入る（※施設によっては利用できないこともあるので、事前に確認したほうがGood）

ー仕事ー

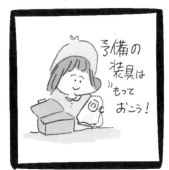

- 今までどおりの生活ができる！
- 漏れたときのため、1〜2枚装具の予備は持っておいたほうがGood♦
- 通常の衣類で問題ないがストーマの圧迫がないものを選択する

ー旅行ー

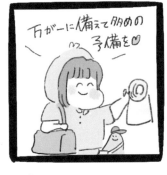

- 装具の予備は多めに持っていったほうがいい♥
- 飛行機利用時は必ず機内に装具を持ち込む
- 機内では気圧の関係でストーマ袋が膨らむので袋内を空にして搭乗する

ー性生活ー

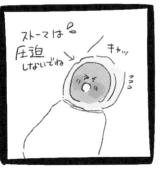

- 性交時は、ストーマが圧迫されない体位がGood♦
- 排泄物は性交前に捨てておいたり、装具カバーで隠すなどの工夫もできる
- 性機能不全があるときは、医師やストーマ外来で相談をうけられる

ー社会資源の説明ー

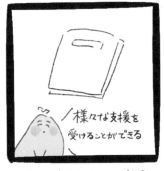

- 身体障害者手帳の申請（身体障害者手帳があると、ストーマ装具給付の申請ができ、これによりストーマ装具代金が助成される）
- ストーマ装具の医療費控除（確定申告）など

退院支援や コミュニケーションのポイント

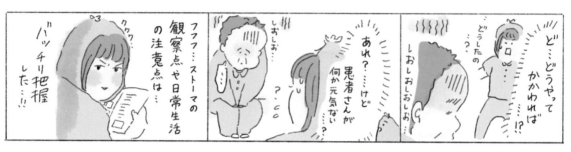

・尿路ストーマケアのポイント ··· がんを取り除くことが患者さんの意思.

でも、ストーマケアをご自身で続けていくことなど病気のために必要だとわかっていても、ストーマを受け入れることが難しい人が少なくないよ. ← この気持ちに配慮した声かけが大切···

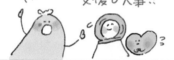

ストーマの手技だけじゃなく尿路変向術について受け入れていくための心理的支援も大事!!

(例)

OK 患者さんのペースを尊重···

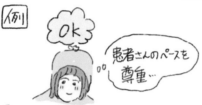

「これからご自身がケアをしていくことになると思いますが体調はいかがですか?」

NG 手技を覚えてもらわなきゃ···!

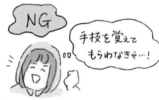

「さあ、頑張りましょう!」と押し切る (患者さんのペースは無視⑤)

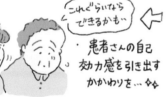

・患者さんの自己効力感を引き出すかかわりを···

・退院支援の進め方のポイント

[術前の指導] → ストーマについて正しく理解できるように、ストーマとは何か"どういうケアが必要になるか""日常生活の変化・注意点"を説明

どうも!

[術後の指導]

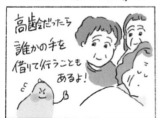
高齢だったら誰かの手を借りて行うこともあるよ!

誰が行うかなど背景を情報収集!

○第1段階：患者さんは装具交換の見学をする
○第2 〃 ：尿管ステントが抜去できたら、看護師は必要に応じて援助しながら患者さんに装具交換を実践してもらう
○第3 〃 ：患者さんに自主的に実施してもらう。
必要に応じて退院後の支援者(家族や訪問看護師など)に指導を行う

☆観察ポイントで大事なのは「セルフケアをどこまで患者さんができるか」ということ!!

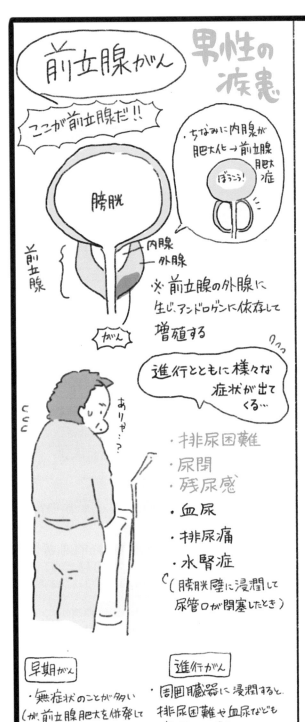

前立腺がん　男性の疾患

ここが前立腺だ!!

膀胱

前立腺 { 内腺 / 外腺

がん

・ちなみに内腺が肥大化→前立腺肥大症

ぼうこう!

※ 前立腺の外腺に生じ、アンドロゲンに依存して増殖する

進行とともに様々な症状が出てくる…

ありゃ…?

・排尿困難
・尿閉
・残尿感
・血尿
・排尿痛
・水腎症
（膀胱壁に浸潤して尿管口が閉塞したとき）

早期がん
・無症状のことが多い
（が前立腺肥大を併発しているときは、前立腺がんとしては無症状ながら排尿障害がみられる）

進行がん
・周囲臓器に浸潤すると、排尿困難や血尿なども生じることがある。
・骨転移を伴うことも多く、骨痛・骨折などがみられることもある

〔定義〕
・前立腺がんとは、前立腺に悪性腫瘍が発生した状態
・前立腺肥大症と合併して生じることが多い

〔検査〕
・PSA測定（腫瘍マーカー）採血するよ!
・直腸指診　・経直腸的超音波検査
・前立腺生検（病理組織を調べるよ!）
・MRI、CT、骨シンチグラフィ（浸潤度や転移の有無を評価）

〔治療〕
・手術、放射線による根治的治療
（手術療法、放射線療法、ホルモン療法を組み合わせる）
・期待余命、リスクによっては前立腺全摘除術（10年以上）

・最近は「監視療法」（経過観察&過剰な治療を防ぐ）も増えてきたよ

看護のポイント

★ 術後合併症の予防、早期発見

・術後出血（前立腺周囲は血管が複雑に走行していて出血リスクが高い⇒ ドレーン排液の色注意

・縫合不全（ドレーン排液が淡黄色だと、尿が腹腔内に漏出している可能性あり…）

・感染症（骨盤内感染、尿路感染）
　　　　　↓　　　　　　　↓
　手術傷害部位に　　　膀胱留置カテーテルから
　血液が貯留してしまう

・腹圧性尿失禁 → 骨盤底筋体操の指導

・性機能障害
（切除範囲によっては、勃起や射精ができなくなる…）

・家族・パートナーとの関係に変化があるかもしれず、繊細な配慮が必要…

★ 膀胱留置カテーテルの管理
※ P. 132 参照　入浴も可能だよー

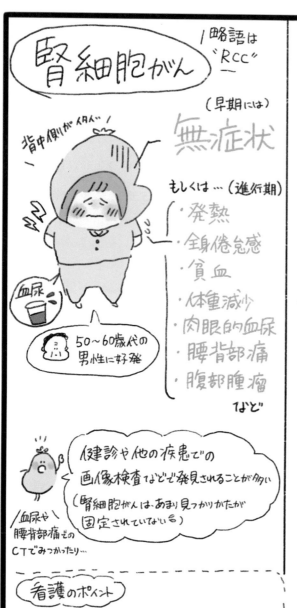

腎細胞がん

略語は "RCC"

（早期には）
無症状

もしくは…（進行期）
- 発熱
- 全身倦怠感
- 貧血
- 体重減少
- 肉眼的血尿
- 腰背部痛
- 腹部腫瘤

など

指中側が凹む

血尿

50〜60歳代の男性に好発

健診や他の疾患での画像検査などで発見されることが多い
（腎細胞がんは、あまり見つかりかたが固定されていない）

/血尿や腰背部痛その CTでみつかったり…

看護のポイント

[手術前]

① 入院期間が5〜7日間と短いことが多い！
さらに無症状が多い！（ステージⅡで7cmを超えていても…無症状のこともある）

→ 手術が順調に行えるように支援する。

○ 入院してきたあとの処置は、下剤を使って腸管をキレイにする＆清潔行為 くらい…

情報提供や検査（心電図、XP、血液検査、呼吸検査）などは外来で行われる

[定義]

・腎細胞がんは、腎実質の上皮性悪性腫瘍であり、進行性に増大、浸潤、転移する疾患

[検査]

・超音波検査 → スクリーニングに有用
・造影CT → 確定診断
・CT、MRI、骨シンチグラフィ など → 浸潤や転移を調べる

[治療]

学生さんが受け持つとしたら、手術療法になる患者さんが多いかも

― 転移のない場合 ―

・手術療法 これが基本！

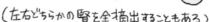

・根治的腎摘除術
（左右どちらかの腎を全摘出することもある）

・腎部分切除術
（4cm以下の小さい腫瘍に）

コレだけ切除

・腹腔鏡下手術
（腫瘍が腎内に限局し、リンパ節転移がないとき）

― 転移がある場合（や、手術による腫瘍摘出が困難 などとき）―

・免疫療法（インターフェロン-α, インターロイキン-2）
・分子標的薬 がん細胞に特有の標的分子をねらいうち！！

分子標的薬の治療などは外来に移行していることが多いので、学生さんが受け持つとしたら、手術対象の患者さんかなぁ…

[手術後] P.131 参照

（・術後合併症を防ぐ（尿観察必須！！）
・テネスムス症状を観察

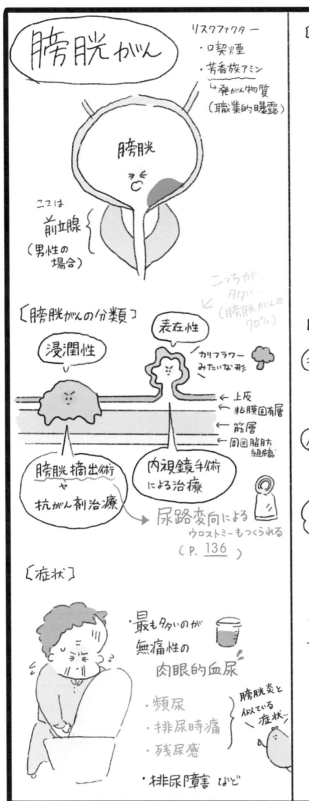

膀胱がん

リスクファクター
・喫煙
・芳香族アミン
　└ 発がん物質
　　（職業的曝露）

膀胱

ここは
前立腺
（男性の場合）

〔膀胱がんの分類〕

浸潤性

表在性
　カリフラワー
　みたいな形

← 上皮
← 粘膜固有層
← 筋層
← 周囲脂肪組織

こっちが多い…
（膀胱がんの70%）

膀胱摘出術や抗がん剤治療

内視鏡手術による治療

→ 尿路変向によるウロストミーもつくられる
（P.136）

〔症状〕

・最も多いのが無痛性の肉眼的血尿

・頻尿
・排尿時痛　｝膀胱炎と似ている症状…
・残尿感

・排尿障害　など

〔定義〕
・膀胱の粘膜より発生する悪性腫瘍
・50歳以降で増加（男性のほうが多い）

〔検査〕
・膀胱内視鏡検査
　（腫瘍の形態で、表在性か浸潤性かある程度予測することができる）
・MRI（腫瘍の深達度をみる）
・CT、骨シンチグラフィ（転移の有無確認）
・排泄性腎盂尿管造影
・尿細胞診

カルテに "TUR-B" ってかかれてたらコレ！

〔治療〕

手術　経尿道的膀胱腫瘍切除術
　→ 筋層非浸潤がんの治療選択
　　根治的膀胱摘除術 + リンパ節郭清術 + 尿路変向術
　　→ 筋層浸潤がん

化学療法 ── 抗がん剤治療
　… 進行がん（転移あり、手術不能）や膀胱全摘出術の補助療法で適応

看護のポイント

ボディイメージの変化の不安もとりのぞく

★ 術後合併症の予防、早期発見
　（P.139 参照）…※前立腺がんのページ

★ 尿路変向術（ウロストミー造設）を行った場合
　→・今後の日常生活の注意点や、手技について指導の必要あり
　（指導については、P.137〜P.138 参照）
　・家族に患者のサポートの必要性を説明。

★ 化学療法を行っている患者さん
　→・副作用の出現を観察、対応
　（P.225 参照）

6.
腎・泌尿器

7. 産婦人科（母性看護学実習／または婦人科）

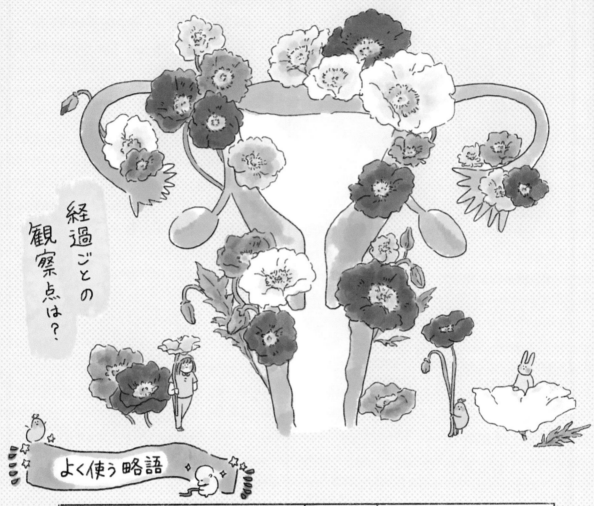

経過ごとの観察点は？

よく使う略語

AIH	配偶者間人工授精	hMG	ヒト閉経後ゴナドトロピン
BPD	児頭大横径	HPV	ヒトパピローマウイルス
CPD	児頭骨盤不均衡	HRT	ホルモン補充療法
CRL	頭殿長	HSV	単純ヘルペスウイルス
FGR	胎児発育不全	LH	黄体形成ホルモン
FSH	卵胞刺激ホルモン	MAS	胎便吸引症候群
GS	胎嚢（たいのう）	NRFS	胎児機能不全
HDP	妊娠高血圧症候群	OHSS	卵巣過剰刺激症候群

妊婦外来（健診でのケア）

🫀 チェックするおもな項目 🫀

🫀レオポルド触診法	🫀ドップラー検査	🫀子宮底測定,腹囲測定	🫀浮腫の確認	🫀尿検査	🫀血圧・体重測定

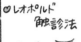   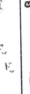 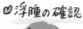 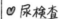

【レオポルド触診法】

> 妊娠後期（28週以降）に行うよ！
> わかるのは赤ちゃんの胎位（たいい）（逆子になっていないか）や胎向（たいこう）（児背の向き）・児頭の固定 などがわかるよ

赤ちゃんの体の向きなどを一緒に確認しよう✦

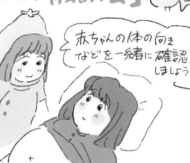

－ 妊婦さんの準備 －
・排尿はすませておいてもらう
・仰臥位になって、両膝を立てて腹壁を弛緩させる
・露出は最小限に✦バスタオルなど使用
・観察者は手を温めておこう

第1段	第2段	第3段	第4段
子宮底に赤ちゃんの頭があるか？おしりがあるか？	第1胎向か？第2胎向か？赤ちゃんの背中はどっちかな？	胎児下降部に頭がおりか再度評価するよ	胎児下降度を確認！

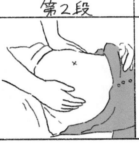 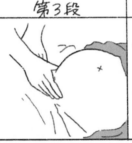 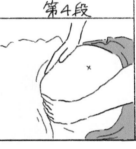

第1段	第2段	第3段	第4段
🫀妊婦さんの右側に立って指先をすぼめて、弓状になるようにする 🫀中指と小指で子宮底を軽く押さえて境界を確認 🫀子宮底部から子宮底全体を触診する	🫀第1段で子宮底部を触知した手を両側の側腹部にあてる 🫀子宮体部を左右交互に軽く圧しながら触知する	🫀右手の4指で恥骨結合の上縁にあてる（上の図） 🫀骨盤入口上の胎児下降部の確認	🫀妊婦さんの足側に向いて立つ 🫀両手の母指以外の4指を軽く曲げて左右の下腹部にあて、恥骨との間に入れる 🫀胎児下降部を左右から軽く狭んで、胎児下降部の種類、高さを確認

【ドップラー検査】

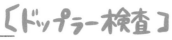

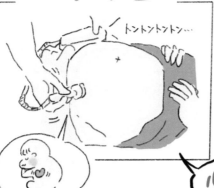

トントントントン…

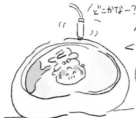

どこかなー？

< 超音波ドップラー法によって
胎児心音, 臍帯雑音, 子宮雑音
を聴くことができるよ！

→ これによって
胎児の健康状態をアセスメントするよ

♡ 聴取できる部位により.
赤ちゃんの向きがわかるよ！
（胎位, 胎向, 胎勢を診断できる）

＼正常な状態／

ドップラー検査の
他にエコー検査も
するよ❀❀

心音は 120～140bpm トントンと単調でリズミカル！

※ ちなみに, ゴロゴロした鈍い音は胎動. ザーザー音は 臍帯の血流が**障害**されて
生じる音（臍帯の圧迫, 巻絡 など）

赤ちゃんに巻きついて
しまう…

【子宮底測定, 腹囲測定】

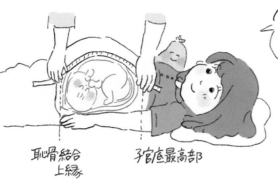

恥骨結合
上縁

子宮底最高部

子宮底長を測定することで.
胎児の発育状況や羊水量を査定する

♡ 妊婦さんに**仰臥位**で両膝を伸ばしてもらい.
恥骨結合上縁から子宮底最高部までの
距離をお腹のカーブに沿って測る

これを測る→

恥骨結合上縁
恥骨
子宮

【浮腫みの確認】

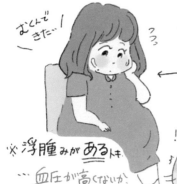

むくんで
きた…

妊娠に伴う生理的変化による**浮腫**なのか確認する
※ 朝に手が, 夜に脚が浮腫むことが多いよ！

観察するのは「顔面」・「手指」・「下肢」

必ず
角使ってチェック

♡ 仰臥位になってもらい.
10秒間圧迫する.
圧痕のくぼみの程度観察
↪ 浮腫みがあって血圧も
高いときは **妊娠高血圧**
症候群のリスクが高まる！！

下肢

※ 浮腫みが**ある**トキ.
… **血圧が高くないか,
尿タンパクが出ていないか
チェック！！**
（塩分など生活指導を行う）

妊娠高血圧
症候群については
P.158 参照

〔尿検査〕

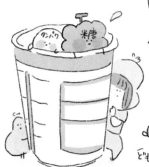

尿中に含まれる 糖分, タンパク質, ケトン体の数値を調べることで「妊娠高血圧症候群」や「妊娠糖尿病」など胎児への影響を検査するよ!

正常は陰性（ー）だよ

♡ 尿中に **糖** が プラス（1+や2+）だった…
→ 糖尿病合併妊娠 や 妊娠糖尿病 が 疑われる
（尿糖が陽性でも血糖値が正常であれば"問題はない）

♡ 尿中 **タンパク** が プラス（1+〜4+）だった… 正常は（ー）
→ 妊娠高血圧症候群や腎臓の病気 の可能性がある
（一回陽性でも必ず病気…というわけではないよ）

※ 尿タンパクは ＋ー（プラスマイナス）もあるけど 異常とはとらないよ ☺

基本的に妊娠中はタンパク尿になりやすい。腎臓の働きが低下していると尿中に出てくる

あれ？キミ…！/ どうも…\

〔血圧・体重測定〕

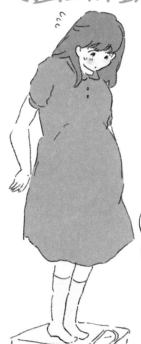

妊娠前の体重と比べて、急激な体重減少や増加がないか調べるよ

♡ 急激に体重が増加 →「妊娠高血圧症候群」や「妊娠糖尿病」のリスクが高まる

$$BMI = 体重(kg) ÷ 身長(m) ÷ 身長(m)$$

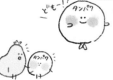

体重管理って難しい…。神経質になりすぎず、バランスのいい食事がとれるように指導したりもする

▷ 母体の適正体重[※]

BMI	体重増加量
BMI < 18.5	12 〜 15 kg
18.5 ≦ BMI < 25	10 〜 13 kg
25 ≦ BMI < 30	7 〜 10 kg
30 ≦ BMI	個別対応（上限5kgまでが目安）

（※）厚生労働省：「妊産婦のための食生活指針」改定の概要（2021年3月）.
https://www.mhlw.go.jp/content/000776927.pdf（2021年8月1日アクセス）を基に著者作成

7. 産婦人科

～ 妊娠の経過 ～ (※)

妊娠月数	1ヶ月				2ヶ月				3ヶ月				4ヶ月				5ヶ月			
妊娠週数	0	1	2	3	4	5	6	7	8	9	10	11	12	13	14	15	16	17	18	19
妊娠期の区分	妊娠初期																			
日本の定義	流産（～妊娠21週6日，妊娠22週未満）																			
子宮底の高さ													15週 恥骨結合と臍の中央				19週 臍下2～3横指			
母体の変化の特徴	・着床（妊娠には気づかない） ・基礎体温は高温相が持続				・月経の停止 ・神経質になる ・つわり（悪阻）				・リビド着色が起こる（子宮膣部や膣壁が赤紫色ないし青紫色に着色する） ・便秘・頻尿				・つわりが軽減 ・基礎体温は低温相へ ・下腹部が丸みを帯び始める				・安定期に入る ・胎動を感じる（初産婦18週．経産婦16週） ・乳房増大 ・体重増加			
胎芽・胎児の区分			胎芽期						胎児期											
胎芽・胎児の発育	ママはまだ気づいてないけど、心臓や血管が作られているよ				ぶどう1粒くらいの重さ（7週で） 口や鼻の元ができてくるよ！ 身長：0.4cm 胎嚢：10～39mm				イチゴ1粒くらいの重さ（11週で） 身長：9cm 体重：20g				レモン1個の重さ（15週で） 身長：16cm 体重：100g BPD*：19～36mm				オレンジ1個の重さ（妊娠5ヶ月で） 身長：25cm 体重：250g BPD：37～49mm			
胎芽・胎児の発育の特徴	・タツノオトシゴ形 ・消化管や循環器官の分化開始 ・器官形成期（3～8週ごろ）				・眼、耳、口の発生 ・2頭身 ・エコーにて、胎嚢確認（5週）．心拍動確認（6～7週）				・頭部、体幹、四肢の判別可能 ・外陰部の分化開始 ・ガラス様の透明な皮膚				・外陰部で性別が明瞭になる ・うぶ毛の発生 ・皮膚は赤みが出る ・ドップラーにて心拍聴取（12週）				・爪、毛髪の発生 ・手・足の活動が活発になる ・呼吸様運動開始 ・3頭身 ・胎盤の完成（16週）			

※「BPD」：児頭大横径 → 赤ちゃんの頭の、左右の頭頂骨（一番長い部分）の直径のこと．

6ヶ月				7ヶ月				8ヶ月				9ヶ月				10ヶ月				ー		
20	21	22	23	24	25	26	27	28	29	30	31	32	33	34	35	36	37	38	39	40	41	42

妊娠中期	妊娠後期		

早産(妊娠22週以降,37週未満)	正期産 (妊娠37週以降,42週未満)	過期産 (妊娠42週以降)

23週 臍高サイコー!	27週 臍上2~3横指	31週 剣状突起と臍の中央	35週 剣状突起下2~3横指	39週 剣状突起と臍の中間	40週 剣状突起と臍の中間

・胎動が著明になる ・食欲の増加 ・腹部の突出 ・腰背部痛 ・腟分泌物の増加	・羊水の増加 （腹部の増大） ・妊娠線 ・痔核,静脈瘤 ・下肢浮腫 ・手のしびれ	・胃,肺の圧迫挙上による 食欲不振,息切れ,動悸など ・腰痛 ・睡眠障害	・肩呼吸,胸式呼吸 ・頻尿,残尿感 ・足がつる ・帯下の増加 ・腹部緊満	・子宮底が下がり, 胃部圧迫感が軽減 ・便秘,頻尿 ・恥骨部痛 ・骨盤連結部が緩む	

胎児期

グレープフルーツ1個の重さ	メロン1個の重さ	カボチャ1個の重さ	白菜1個の重さ	スイカ(小)1個の重さ	
身長：30cm 体重：650g BPD：50~61mm	身長：35cm 体重：1,000g BPD：51~72mm	身長：40cm 体重：1,500g BPD：73~82mm	身長：45cm 体重：2,000g BPD：83~88mm	身長：50cm 体重：3,000g BPD：89~93mm	身長：50~cm 体重：3,500g BPD：94~95mm
・眉毛,睫毛の発生 ・胎脂の発生 ・眼瞼が分離 ・22週以降,娩出した場合,生存可能	・しわがあり老人様顔貌 ・肺の構造連完成（26週）	・筋肉が発達し運動が活発になる ・聴覚の完成 （外界の音に反応）	・皮下脂肪の増大 ・性器の完成 ・肺が成熟：肺サーファクタントが十分な量になり,肺の機能が完成 （33週以降） ・4頭身	・成熟児の特徴を示す ・胎盤を介して免疫が移行 ・児頭が骨盤内に下降	・40週以降になると,胎盤の老化が始まるため胎児の心拍異常などのリスクが高まる

（※）古川亮子：見てわかる！妊娠・分娩・産褥・新生児の基礎知識．古川亮子，市江和子 編著：母性・小児看護ぜんぶガイド 第2版．照林社，2021：p.2-3 および，三井真理 監：赤ちゃんの成長40週実寸大ポスター．赤すぐ10月号臨時増刊「妊すぐ秋号」特別付録．リクルート，2014 を参考に著者作成

産婦（分娩期）のケア

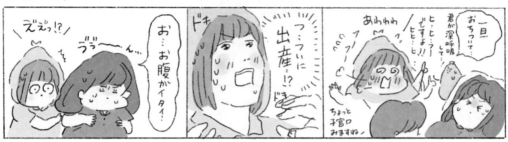

▷ 陣痛って何…!?

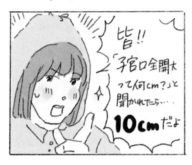

皆!! 「子宮口全開大って何cm?」と聞かれたら…… **10cm**だよ

- ▷ 陣痛とは子宮が赤ちゃんをお腹の外に出すための子宮の筋肉の収縮運動.
- 陣痛発作（痛みがある）と陣痛間欠（痛みがない）をくり返すよ!
- 約10分以内の規則的な痛みを繰り返すようになったら本陣痛!

（子宮口がどんどん開いていくよ♪ 子宮口全開大は**10cm**!!）

子宮口

▷ 陣痛のときに学生さんができること❀❀

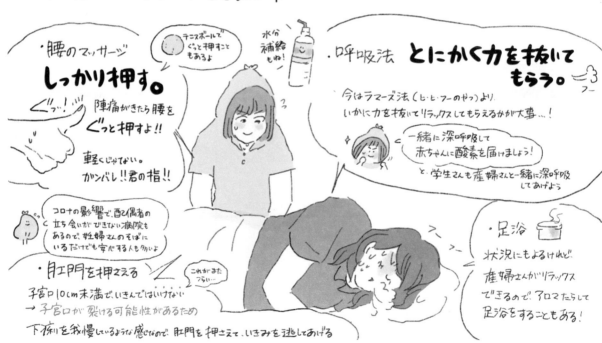

- 腰のマッサージ **しっかり押す。**

テニスボールでぐっと押すこともあるよ

水分補給もね!

陣痛がきたら腰をぐっと押すよ!!

軽くじゃない。ガンバレ!!君の指!!

コロナの影響で配偶者の立ち会いができない病院もあるので、妊婦さんのそばにいるだけでも安心する人も多いよ

- 肛門を押さえる

これがまたつらい…

子宮口10cm未満で、いきんではいけない
→ 子宮口が裂ける可能性があるため

下痢を我慢しているような感じなので、肛門を押さえて、いきみを逃してあげる

- 呼吸法 **とにかく力を抜いてもらう。**

フー

今はラマーズ法（ヒ・ヒ・フーのやつ）より、いかに力を抜いてリラックスしてもらえるかが大事…!

一緒に深呼吸して赤ちゃんに酸素を届けましょう!

と、学生さんも産婦さんと一緒に深呼吸してあげよう

- 足浴

状況にもよるけれど、産婦さんがリラックスできるので、アロマたらして足浴をすることもある!

▷ 出産時、学生さんが見学すること

☆セミファーラー位（仰臥位低血圧症候群を予防するため）で行うよ！腰痛のある人は左側臥位でもOK！

15〜30度

この理由は指導者さんによく聞かれるところ…!!

手にぎってたり声かけしてね♡

137 13

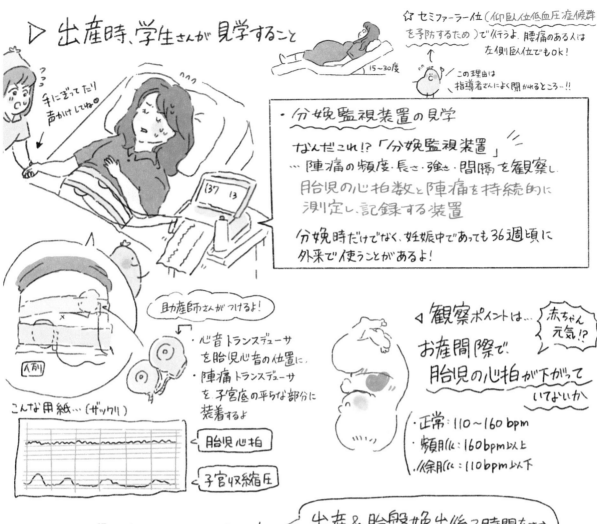

・分娩監視装置の見学

なんだこれ!? 「分娩監視装置」
… 陣痛の頻度・長さ・強さ・間隔を観察し、胎児の心拍数と陣痛を持続的に測定し、記録する装置

分娩時だけでなく、妊娠中であっても36週頃に外来で使うことがあるよ！

助産師さんがつけるよ！

（人形）

・心音トランスデューサを胎児心音の位置に
・陣痛トランスデューサを子宮底の平らな部分に装着するよ

こんな用紙…（ザックリ）

→ 胎児心拍
→ 子宮収縮圧

◁ 観察ポイントは… 赤ちゃん元気!?

お産間際で胎児の心拍が下がっていないか

・正常：110〜160bpm
・頻脈：160bpm以上
・徐脈：110bpm以下

・分娩後、2時間の観察 ← 出産&胎盤娩出後2時間をさす。

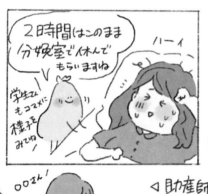

2時間はこのまま分娩室で休んでもらいますね

ハーイ

学生さんもこまめに様子をみてね

娩出♡

Bye

胎盤

つかれた…

一番身体の変化が大きい時期であり注意!!

◁ 助産師さんが1時間後、2時間後に観察を行う

・バイタルサイン、意識状態、気分不良、疲労感、顔色、後陣痛の有無 など

◁ この2時間で注意することは、弛緩出血をはじめとする**母体の大出血**などの危険があるため、出血量やバイタルサインなど把握しておく必要がある

大出血のときは"SI"を把握しておくといいよ!!

SI（ショックインデックス、ショック値）

脈拍/収縮期血圧…1以上でショックであり輸血の準備

たとえば血圧が120で脈拍120とか

1を超えるとヤバイ…!!

○○さん

7. 産婦人科

▷ 出産後にやること ⟨ 学生さんも一緒に行うかも！ ⟩

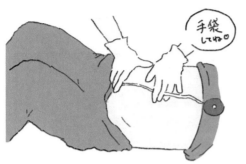

手袋してね◎

『子宮底長の測定』

○ 離椎床後であれば、排尿をすませてもらう（膀胱内に
　尿がたまっていると子宮底が上昇するため）

○ 仰臥位で両膝を立てる

○ 耳心骨上縁にメジャーの「0」をあわせて、
　子宮底までの長さを測る

⟨ 臍下2〜3横指 と測ることもあるよ！ ⟩

露出には配慮を♡ カーテンやバスタオルで

⟨ 高さは？硬さは？ ⟩

⟨ 出産後から子宮の大きさが戻っていく（子宮復古）ので順調かみていくよ！ ⟩

『子宮底の確認』

手袋をして手掌でお腹を角虫るよ!!

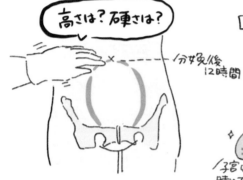

×分娩後12時間

子宮収縮良好時は硬式テニスボールくらいの硬さ

|観察| ○子宮体部の大きさ　○子宮底の位置
　　　○硬さ（子宮が収縮してコリコリして
　　　　硬くなっているか、腹壁が柔らかいと
　　　　子宮収縮不良の可能性あり⤵）

☆分娩直後の子宮底長，11〜12cm
☆子宮底の高さ，臍下2〜3横指

⟨ ポイント ⟩
測定時に正常な子宮復古を念頭に
おきながらアセスメントしていくよ♡

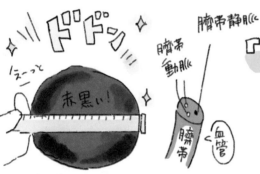

ドドン
すーっと
赤黒い！

臍帯静脈
臍帯動脈
臍帯
血管

『胎盤計測』 ⟨ 赤ちゃんはどんな環境だったかな?? ⟩

・胎盤が母体に残ることで起こり得る
　母体の異常を早期発見するため、
　（子宮復古不全，弛緩出血，産褥熱など）

・妊娠、分娩による胎内環境を知る

・胎盤母体面の形状，
　長径・短径・厚さなど計測

・胎児面だと臍帯付着部位，
　臍帯血管，臍帯結節の確認など
　↳ 結び目がある。

⟨ バラバラだよ ⟩

○正期産の胎盤の重さ：約500g
○ 〃 の直径の平均：19cm（10.5〜24.5）
○臍帯（へその緒）の長さ：約50〜60cm

新生児ケア

必ず覚える
新生児のバイタルサイン

※女児の新生児で性器から帯下や出血が少量みられることもあるけど、出血が多くないときは様視でOK（女性ホルモンの影響）

便の色

・生後1〜2日 → 胎便

粘性（ネバっとしてる）

・生後3〜4日 → 移行便

緑褐色

・生後3〜5日 → 普通便

黄色で泥状

体温
赤ちゃんの体温が低いのはよくない
・36.5〜37.5℃
・3〜4時間後：36.5〜37.5℃

呼吸数
・40〜50回/分
胸部に軽く手をそえて測定

"❤"心拍数
・120〜140回/分
（心雑音の有無も確認）

皮膚
・出産直後は湿潤しており、みずみずしい
・生後2〜3日 → 乾燥ぎみになる

あとこれ!! 大事な!黄疸!

・黄疸の観察
※血液型不適合妊娠で黄疸が起きやすいこともポイント!

「生理的黄疸」
肌や白目が黄色くなるよ

・生後2〜3日
→ 肉眼的に認められる

・生後4〜5日
→ ピーク!!

・生後7〜10日
→ 消失

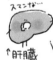
スマンな…
↑肝臓
肝臓でビリルビンを処理する能力が低いため、血中ビリルビン濃度が上昇するよ（だから皮も乾燥する）

間接ビリルビンが脳に沈着して脳障害を起こす危険性がある＝核黄疸（ビリルビン脳症）

「これ何のためにするの?」ってきかれる可能性あり!

「ミノルタ測定」ってよく呼ばれてる…
◁ 黄疸計（経皮ビリルビン濃度測定器）で額や前胸部で測る
⇩
・異常のときは、血液検査（ビリルビン検査）を行う
⇩

［光線療法］
・ビリルビンが沈着した皮膚に光線を当てることで、ビリルビンを分解し、血中に取り込んで排泄しやすくする（核黄疸のリスクが高いとき行う）
これ。

▷体重測定

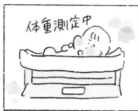
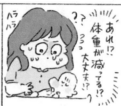
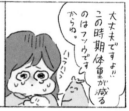

原則は、授乳前に裸で測定

体重測定中

○ 生後3〜5日ごろ、
出生体重の5〜10%、
体重が減るよ！

※ 体重減少率：(出生時体重−現在体重)/出生体重×100.

→ "生理的体重減少"

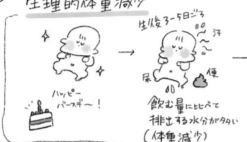

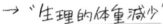

生後3〜5日ごろ　　5日以降

ハッピー
バースデー！

飲む量にヒヒベて
排出する水分が多い
(体重減少)

体重が戻っていく
そのあとは増えていく

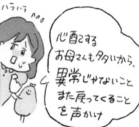

心配する
お母さんも多いから、
異常じゃないこと
また戻ってくること
を声かけ

▷ケイツーシロップを飲む理由

一般名は
ビタミンK2
シロップ剤

生まれた直後の新生児はビタミンKの貯蔵
が少ない。母乳に含まれるビタミンKも少ない
ので のんで
もらう

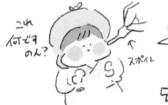

これ
何です
のん？

↑スポイト

一言で言うと…

新生児のビタミンK欠乏による出血の予防！

⇨ 頭蓋内出血、消化管出血を防ぐため！生まれてすぐ、退院前 退院後も
継続してのませるよ ✦

▷反射(原始反射)

"これ何の反射？"
ってきかれるかも

脳の中枢の発達(中枢神経系)
の状態を表す指標になる

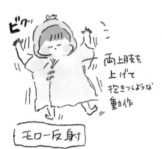

ビク

両上肢を
上げて
抱きつくような
動作

天使か！？
いや、反射です。

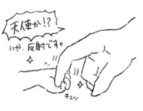

キュッ

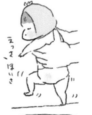

えっちら
ほいさ

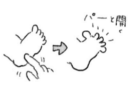

パーと開く

モロー反射

・音や振動などの刺激で
起こる (カワイイ)
・生後4ヶ月頃まで

把握反射

・手にものが触れると握る
ような動作 (カワイイ)
・生後3ヶ月頃までみられる

原始歩行

・新生児の腋窩を
支え起こし立たせて足を床に
つけて前傾させると
歩くような動作をする(カワイイ)

バビンスキー反射

・足底に触れると
足の指を開いて
反り返る
(カワイイ)

沐浴指導について

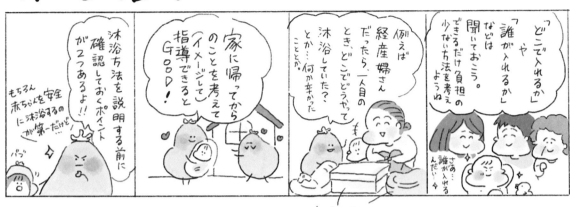

※ ベビーバスや
衣装ケースとか色々方法はあるよ！
（作者は腰痛があったので洗面台をキレイにしてそこで沐浴してたよ）

確認しておきたいこと

- どこで入れる？（冬場寒くない？，排水しやすい場所？ 着替えセッティングしておく場所ある？ など）
- 何で入れる？（ベビーバスなど準備できてる？）
- 誰が入れる？ など

お母さんの負担が
少なくなるよう作戦を
ねる…！！

[沐浴方法]

① 赤ちゃんが沐浴できる状況かチェック

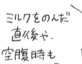

ミルクをのんだ
直後や、
空腹時も
さける

・高熱（37.5℃以上）や、
ぐったりして元気のない
ときは避けようね

沐浴の目的

- 皮膚を清潔にして感染予防！
- 全身観察して異常を早期発見する
- 赤ちゃんとのスキンシップ
- 血液循環の促進、新陳代謝を促す

② 必要物品を準備

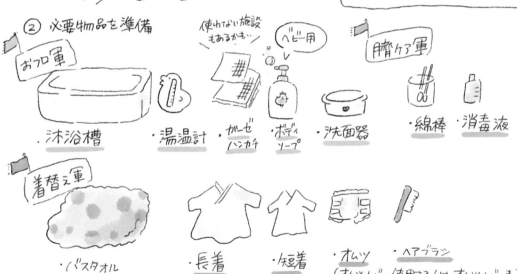

おフロ軍
・沐浴槽 ・湯温計 ・ガーゼ ハンカチ ・ボディ ソープ ・洗面器 ・綿棒 ・消毒液

使わない施設もあるかも

ベビー用

臍ケア軍

着替え軍
・バスタオル ・長着 ・短着 ・オムツ ・ヘアブラシ
（オムツカバー使用する人は、オムツカバーも）

③ 環境を整える: 室温24-25℃, 湿度50~60%

④ 沐浴槽の準備

温度は38~41℃

※ 湯温計 + 自分の肘でも必ず確認する

大切

⑤ **着替えを準備しておく** ← これ、スムーズに行うためにめっちゃ大事

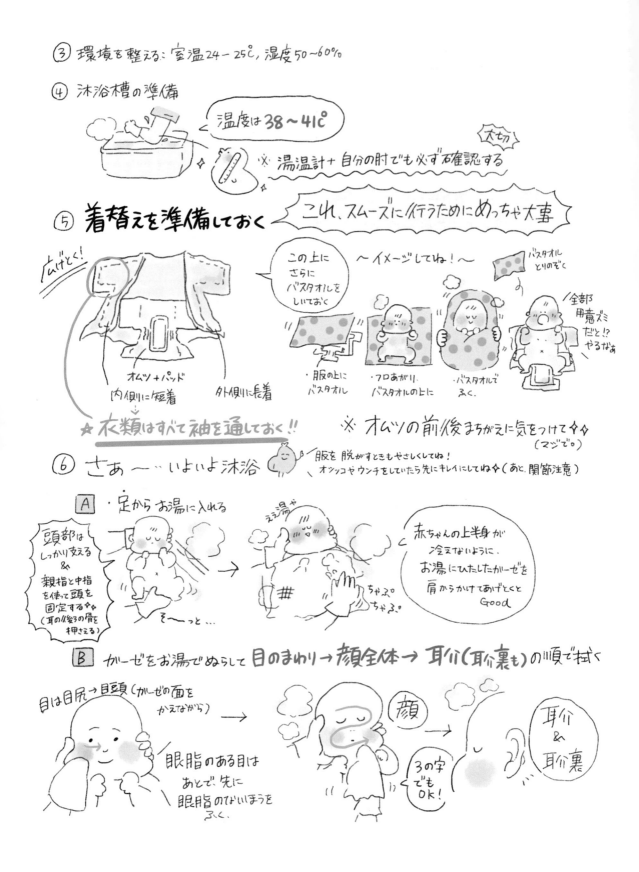

広げとく!

この上にさらにバスタオルをしいておく

~イメージしてね!~

バスタオルとりのぞく

・服の上にバスタオル

・フロあがり、バスタオルの上に

・バスタオルでふく.

全部用意ズミだと!?やるなぁ

オムツ + パッド
[内側に短着]
外側に長着

★ 衣類はすべて袖を通しておく!!

※ オムツの前後まちがえに気をつけて◇◇
（マジで。）

⑥ さあ～いよいよ沐浴

服を脱がすときもやさしくしてね!
オシッコやウンチをしていたら先にキレイにしてね◇（あと、関節注意）

A ・足からお湯に入れる

頭部はしっかり支える & 親指と中指を使って頭を固定する◇◇（耳の後ろの骨を押さえる）

えい湯や

赤ちゃんの上半身が冷えないように. お湯にひたしたガーゼを肩からかけてあげとくとGood

ちゃぷ.
ちゃぷ.

B ガーゼをお湯でぬらして **目のまわり → 顔全体 → 耳介（耳介裏も）**の順で拭く

目は目尻 → 目頭（ガーゼの面をかえながら） →

眼脂のある目はあとで. 先に眼脂のないほうをふく.

顔

3の字でもOK!

耳介 & 耳介裏

© **頭を洗う**

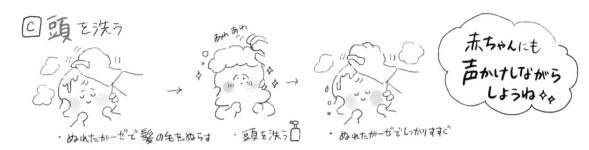

・ぬれたガーゼで髪の毛をぬらす　　・頭を洗う　　・ぬれたガーゼでしっかりすすぐ

赤ちゃんにも
声かけしながら
しようね✧

D **身体を洗う**

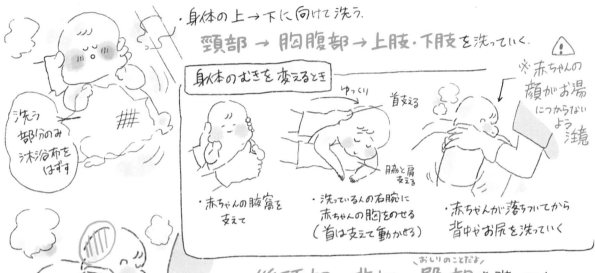

・身体の上→下に向けて洗う.

頭部 → 胸腹部 → 上肢・下肢 を洗っていく. ⚠

身体のむきを変えるとき

あわあわ

洗う
部分のみ
沐浴布を
はずす

ゆっくり　首支える

腋と肩
支える

※赤ちゃんの
顔がお湯
につからない
よう
鏡

・赤ちゃんの腋窩を
支えて

・洗っている人の右腕に
赤ちゃんの胸をのせる
(首は支えて動かせる)

・赤ちゃんが落ちついてから
背中やお尻を洗っていく

おしりのことだよ
《後頭部→背部→臀部 を洗っていく

・背中は 円を描くようにくるくると✧

男の子は.
陰茎のうしろ,睾丸の
しわ.
女の子は
陰唇の汚れを
しっかりおとす

☆ 沐浴槽から出る前に10秒ほど,つからせて,かけ湯をして石けん成分をおとす

⑦ 赤ちゃんをお湯からあげて,バスタオルでくるむ

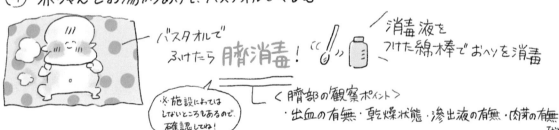

バスタオルで
ふけたら **臍消毒!**

消毒液を
つけた綿棒でおヘソを消毒

※施設によっては
しないところもあるので
確認してね!

〈臍部の観察ポイント〉
・出血の有無・乾燥状態・滲出液の有無・肉芽の有無
など

⑧ 臍消毒が終わったら,衣類を着せて片付け.

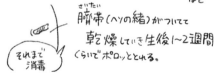

さいたい
臍帯(ヘソの緒)がついてて
乾燥していき生後1～2週間
くらいでポロッととれる.

それまで
消毒

7.
産婦人科

産褥期のケア
（さんじょくき）

って何を見ればっ…!?

産褥期とは…
出産後、身体が
妊娠前の状態に
回復する時期のこと

授乳には子宮復古を促進
する効果もあるよ♦

乳房トラブルがないか観察

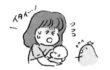

・乳汁分泌状態

（産褥2～3日目から
乳房緊満感がでる）

・擦過傷、水疱、びらん、
亀裂、咬傷などないか

産褥復古の観察

・子宮底測定（測定方法は、p.146 参照）

・子宮収縮の程度
（硬ければOK）

産褥日数	恥骨結合部上縁からの長さ	子宮底の高さ
分娩直後	約12cm	臍下2～3横指
〃 12時間	約15cm	臍高
産褥1～2日	約12cm	臍下1～2横指
3日	約12cm	臍下2～3横指
4日	約10cm	臍と恥骨結合上縁との中央
5日	約9cm	恥骨結合上縁3横指
7日	約7cm	わずかに触れる
10日以後	腹壁上から触知できない	
6週目	ほぼ妊娠前に戻る	

パッド使用

悪露の観察
（おろ）

1週間ほどで
排出されることが
多いよ

後陣痛、創部痛の観察
（こうじんつう）

・子宮が元の大きさに戻ろうと
収縮する痛みが後陣痛。

★ 初産婦さんより経産婦さんのほう
が痛い…（初産より経産婦さん
のほうが子宮収縮するスピードが速い）

⇨ 痛くてOK！だけど
あまりに痛いときは助産師さん
に相談しよう…

鎮痛剤を使用することも
あるよ

☆量がどんどん減っていけばOK

・産褥1～2日目：赤色悪露
・〃 3日～1週：褐色悪露
・〃 1～3週目：黄色悪露
・〃 3～5週目：白色悪露

産褥期ケアの学生さんの観察ポイント & かかわりポイント

お母さんがどんな風に赤ちゃんに声をかけている?

・赤ちゃんに「オムツ換えるね」や「カワイイね」とか言ってあげたりしよう

・お母さんの表情はどうかな?（愛おしそうか、何か辛そうかなど）

↳ 愛着はどうかの観察 ♡

赤ちゃんの抱き方、頭の支え方は大丈夫かな?

（ご家族にも安全な抱っこを伝えてあげたり…）

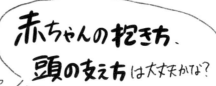

学生さんからの声かけ

『赤ちゃんカワイイですね』

など、赤ちゃんをほめることはお母さんもうれしい…✿

・新生児室にいる様子を伝えてあげるのもうれしい…

・赤ちゃんが泣いているときも「よく泣いていて、元気がいい」と前向きな声かけを.

お母さんのペースを守ろう.

お母さんはとにかく眠いよ!!

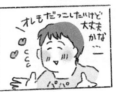

・眠っていたら起こさず、助産師さんが訪室したあとやごはんのちょっと前とかタイミングを狙う✦✦

家族背景の聞き方注意!!

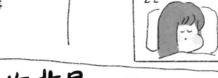

※ その人に応じた環境で安心して子育てするためにはどうしたらいいか考える

・いろんな背景があるので**カルテから情報はとっておく**. パートナーがいるか、キーパーソンはいるか? それに応じた声かけを行うようにしようね

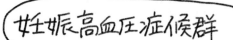

妊娠高血圧症候群

（HDP）

塩分制限 などが 必要になって くるよ

血圧上昇 （↑）

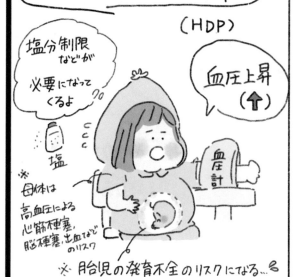

※ 母体は 高血圧による 心筋梗塞, 脳梗塞, 出血などのリスク

※ 胎児の発育不全のリスクになる…

・妊娠に伴って生じる高血圧 （妊娠5ヶ月頃から）
（収縮期 ≧ 140mmHg, 拡張期 ≧ 90mmHg）

・血圧上昇または 血圧上昇＋タンパク尿 を伴っているかなどで診断される.

尿検査で尿タンパクが出ても すぐに妊娠高血圧症候群と 決めつけず, 血圧・体重増加・浮腫 なども観察しようね♡

・リスクには 母体年齢（高年齢・低年齢）, 初産婦, 肥満 などがある

・もともと高血圧だったり, 糖尿病や腎臓の病気 がある人もリスクが 高くなるよ♡

看護のポイント◎

高血圧の管理と母体のバイタルサイン測定

が重要

・安静を基本とし, 食事療法と薬物 療法を行う（薬による急激な血圧低下注意）

○ 塩分は 7～8g/日 程度

さけたほうが いいもの

など

スナック菓子, インスタント食品　　ちくわやはんぺん など練りもの　　ベーコンや ウインナーなど加工肉

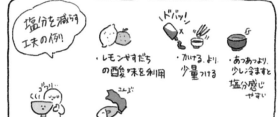

塩分を減らす 工夫の例

・レモンやすだち の酸味を利用　　・かける. より. 少量つける　　・あつあつより. 少し冷ますと 塩分感じ やすい

・ラーメンの 汁はのまない　　・出汁のうまみ を利用する

🍚 食事指導

～ 塩分のとりすぎ・食べすぎに注意しよう ～

○ BMI（非妊時）を計算して. それを元に 体重増加の目安やエネルギー摂取量（カロリー） を決める.

○ タンパク質は理想体重 ×1.0g/日 で算出 （タンパクとりすぎると腎障害が心配…）

食べすぎないための工夫

・噛む回数 を意識する （1口. 20～30回）　　・野菜を 多くとる　　・野菜から 食べる

子宮頸がん, 子宮体がん

【子宮】

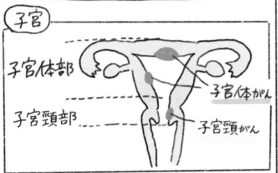

- 子宮体部
- 子宮体がん
- 子宮頸部
- 子宮頸がん

〔子宮頸がん〕
- 頸部の扁平上皮・円柱上皮 境界に生じることが多い
- 30〜40代に好発

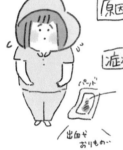

|原因| ・HPV感染
（ヒトパピローマウイルス）

|症状|
- 不正性器出血
- 性交時の接触出血
- 異常な帯下の増加

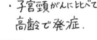
出血や おりもの…

〔子宮体がん〕
- 子宮内膜に生じる
- 子宮頸がんに比べて 高齢で発症.

早期 発見率が 低い

|原因| ・エストロゲンの長期的 刺激による子宮内膜の 異常増殖

|症状|
・子宮頸がんと同様だけど 閉経後に長く続く少量の出血

少量の出血が つづく…

※ 子宮頸がんも子宮体がんも 進行すると…

- 疼痛
- 膀胱障害・尿管障害
- 直腸障害 などもみられる

・子宮頸がんも子宮体がんも 治療は 手術(基本), 放射線療法, 化学療法 (などの薬物療法)

|手術| ・病期により切除範囲は広くなる.
・術後出血や 膀胱・直腸の神経障害 などの術後合併症に注意!

・肺塞栓症 を予防するために, 早期離床を促す ｜術後｜

|大事|
・子宮, 卵巣の摘出を伴うとき, 妊娠ができなくなることなど 喪失感への 心理的サポート が大事

〔看護のポイント♡〕

① 化学療法の副作用に 注意
・悪心, 嘔吐などへの対応, 観察点おさえといてね!

② 術後 ｜脚に多い♪｜

・手術でリンパ節を切除した場合は 浮腫が生じる
・子宮摘出などで排尿・排便障害 を生じる可能性あり

(排尿障害→用手膀胱圧迫の指導, 排便 " → 便秘予防の指導)

③ 社会・心理的ケア

・子宮の喪失は, ボディイメージの変容, パートナーとの関係性の変化 など さまざまな影響がある

→ 家族も含めた支援が 必要になるよ.

卵巣がん

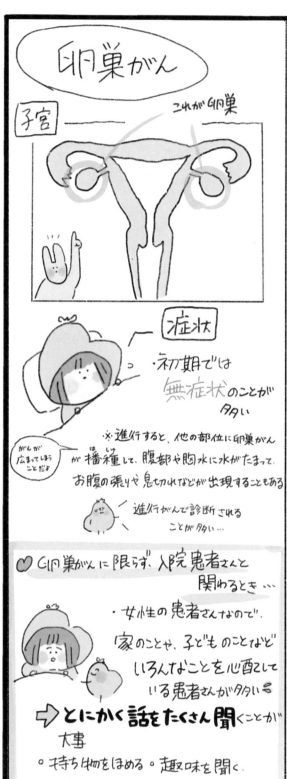

子宮 ── これが卵巣

症状

・初期では
無症状のことが
多い

※進行すると、他の部位に卵巣がん
が播種して、腹部や胸水に水がたまって、
お腹の張りや息切れなどが出現することもある

がんが
広まってしまう
ことだよ

進行がんで診断される
ことが多い…

♥卵巣がんに限らず、入院患者さんと
関わるとき…

・女性の患者さんなので、
家のことや、子どものことなど
いろんなことを心配して
いる患者さんが多い

⇒とにかく話をたくさん聞くことが
大事

○持ち物をほめる。○趣味を聞く。
○入院中に一緒にできることを探す

・卵巣を覆う表層上皮より発生する悪性
腫瘍

・胃がんからの転移性卵巣腫瘍のことを
クルッケンベルグ腫瘍とよぶ

（卵巣は、他臓器からの転移が多い。
とくに原発巣は胃が多く予後は不良）

治療は、
① 手術療法
② 化学療法
③ 放射線療法
が多いよ

〔看護のポイント♥〕

手術

・手術療法でリンパ節を切除した場合は
浮腫が起こる ── 脚の浮腫みが多いよ！

むくん
だ…

・皮膚の張りや乾燥、
だるさや疲れやすさ、しびれ
など観察

・卵巣の摘出で女性ホルモンの分泌が
低下して、ほてり、のぼせ、イライラ感、頭痛
なども起こり得る

イラ
イライラ…

化学療法 ・TC療法が標準レジメン。
（パクリタキセル＋カルボプラチン）

症状など観察

副作用
抗がん剤だよ
手のしびれ
とか

☆パクリタキセルには「過敏反応・末梢神経
障害、筋肉痛など」がある

☆カルボプラチンには「悪心、嘔吐、過敏反応、
骨髄造血抑制、腎障害など」がある

精神
心理面 ・治療方針によっては、ボディイメージが変わったり
自尊感情の低下など様々なストレスがかかる、
精神面への支援も重要！

治療が長期にわたることもある…

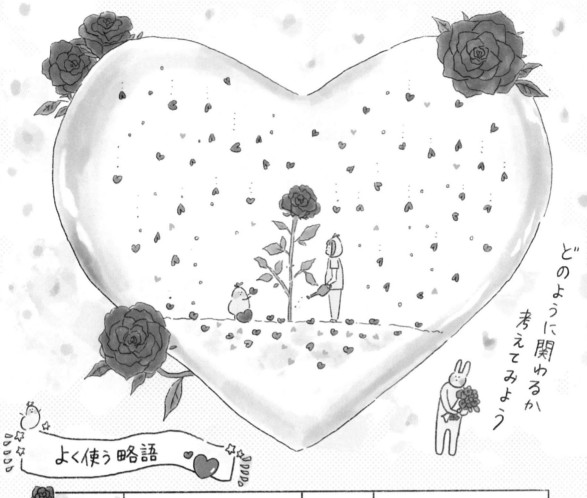

8. 精神科（精神看護学実習）

どのように関わるか考えてみよう

よく使う略語

ACT	包括型地域生活支援	MMPI	ミネソタ多面的人格目録
ADD	注意欠陥障害	PSW	精神保健福祉士
ADHD	注意欠陥多動性障害	PTSD	心的外傷後ストレス障害
APA	アメリカ精神医学会	SNRI	セロトニン・ノルアドレナリン再取り込み阻害薬
BD	双極性障害	SSRI	選択的セロトニン再取り込み阻害薬
BPD	境界性パーソナリティ障害	SST	生活技能訓練
ECT	電気けいれん療法	SZ	統合失調症
HDS-R	改訂長谷川式簡易知能評価スケール	TAT	絵画（主題）統覚テスト

＜精神科の病棟＞

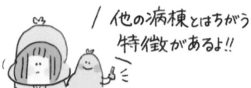 他の病棟とはちがう
特徴があるよ!!

開放病棟

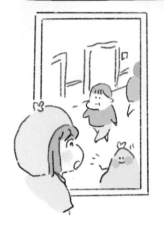

・開放病棟は出入口が施錠されていない ← つまりカギがかかっていないよ!

・一般病棟と同じように患者さんが自由に出入りできる

・患者さんの状態が安定している。患者さん自身が冷静で安全な行動がとれるときは開放病棟で治療を受ける

（・夜間は施錠して患者さんの出入りを制限している病棟＝"準開放病棟"とよぶ）

閉鎖病棟

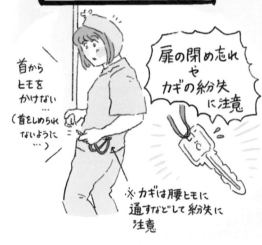

首からヒモをかけない…
（首をしめられないように…）

扉の閉め忘れやカギの紛失に注意

※カギは腰ヒモに通すなどして紛失に注意

患者さんの安全を守るためだよ!

つまりカギがかかっているよ!

・症状により、患者さんが行動をコントロールできず、危険な状態にいたるのを防ぐために、出入口をすべて施錠している

・カギが必要（病棟自体の出入口のほか、ナースステーションや診察室の扉にも!）

注意：扉を開閉するときは、患者さんの飛び出し行動に注意！

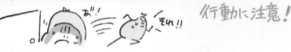

※持ち込み制限があるので、注意!!（次ページ参照）

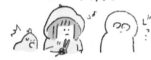

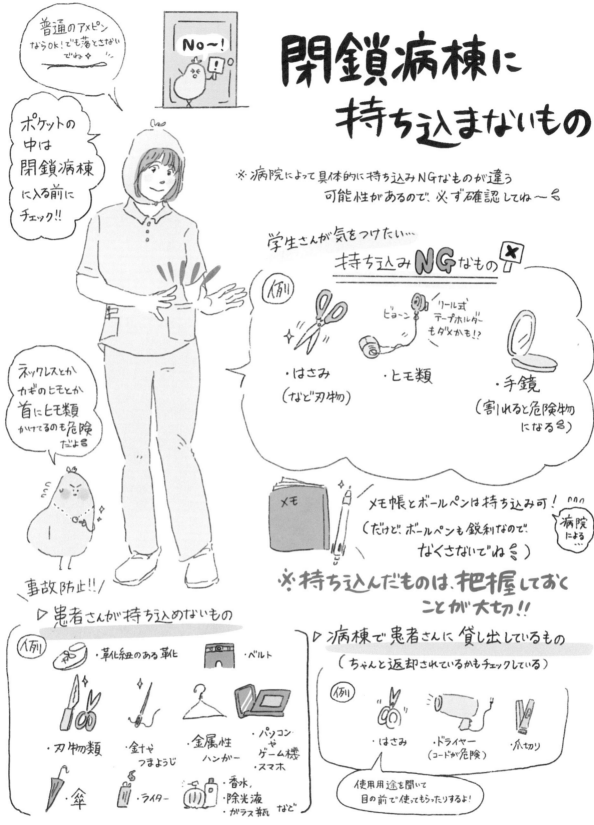

閉鎖病棟に持ち込まないもの

普通のアメピンならOK！でも落とさないでね♢

No〜！

ポケットの中は閉鎖病棟に入る前にチェック!!

※病院によって具体的に持ち込みNGなものが違う可能性があるので、必ず確認してね〜

学生さんが気をつけたい…
持ち込みNGなもの ✕

（例）

・はさみ（など刃物）

ビョーン リール式テープホルダーもダメかも!?
・ヒモ類

・手鏡（割れると危険物になる♢）

ネックレスとかカギのヒモとか首にヒモ類かけてるのも危険だよ♢

メモ
メモ帳とボールペンは持ち込み可！
（だけど、ボールペンも鋭利なので、なくさないでね）
病院による

※持ち込んだものは、把握しておくことが大切!!

事故防止!!

▷患者さんが持ち込めないもの

（例）
・革化紐のある革化　・ベルト
・刃物類　・金やつまようじ　・金属性ハンガー　・パソコンやゲーム機 スマホ
・傘　・ライター　・香水、・除光液 ・ガラス瓶　など

▷病棟で患者さんに貸し出しているもの
（ちゃんと返却されているかもチェックしている）

（例）
・はさみ　・ドライヤー（コードが危険）　・爪切り

使用用途を聞いて目の前で使ってもらったりするよ！

8.
精神科

＜精神科の病室＞　～どんな部屋があるの？～

―― … 施錠されている（一例）

※この見取り図は一例です
（どこにカギが必要か把握
　しておこうね♢♢）

部屋は…
- 窓が少ししか開かなかったり
- ドアノブはヒモがかけられないようになっていたり

離院、自殺予防されている

（個室）

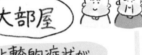

大部屋
- 比較的症状が落ち着いている患者さんが入院していることが多い

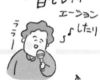

・皆でレクリエーションしたり♪

※ベッドが通れる通路があったり…

ナースステーション

扉を開ける前に、持ちものを見直そう！
あと、扉を開くときも、入ってからもカギ!!

患者さんの様子をみよう♢♢

共有スペース

（例）食堂や デイルーム 相談室 など

・ごはんを食べたり、内服したりするよ🍚
（個室で食べる人もいるよ）

（シャワー室）

・シャワーなどの入浴ができるよ♢
誘導に工夫が必要なこともあるよ

（個室）

・大部屋で症状が悪化するおそれのある患者さんは個室に入ることが多いよ
（個室のドアも施錠されていることがあるよ）

保護室
- 精神症状が活発で自傷他害のおそれがある人を保護するときに入る

- 頑丈なつくりの部屋でトイレもある
- 自殺予防、事故予防に様々な工夫がされている

（例：壁や床がやわらかい素材でできている。
　　シーツなどを使用しない。
　　監視用カメラ使用　など）

カギの管理に注意しよう!!

＜入院形態＞ざっくり説明すると…

任意入院

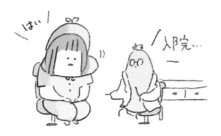

- 本人の同意に基づく入院
- 精神保健指定医の診察は不要

医療保護入院

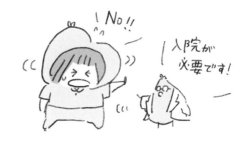

- 医師からみて入院が必要な病状だが、本人の理解と同意が得られない場合の入院
- 本人の同意がなくても、精神保健指定医が入院の必要性を認め、保護者が入院に同意したときの入院

措置入院

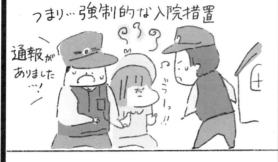

つまり…強制的な入院措置

- 精神疾患があり、自傷他害のおそれがある場合
- 2名以上の精神保健指定医の診察の結果が一致して入院が必要と診断されたとき

緊急措置入院

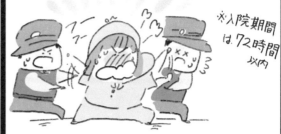

※入院期間は72時間以内

- 精神疾患があり、自傷他害のおそれがある場合で、正規の措置入院の手続きがとれず、かつ急を要する入院
- 精神保健指定医（1名）の診察は必要！

＜精神疾患をもつ患者さんとの基本的な関わりかた＞

※ コミュニケーションや信頼関係を築かねば…！と思うかもしれないけど、焦らず患者さんの
ペースで関わることが大事♡

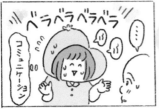

一方的に話さない
（ストレスがかかってしまう）

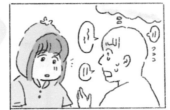

患者さんの体験していることに否定も肯定もしない
（p. 170 参照）

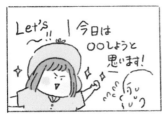

学生だけの視点で看護介入を行わない

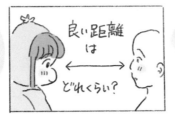

患者さんとの距離を考える

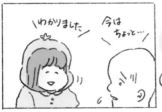

ゆっくり受け入れる姿勢、
（安心できる人と思ってもらう）

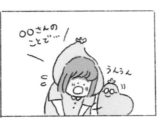

一人で対応しないと！と思い込まないでね

一人で抱えこまず指導者さん、教員に相談する

＜こんなとき … どうするっ!?＞

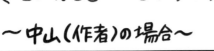

実習の実際の関わり合いで困ったことを例に考えていくよ！

〜中山（作者）の場合〜

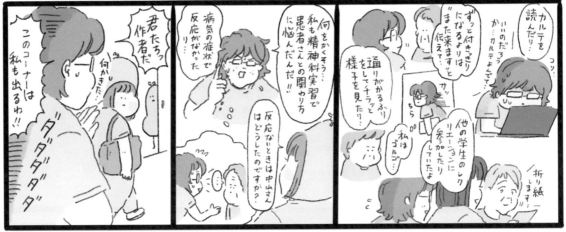

例① 「反応がないとき」

日々の変化や、なぜぼーっとしているのか把握しよう

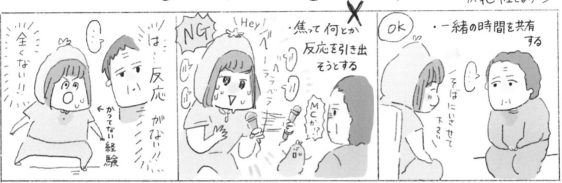

・症状によって返事をする気力がなかったり、薬の影響でぼーっとしたり、解離状態、幻覚、妄想に集中し問いかけに反応できない可能性がある

> ただし… 一緒にいることで患者さんに緊張や嫌悪感があるなら、少し距離をおくなどしよう

（ポイント）
・焦って何かを引き出そうとしない
・一緒にいる時間を共有する（患者さんのささいな変化がないか観察する）

そばにそっといると… "これでいいのか!?"って思うこともたくさんあるかもしれないけどそれでいいんだよ…♪

例② 「暴言・暴力があったとき」

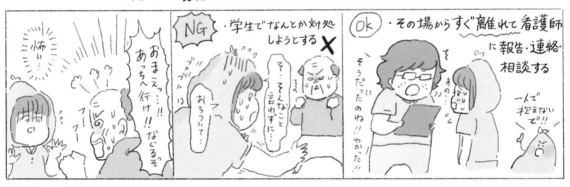

（ポイント）・学生一人で対処せず、すぐに報告・連絡・相談!!

（看護師多人数で対処するケースもある!）

ひどく傷ついてしまうこともあるかもしれないけど／がんばって関わろうとしたんだよ／学生さん自身が悪いわけじゃないよ!!

・抱えこまずに患者さんが何に刺激を受けたのか、言動などを冷静に振り返ってみよう

例③「幻覚，妄想があるとき」

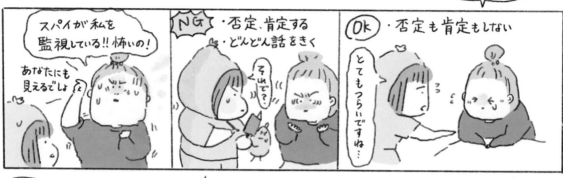

これに関しては P.170 参照

- （ポイント）・あまり長い間会話をせずに、適宜話を切り上げて退室することも大事♥

↳ 妄想がどんどん進んでいく可能性がある（症状の悪化）

↳ ただし、他人や自分を傷つけるような命令の幻聴は指導者さんに報告しよう（安全の確保は第一!!）

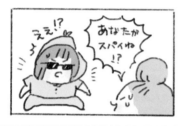

◁ もし、妄想の対象にされたら…
指導者さんにすぐ報告しよう
（患者さんの病状を悪化させないためにも、担当を変える対処が必要になるケースだよ）

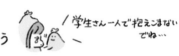
学生さん一人で抱えこまないでね…

例④「患者さんから好意・依存の対象にされたとき」

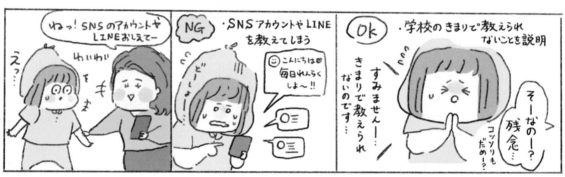

- ・境界性パーソナリティ障害などの患者さんで、学生を独占しようとしたり、困らせる、引きつける行動をとることがある

↳ トラブルにつながる可能性…

さらに…
距離は大事!!
- ・物理的に患者さんと距離をとったり
- ・指導者さん、教員に相談し指示を仰ぐ

（ポイント）・基本的にパーソナルデータは、「教えない」と「受けとらない」♥

例⑤「患者さんのやる気が出ないとき」

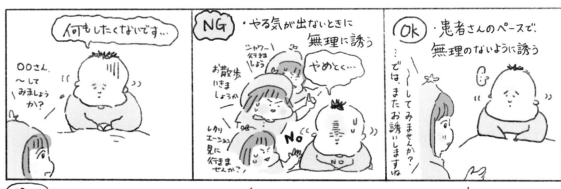

ポイント
- うつ病の症状、統合失調症の陰性症状などで、やる気が出ない患者さんは多い。
- 患者さんは疲れやすいので、休息が必要になる。
- 励ましたり、無理に活動力を促さない。患者さんのペースで無理のないよう関わっていく

（経過をみながら、少し元気が出てきたときは、患者さんの気持ちに寄りそいながら、背中を少し押してみてもいいかも…♡）

学生さんが来ると喜ぶ患者さんは多いよ

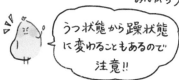

「頑張りましょう」などの励ましは、応えられないことで余計に落ち込む可能性あり…

※しばらく休息をとってもやる気が出ない状態がつづくようなら、少し積極的に誘ってみてもいいかも…
（いずれも、患者さんの様子をみながら）

うつ状態から躁状態に変わることもあるので注意!!

例⑥「患者さんに何も問題がないように見える」

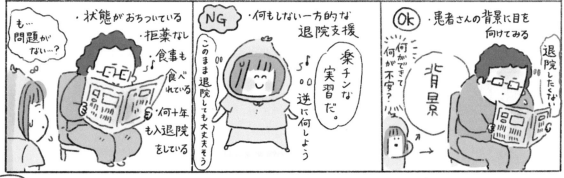

ポイント
- 何十年も入院している患者さんなどで、一見何も問題がないように思えるが、「なぜ入院しているのか」という、患者さんの背景に目を向けて支援を考えていく。
（退院への患者さんの気持ち、日常生活能力 など）

- 一見落ちついていても、なぜ入院しているのか考える。退院後の生活を想像し、生活能力の把握や気持ちを考える

＜よく聞く…〝否定も肯定もしない〟って何…？＞

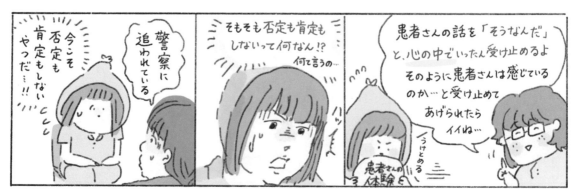

- 幻覚（幻視や幻聴）や妄想に対しての姿勢は、〝否定も肯定もしない〟
- 患者さんの体験していること自体を否定したり肯定する必要はない

（病状が悪化するリスクも あるしね…）

つらいですね… とか…

患者さんの体験していることより、その体験をしている患者さんの気持ちに目を向ける

これで〝乗り切ろう〟！！

☆具体的なフレーズは、「それは怖かったですね」「それは困りましたね」「嫌な思いをされましたね」

••＜こんな時もあるっ！！＞•••   NG例

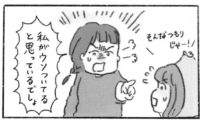

- 否定していないつもりだったのに、否定していると思われた

  → 妄想を話してくれたときに、軽く受け流したり、サッと別の話題にそらすことで、患者さんは〝自分が伝えたことを否定された〟ように感じることもある

  OK ⇨ 妄想の根底にある患者さんの「不安」をまず受け止めてあげよう。

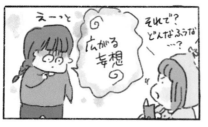

- どんな妄想か、細かく聞いていく、肯定する

  → 妄想がすすんでしまう

ここ大事！！ 距離はとる！！

ポイント 学生さんは… ・物理的、心理的に距離をとる
・〝不安〟に対しては受容的な態度で、気分転換など図れるように伝える（ストレスによる病状の悪化を防ぐ）

～皆、どうやって過ごしてた？～

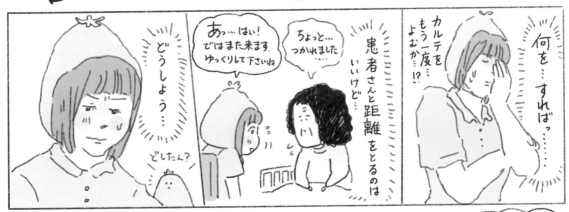

＜皆、どうやって過ごしていたの…？＞

患者さんのそばにいるときは、疲れさせないよう注意しようね

例

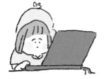

・カルテを読む

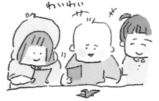

・他の学生さんのレクリエーションに参加（ゲームなど）

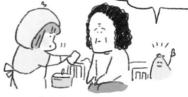

・（患者さんがよければ）環境整備、整理整頓

・患者さんと1日のスケジュール作り

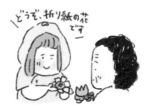

・折り紙や、ちぎり絵、ぬり絵

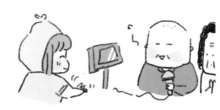

・病棟レクリエーションに参加

＜病棟レクリエーションって何…？＞

大切

※ レクリエーションを通じて関係づくり、患者さんの様子（表情や言動など）を観察するよ！

・気分転換や不安の緩和、作業療法の一環 として取り入れられる

・なるべく多くの患者さんが参加できるプログラムが組まれる

例 ・季節感のあじわえるもの（花見のちぎり絵、七夕の短冊、クリスマスなど）

　・カラオケ、ゲーム（オセロやトランプなど）、習字、読書 など

＜プロセスレコードって何ですか!?＞

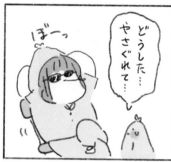
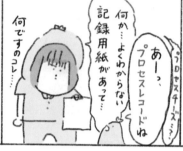
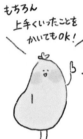

ぼーっ

どうした…
やさぐれて…

何ですのコレ…

記録用紙があって…

何か…よくわからない

あーっ、
プロセスレコードね

プロセスレコーズ…?

もちろん
上手くいったことを
かいてもOK!

プロセスレコードは
「自分の行為の振り返り」で、
自分の行った行為に
対して、どんな結果
だったのか明確に
していくよー!

～どんなときにプロセスレコードを書くの?～

- なんとなく気になった場面がある〔例:患者さんに拒否された場面〕
- 患者さんに変化がみられたとき〔例:患者さんが楽しそうだった場面〕
- 患者さんに何が起こっているのかわからないとき〔例:患者さんに反応がなかった場面〕など…

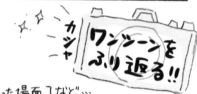

カシャ
ワンシーンを
ふり返る!!

＜プロセスレコード書き方 例＞

下に書くシーンに至る
前段階の情報

なぜこの場面を振り返る?

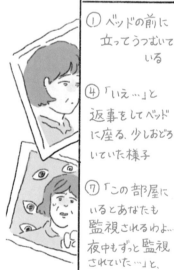

学校によって、
記録用紙が
ちがうかも。

場面の状況	朝.患者さんにあいさつ.様子を見るために訪室.		再構成の理由	患者さんが部屋から出て初めて笑顔になったため

患者の行動	学生の思い	学生の行動	分析・考察
① ベッドの前に立ってうつむいている	② 何か気になることがあるのかな? 部屋に入っていいかな	③「Yさん.何が気になりますか」と肩を軽くたたく	①～④ 患者さんをおどろかせてしまった.少し距離のあるところから、一度声をかけて部屋に入ってもいいか確認したほうが良かったように思える
④「いえ…」と返事をしてベッドに座る.少しおどろいていた様子	⑤ 表情が暗いように思える 幻聴が聞こえているのかな	⑥「少ししんどそうなので、そばにいてもいいですか?」	
⑦「この部屋にいるとあなたも監視されるわよ.夜中もずっと監視されていた…」と、うつむきながら話す	⑧ 幻聴があるようだ. 夜中もずっと監視されていると感じて、しんどかっただろうなぁ…	⑨「では、この部屋を一緒に出て少し散歩してみませんか?」	⑦、⑧ 夜間から幻聴があったとのことで、夜間睡眠がとれていなかった可能性がある
⑩「そうね…けど―」			

〈治療の"アドヒアランス"が大事…!?〉

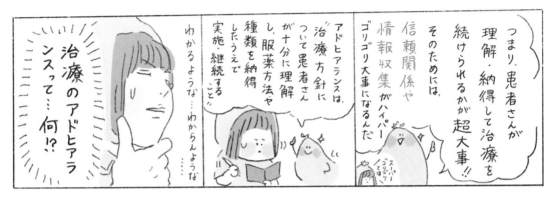

〜 患者さんが、理解・納得したうえで治療を行うために把握しておきたい **5つのコト** 〜

1. 現在の処方薬について		・抵抗感なく服用できているか（抵抗感はあるが服用できている場合がある） ・「今の薬、飲みにくさとかないですか?」と聞いてみる →患者さんの想いを聞いたり、様子をみてみる **注** ・飲めていそうでも、口の中にかくして吐いちゃうこともある…
2. 入院治療にいたる背景（過去）	この薬は効かないと思って中断していた過去…	・入院治療にいたる背景に服薬中断や、治療に対する不信感がないかを把握
3. 現在の薬物治療に対する想い（未来も）	退院したらのまないつもり… ここだけの話… ヒソヒソ	・現在の薬物治療への想いを把握（"なぜそう思うのか"まで聞けるとGood♪）「薬の効果だと感じることは何か」「薬のことで困っていることはないか」などきいてみよう
4. 現在、処方されている薬剤について	何をいつ、どれくらいのんでる? 作用・副作用は?	・現在の定期薬、臨時薬の 薬剤名・処方量・服薬回数・作用・副作用 は把握しておこう ・副作用の症状によっては採血データも確認しよう
5. 患者さんが希望する将来は…?	大学に行って一人ぐらし	・医師の治療方針も確認した上で患者さん自身が描いている将来像（目標、夢）はどうか、退院後の生活、将来像を視野に入れて援助プランを考えてみる

8. 精神科

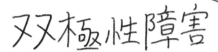
双極性障害

（※以前は躁うつ病と呼ばれていたよ）

躁状態

考えが次々と、方向も決まらずほとばしる

・観念奔逸

・行為心迫

└ 多弁、多行為

誇大妄想

・気分の高まり

・活動的

（誰かとなんとなく話しかけたり、機嫌がいい状態）

・万能感

うつ状態

・抑うつ気分

・思考制止

・睡眠障害

・日内変動

とくに朝は落ちこみやすい…

・自殺企図

・微小妄想

・心気妄想、罪業妄想、貧困妄想を指すことが多い

実際に健康でも重い病気だと思い込む

自分が行ったことが罪であったのではないかと自分を追い詰める

／自分は悪いことをしてしまった…

お金に関して心配ごとを抱く（しっかり収入があってもお金が少なくて生活できないと思ったり）

お金が足りない…

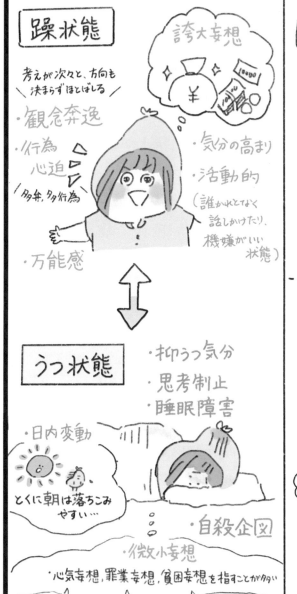

定義

・躁状態とうつ状態が繰り返し交代して出現する

・若い時期（20代など）の発症が多いとされている

病因

・神経伝達物質（セロトニン、ノルアドレナリン）の働きが何らかのストレスにより、鈍化すると考えられている（未解明な部分も多い）

－治療の原則－

・治療の見とおしを明らかにし、休息が重要なことを理解してもらう

・希死念慮、自殺企図は症状の極期よりも発症初期と回復期、躁からうつへの移行期に危険性が高まる

看護のポイント

・抗うつ薬を内服している場合

→抗コリン症状（排尿困難、便秘、口渇など）に注意。血圧が低下することもあるため、急に立ち上がらないように指導

下剤をたくさん飲んでることもあるよ

・抗躁薬の炭酸リチウムを内服している場合

→悪心、嘔吐、下痢、めまい出現はリチウム中毒の可能性あり。

対応

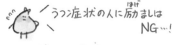

うつ症状の人に励ましはNG…！

・励ますよりも、共感的な言葉をかける

・うつ状態のとき、長時間面接よりも、簡単なあいさつなど、短時間に何回かに分けて訪室するほうがイイ…

・家族への退院指導で、患者の言動の変化に注意するように伝える。

統合失調症

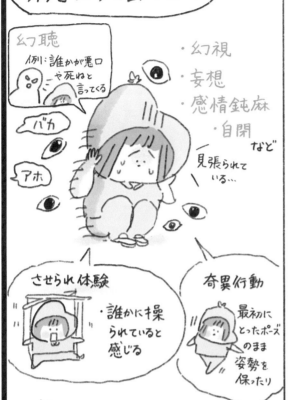

幻聴
例: 誰かが悪口や死ねと言ってくる

バカ

アホ

・幻視
・妄想
・感情鈍麻
・自閉
　など

見張られている…

させられ体験
・誰かに操られていると感じる

奇異行動
最初にとったポーズのまま姿勢を保ったり

ちなみに
・幻覚妄想など際立って異常な症状
　＝陽性症状

・意欲低下など、目立たないが慢性期になって前景に立ってくる症状
　＝陰性症状　という

・20代の発症が多いとされている

・神経伝達物質である ドパミン との関連が深い

・両価性（アンビバレンツ）を多く認め、病識がない

> 例えば… 憎しみと愛情、憧れと侮蔑のような相反する感情が同時に起こって、それが苦しみの元になったりする

・急性期には、不安などの感情障害がみられることもある

・薬物療法を受けている患者さんでは以下のことに注意しておく

① 悪性症候群 に注意!!　【大切】

・意識障害、原因不明の高熱、発汗、筋硬直などがないか観察していく!!
（→医師指示により服薬中止の可能性あり）

② 手指の振戦を認めた場合は、パーキンソニズムが考えられるため報告
（→医師指示により、服薬減量の可能性あり）

看護のポイント

♡ 患者さんの精神状態の把握、トラブルが予測されるときは常に安全を確保する
（妄想が強いときなど、ムリにレクリエーションなどに誘わない）

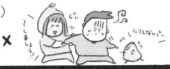
×　〜しましょう!!　ムリしないで

♡ 患者さんの考えや気持ちを理解したうえで援助する

【例】
・拒薬があるときは、その理由を共感的に尋ねる

・入浴拒否があるとき、入浴時に何に困っているのか尋ねてみる

・ベッド周囲にゴミが積み上がっているとき、症状による意欲低下などの可能性があり、患者さんと相談して整理整頓を行う

♡ 退院支援は服薬継続が最も重要であることを理解してもらう!!

> 家族の心理的援助も大事!!

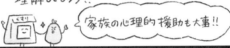

9. 小児科（小児看護学実習）

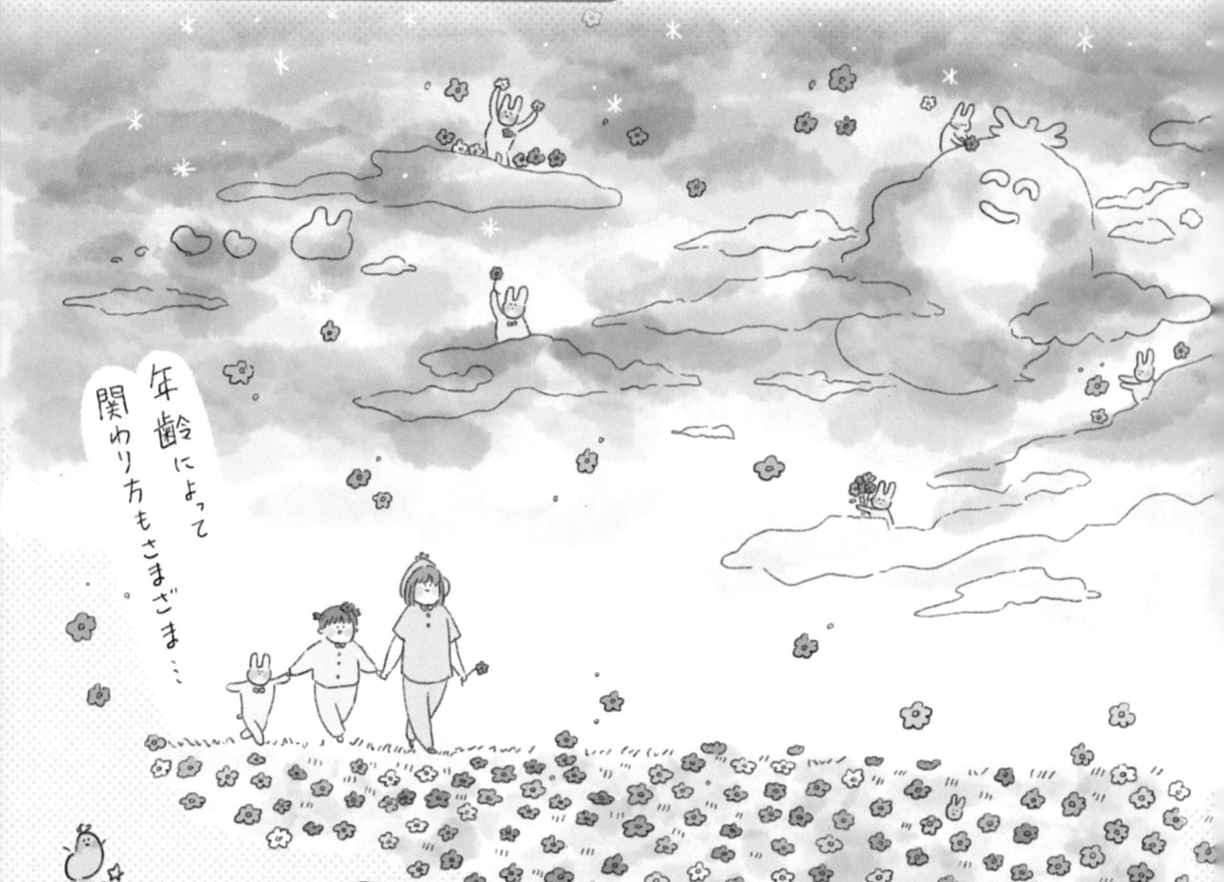

年齢によって関わり方もさまざま…

よく使う略語

ALL	急性リンパ性白血病	DT	ジフテリア・破傷風 2種混合ワクチン
AML	急性骨髄性白血病	JDDST-R	改訂日本版デンバー式 発達スクリーニング検査
ASD	心房中隔欠損症	MCLS	川崎病
VSD	心室中隔欠損症	SARS	重症急性呼吸器症候群
AVSD	房室中隔欠損症	SIDS	乳幼児突然死症候群
CRS	先天性風疹症候群	SSPE	亜急性硬化性全脳炎
CTR	心胸郭比	TAM	一過性骨髄異常増殖症
DPT	3種混合ワクチン（ジフテリア・百日咳・破傷風）	TOF	ファロー四徴症

子どもに関心を持ってみよう

〈看護学生の最初の関門〉⇒ "受け持ちの子どもがわかる言葉で自己紹介をしよう"

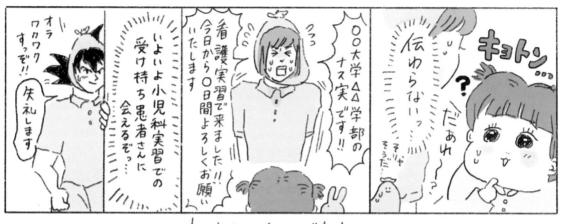

オラ ワクワクすっぞ!!

失礼します

いよいよ小児科実習での受け持ち患者さんに会えるぞ…

看護実習で来ました!! 今日から○日間よろしくお願いいたします

○○大学△△学部のナス実です!!

伝わらないっ…

だあれ

キョトン…

↳ ※付き添いのご家族にむけての挨拶ならOK♥♥

〈挨拶アドバイス〉

ニコッ

Aちゃん

例えば…

こんにちは、私の名前はナス実です。看護師さんになるために勉強しています。Aちゃんのお熱を測ったり、Aちゃんが元気になるためのお手伝いをさせてもらいますね。よろしくお願いします!

・目線を合わせる
・笑いかける、笑顔
・親や付き添いの人にも挨拶
・安心できる人だと思ってもらえるように少しずつ距離を縮めてい

物理的な距離感も保ちつつね♥ 近!

恥ずかしがり屋さんもいるので焦らず少しずつかかわっていこうね

＜関わりかたの工夫（例）＞

▽ 子どもの好きなもの、キャラクターなどを
持ちものや、話から聞く.

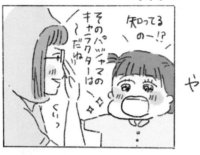 や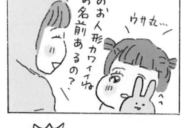

▽ お母さんや お父さんにも
話をきいてみても Good

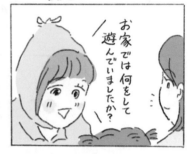

▽ 痛い治療や検査を頑張った
ときは「痛かったね」「怖かったね」
「頑張ったね」など感情によりそう

NG

▽ 痛い検査などを
"痛くないよ"などと説明
してしまう…

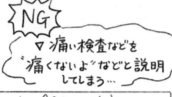

※ 乳幼児の場合、
検査に付き添うときは
気をそらす手助けを行う

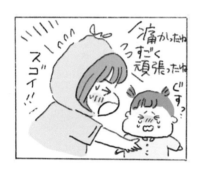

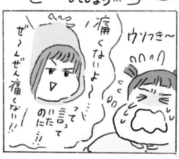

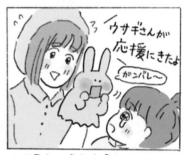

※ 好きなうたをうたう、
数を一緒にかぞえるなど

▽「キゲンが悪い」は
体調が悪いサインかも!

▽ とにかく安全は守る!
（P. 183 参照）

▽ 家族の負担の軽減
（P. 181 参照）

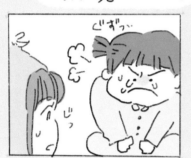

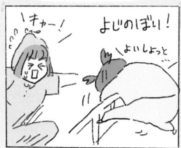

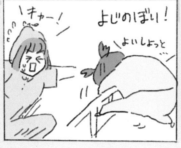

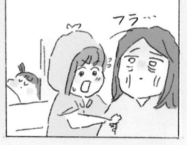

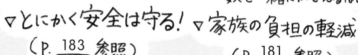
年齢によっては上手く言葉に
できない可能性もあり、しっかり観察しよう

※ 子どもだけじゃなく、家族との
コミュニケーションや、負担の
軽減が大事になる

子どもとのコミュニケーションを考えてみよう
～各発達段階ごとに～

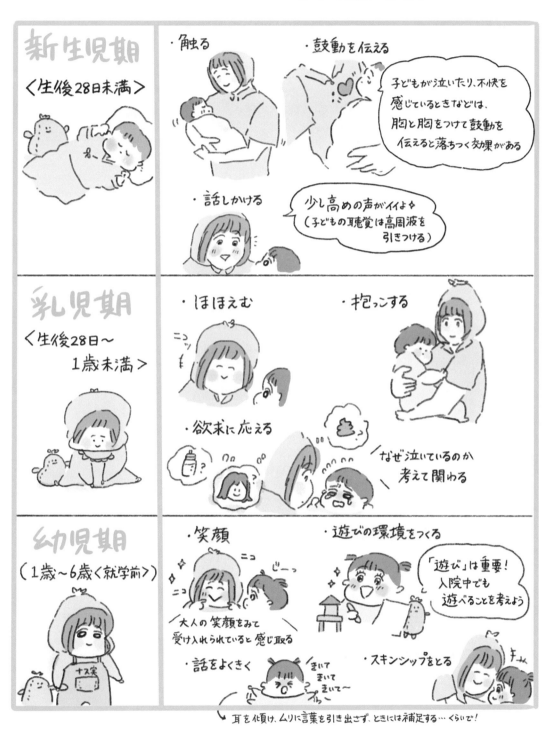

学童期

〈6歳〜12歳〉

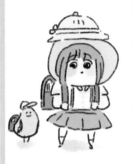

・赤ちゃん扱いはしない

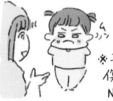

※子どもの自尊心を
傷つけるような話し方や態度は
NG

・遊びの特徴を知る

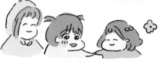

・発達に合った
遊びの提供、環境
づくり

※甘えて親に抱っこ
してもらったりすることも
あるが、それは本来の
姿ではないので赤ちゃん
扱いはしない!

・不必要に比較しない

・他の子どもや兄弟と
比較してしまうと劣等感が
増して自信をなくしてしまう

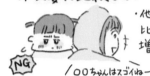

NG

○○ちゃんはスゴイねー

思春期

〈12歳頃〜〉

第二次性徴で心も
複雑

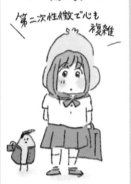

・身体的特徴に
触れすぎない

自分の容貌や
スタイルに敏感で
他人が思っているより
劣等感を抱きやすい

ふっくらしたって…太ったってことかなぁ…

・尊重を示して十分話をきく

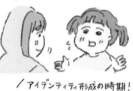

アイデンティティ形成の時期!
話をきいて、納得できるように
子どもが自分で決定できるように支援

・羞恥心が強いことを理解する

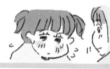

・身体的ケアのときは十分に配慮して
安心感を与えられるようにする

ちなみに…

〈新生児、乳児の "泣く" サインって…?〉

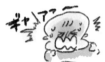

・激しく泣き続ける → **痛み(創部、患部など)**
の可能性

> 全身観察、痛みの軽減、
> スキンシップで安心を与える

・不機嫌に泣き続ける → **体調が悪い可能性**
(発熱、腹部膨満感、掻痒感など)

> 全身観察、
> 子どもに触れて
> 異常の早期発見

・ぐずるように泣く → **空腹、排泄後、寝入る前**など

> できるだけ要求
> に応える♪
> (ガンバレ〜!!)

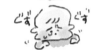

・突然泣き出す → **大きな物音や振動に驚いた**

> 消音を
> 心がけようね♪

親とのコミュニケーションを考えよう

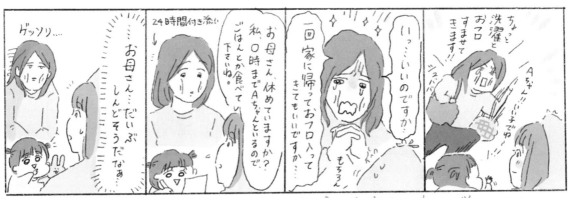

▷ 子どもが入院したとき、親は自責の念や、

「いつになったらよくなるのか」や「これからどうなるのか」
など不安を多く抱えている → 親の思いを理解して
　　　　　　　　　　　　　　　　　フォローしていく♦

※家族が離れて学生一人で子どもをみる
ときは、事前に教員や受け持ちNsにも
報告はしておこうね！

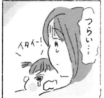

← ・子どもがつらそうなのを見ているのもつらい

・子どもはジッとしていないので、親は子どもが点滴などさわらないか
ずっと気を張ってくれている
・生活の変化があったり、仕事を休んだりもしている。

子どもだけじゃなく
生活の変化で親の
ストレスも大きいよ！

〈親とのコミュニケーション〉

付き添いなどは
病院のルールにもよる

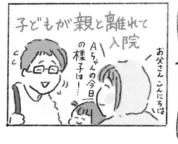

子どもが親と離れて
入院

・親の年齢、病院と家の距離、家族構成、
親の仕事などを情報収集
　→ 親の抱えている不安・心配事が少し把握できる
・親がいなかった時間、子どもがどのように過ごしていたか
話す

これは！親としては
うれしい！！安心する！

親が子どもに24時間
付き添っている

・親が、休息・睡眠・食事・保清など基本的な
生活ができているのか、サポートしてくれる人がいるのか
など情報収集 → 親の状況を把握しサポートするよ！
・親の労をねぎらう言葉をかける

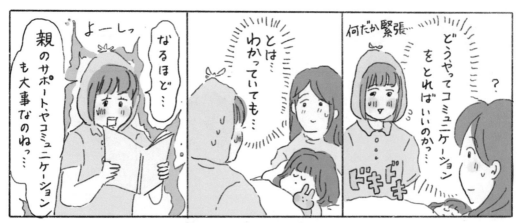

そんなときの… 親への質問例！

なんとか… 会話の
切り口になれば…

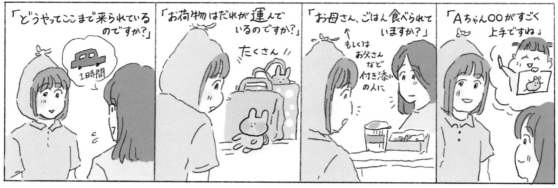

☆ 近所に住んでいるわけでは
なく遠方の人もたくさんいる
→ 遠いと面会や荷物を運ぶ
など労力がたくさんかかること
も配慮のポイント

☆ お弁当が食べ残したまま
置いてあったり、カップラーメンが
置いてあったら、それをきいたり
するよ

☆ Aちゃんのことを
ほめる!!
○○できたとか、～頑張た
とか、親もきいていてうれしい
会話は広げやすいかも…

子どもの持ち物は大切に扱おう！

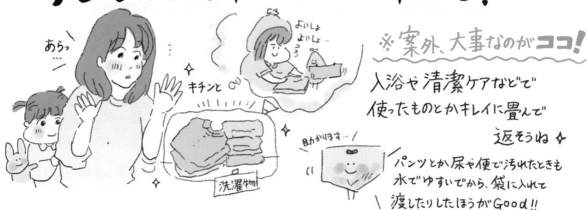

※案外、大事なのがココ！

入浴や清潔ケアなどで
使ったものとかキレイに畳んで
返そうね♦

パンツとか尿や便で汚れたときも
水でゆすいでから、袋に入れて
渡したりしたほうがGood!!

安全面を守る!

ルート
刺入部は見えないように包帯まいてあるので適宜刺入部も見る

↓

腕を曲げて困る位置だと"シーネ"を使ったりもするよ

点滴ルート

めっちゃ絡みやすいので、小マメにルート整理を!

あと、ルートを引っ張って点滴が漏れていないか刺入部を観察する

輸液ポンプ

輸液ポンプは

「子どもの手の届かないところ」に置く!

見てる…見てるよ!こっち見てるよ!?

ボタンを押して遊んじゃうから…!

ポチッと

家族に位置は伝えておく

ナースコールの位置

・子どもからは手の届かない位置におく

・なめちゃったり ・首に巻きつけるリスク…

ベッド柵は必ず上まであげるよ!!

ベッド柵

（上のイラストは"サークルベッド"）

「3歳まで」「未就学児まで」など使用条件は病院によって異なる

ベッド柵を上げ下げするときは、絶対に子どもから目を離さない!!

ベッド柵を上げていても、自分が離れるときは家族に「ちょっと離れます」と声をかける

ベッド柵周囲

・意外とこのベッド柵にぬれたハンカチなどをかけて干していることもあるけれど（保湿のために）、

ぬれたハンカチ

子どもの顔の上に落ちると危険

息ができない…

もし家族がしていたら理由を丁寧に説明しようね

ベッドの中

・つかまり立ちする子どもも多く、ティッシュケースなど踏み台になるようなものがあると、その上に立って頭から落ちてしまう可能性もあるよ

よじのぼり

なめたり、誤飲のリスク

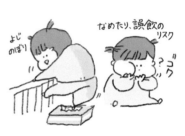

9. 小児科

環境整備のポイント

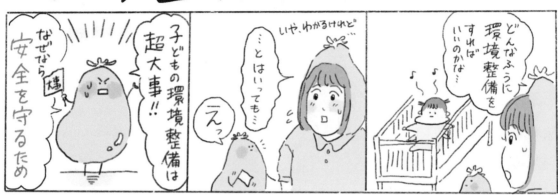

例えば…

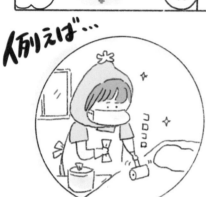

- 換気
- ベッドにコロコロをかける
- 布団をたたむ
- 柵や床頭台、テーブルなど
  手が多く触れるところは環境クロスで拭く
  　　　　　　　　　　　など

※嘔吐、下痢など
　感染症疑いの場合は
　実習先施設のルールに
　従って環境整備を行おう

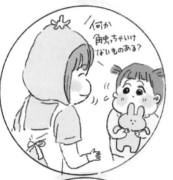

- 先に、子どもや家族に
  「触ったり、動かさないでほしいものがないか」
  を聞いてから行う

  危険なものは丁寧に説明して
  場所をかえる

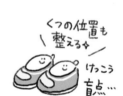

くつの位置も
整える✦
けっこう
盲点…

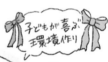

子どもが喜ぶ
環境作り

- コミュニケーション
  をとりながら
  行う

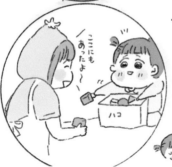

- 体調など子どもが
  適切な状態であれば、
  一緒に環境整備を
  行ってもGood…✦
  「これは自分でやってもらう」
  　　　　　　　　など

子どもの状態は考えようね

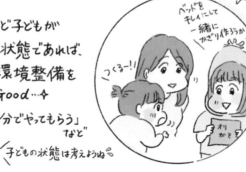

- 環境を
  整えながら、
  子どもの好きな
  かざりをつくっても
  Good✦

バイタルサインの測定方法

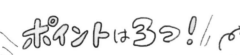

測定前に実際に物品に角虫れてもらってもGood♦

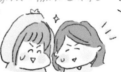
機嫌よく安静な状態で測定するために

ポイントは3つ！

年齢に合ったバイタルサインの基準値を知る

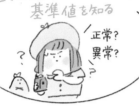
正常？異常？

子どもの恐怖心や不安は最小限で行う

（血圧）シュポシュポするね

お腹、もしもしするね

「親しみやすい言葉を使う！」

家族の協力を得る

一緒に声かけを行ったり、抱っこしてもらったりするよ

▷子どものバイタルサインの 基準値

	腋窩温（℃）	心拍数（回/分）	呼吸数（回/分）	血圧(mmHg)	
				収縮期血圧	拡張期血圧
新生児	36.5〜37.3	100〜205	30〜60	60〜84	31〜53
乳児	36.3〜37.3	100〜180	30〜53	72〜104	37〜56
幼児	36.3〜37.0	98〜140	22〜40	86〜106	42〜63
学童	36.3〜36.9	75〜118	18〜25	97〜115	57〜76

※一般的に小児科では37.5℃以上を発熱と捉えるよ〜

▷血圧測定時の マンシェットの選び方

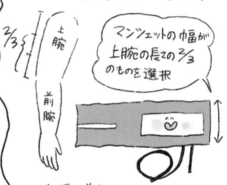

上腕　前腕

マンシェットの幅が上腕の長さの2/3のものを選択

・加圧は普段の収縮期血圧を見ておいて、＋20〜30mmHgほど高くまで加圧していく（しめすぎると…痛い…）

〜負担の少ないバイタルサイン測定の順番〜

①呼吸

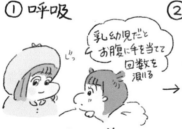

乳幼児だとお腹に手を当てて回数を測る

・子どもに触れる前に呼吸状態や顔色など観察

②脈拍

橈骨動脈（親指側）

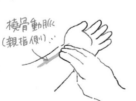

・1歳以上は橈骨動脈または頸動脈で測定

③体温

・「おねっピッてしようね」

④血圧

これでシュポシュポするよ

・不安が少ないように測定道具にふれるなどしてから実施.

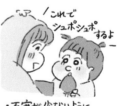

終わったらほめてあげようね

9. 小児科

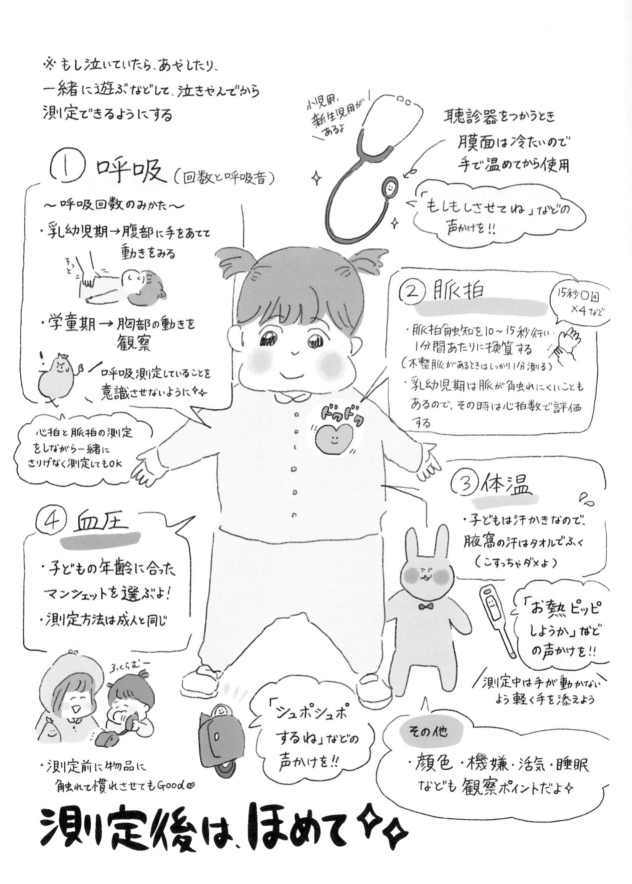

※ もし泣いていたら、あやしたり、
一緒に遊ぶなどして、泣きやんでから
測定できるようにする

小児用、新生児用があるよ

聴診器をつかうとき
膜面は冷たいので
手で温めてから使用

「もしもしさせてね」などの
声かけを!!

① 呼吸（回数と呼吸音）

～呼吸回数のみかた～

・乳幼児期→腹部に手をあてて
　　　　　動きをみる

・学童期→胸部の動きを
　　　　　観察

呼吸測定していることを
意識させないように✧

心拍と脈拍の測定
をしながら一緒に
さりげなく測定してもOK

② 脈拍

15秒◯回
×4 など

・脈拍触知を10～15秒行い
　1分間あたりに換算する
（不整脈があるときはしっかり1分測る）

・乳幼児期は脈が触れにくいことも
　あるので、その時は心拍数で評価
　する

③ 体温

・子どもは汗かきなので、
　腋窩の汗はタオルでふく
　（こすっちゃダメよ）

「お熱 ピッピ
しようか」など
の声かけを!!

測定中は手が動かない
よう軽く手を添えよう

④ 血圧

・子どもの年齢に合った
　マンシェットを選ぶよ!

・測定方法は成人と同じ

ふくらむー

・測定前に物品に
　触れて慣れさせてもGood♡

「シュポシュポ
するね」などの
声かけを!!

その他

・顔色・機嫌・活気・睡眠
　なども 観察ポイントだよ✧

測定後は、ほめて✧✧

発達段階について① ～乳児期～

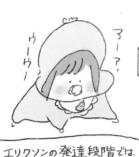

・生後28日～1歳未満

どんな時期？(※)

・外界の急激な変化に対応し、著しい心身の発達＆生活リズムの形成を始める

・泣く、笑うなど表情の変化や身体の動き、喃語（「アー」「ウー」など）で自分の欲求を表現する

・愛されること、大切にされることで情緒的な絆（愛着）が深まり、人への信頼感をはぐくんでいく

エリクソンの発達段階では、「基本的信頼感」v.s「不信」の時期

つまり、信頼感を得ることが課題！

そのためにスキンシップをはかったり、いろんな不安や不快をとりのぞいてあげる

～日常生活面～

排泄

任せなさい

オムツ内排泄

（1歳に近づくとオマルに座る子もいる）個人差があるよ

・離乳食がすすむにつれて、便は水っぽいものから硬くなっていくよ

便、尿、皮膚など観察
オムツ交換のときも「キレイにしようね」など声をかけようね♥

食事

・授乳 → 離乳食開始 → 離乳食完了
　　　　　（生後5,6ヶ月頃から）（1歳～1歳半）

ミルクや母乳

スープ状のものから徐々に固さがあるものに変わっていくよ

歯ぐきでかめる固さ、手づかみで食事を楽しんだりもするよ

清潔ケア

・新陳代謝が良くて汗をかきやすい
・母体免疫力が薄れて病気にかかりやすいため、皮疹など出ていないか注意して観察するよ！

温かいタオルで顔や体を拭いたり、肌がカサカサしていたら保湿クリームもぬったりするよ

睡眠

よく寝るよ!!（個人差あり）

・新生児は1日に20～22時間寝ていたが、徐々にリズムができてくる

・眠たくなると、ぐずったり、しぐさで知らせてくれるよ

眠くて、ぐずっているときは抱っこするなどして眠るお手伝いを…！（学生さんガンバレ…！）
一人で寝がえりをうつこともあり、顔の上に何か布がかかってしまっていないかなど呼吸しにくくないか気をつける

言葉

泣き声で表現 → 喃語 → 一語文に変化
　　　　　　　6ヶ月くらいから　1歳くらいから

「アーアー」「ウー」

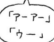
「マンマ」「ブーブー」

（※) 文部科学省：子どもの発達段階ごとの特徴と重視すべき課題. https://www.mext.go.jp/b_menu/shingi/chousa/shotou/053/gaiyou/attach/1286156.htm (2021年8月1日アクセス) を引用，一部改変

9. 小児科

発達段階について② 〜幼児期〜

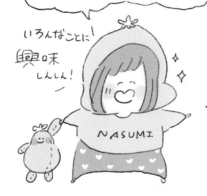

皮膚が弱いので保湿が大事♡

いろんなことに興味しんしん！

NASUMI

どんな時期？ ・1歳〜6歳（就学前）

・身近な人や周囲の物、環境と関わりを深めていく。興味・関心の対象を広げて認識力や社会性を発達させていく

・食事、排泄、睡眠など基本的な生活習慣を獲得していく

・子ども同士で遊ぶようになり、想像力をはぐくむと共に相手の気持ちになって考えたり葛藤をおぼえる（道徳性や社会性の基盤）

エリクソンの発達段階では…

・幼児初期（1〜3歳）は 自律性 VS 恥と疑惑
・幼児後期（3〜6歳）は 積極性 VS 罪悪感

〜どーいうコト!?〜

自律性を育む時期だけど、上手くいかないと葛藤が起こるということ。

自分で考えて行動するようになる社会性を身につけていくなかで親から注意、叱責を受けて不安を引き起こす

〜 日常生活面 〜

排泄

オムツ → おまる → トイレへ

※羞恥心には配慮してね♡

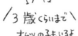

/3歳くらいまでオムツの子もいるよ

/尿は自分でふけるけど便は自分でふけなかったりもする

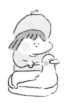

排泄方法も個人差があるので受け持ち患者さんの、今の排泄方法を把握しておこうね！

検査前などはトイレ誘導してみようね

食事

ジブンデ!!

幼児期に入ると、徐々にスプーンやフォークなどを使えるようになってくるよ（2〜3歳でおはしも使う）

☆ 自分で食べるようになるので、食べやすいように配膳の工夫や見守り介助をする

睡眠

1〜2時間

お昼寝をするよ

（だいたい5歳くらいまで…個人差あり）

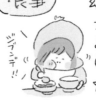

1歳くらいのときは、2回寝たりもするが、徐々にお昼寝は減っていく。

☆ 眠いときは、ムリに起こさず寝かしてあげてね

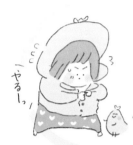

清潔ケア

自分でできる所、
介助のいる所を見極めよう!

・2歳くらいから、少しずつ自分でできる
ことをしようとするよ♪

> 鏡を見せて一緒に顔を拭いたり、
> 髪の毛を結んだりしてもGood

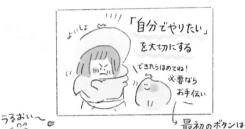

「自分でやりたい」
を大切にする

できたらほめてね!
必要なら
お手伝い

最初のボタンは
とめてあげるとか…

・幼児は
皮膚が乾燥しやすいので
保湿ケアに配慮する!
(ケアのときに皮膚の観察もしてね♪)

言葉

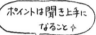

ポイントは聞き上手に
なること♪

子どもの感じたことを
大切に!!

ときには
言葉を補う

2歳：二語文(「ワンワンきた」)を使えるようになる。自分の名前を言えるようになる

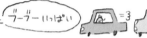 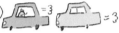

ブーブーいっぱい

3歳：「ぼく、わたし」などの一人称や「あなた」などの二人称が使えるようになる

なんで？ ←物事に関心が向き、質問が増えるよ

4歳：もっとも話す時期！頭の中で考えていることを、ひとり言で言うよ

文字や数字をよんで、かこうとするよ

意思や要求なども話せる
ようになるよ

5歳：語彙がすごく増えて日常会話ができる

しりとりやなぞなぞなどで遊べるようになるよ!

遊び

※下記のは主に表現活動

1歳	2歳	3歳	4歳	5歳
				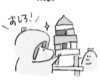
・動けるようになって好きなところに探検に行く いろんなものをさわって感触をたのしむのが好き カワイイね!	・小さい丸がかけるようになるぞ! しっている歌だと、うたったり、体をゆらしたりするよ。カワイイね!	・なぐり描きから形へと変わってくる! スゴイ!	・手先の器用さが増す! (自分のイメージしたものをつくる)	・友達とイメージを共有して一緒につくったり。経験したものや、想像したものをかく
すき 紙をやぶる。粘土、クレヨン、ブロック、手にもってるものを打ち合わせて音を楽しむ など	紙をちぎったり、丸めたり、少しならハサミも使える 色にも興味をもつ	・簡単な折り紙 ・動物などになりきって遊ぶ ・簡単な歌をうたう ・絵本をよんでごっこ遊びをする	・友達と一緒にものをつくったり描いたりする ・折り紙 ・リズム合奏	つみ木、ブロック 絵かきうた、いろんな素材でものづくり

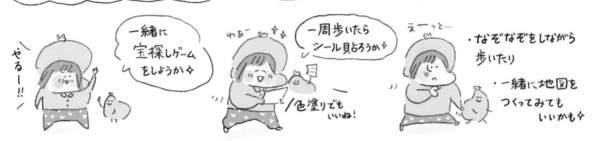

☆「遊び」に看護を結びつけても Good ♡

（例）歩いてほしいとき（など、何かを促したいとき、楽しさを加えてあげるといいね ✦）
　　　　↳ その子の好きなものを考えてみてね

MEMO

発達段階について③ ～学童期～

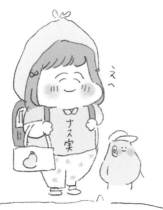

えへ

ナス実

どんな時期? **6歳～12歳頃**

（小学校低学年）
・「おこなってはいけないこと」など集団や社会のルールを守る
　（善悪の判断や規範意識の基礎がつくられる）
・言語能力や認識力も高まって、自然などへの関心が増える

（小学校高学年）
・集団における役割の自覚や主体的な責任意識が育成される.
・身体も成長し、自己肯定感を持つ（が、発達の個人差に劣等感も持ちやすい）

エリクソンの発達段階では、
「勤勉性」VS「劣等感」の時期

⇨ 生活の場が、家庭から「学校」や「同年代」に変わるよ!

他者との関わりで、自分の得意・不得意を生かしながら、目的を達成する

→ 失敗や怒られたり敗北などを経験する

・個人のなかで、劣等感が勤勉性をまさらないよう、解決できるように支援する

勤勉性を伸ばしていってあげることが大事な時期

～日常生活面～

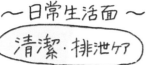
清潔・排泄ケア

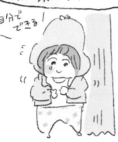
自分でできる!

・学生の場合、ADLが自立している患者さんを担当することが多い.
・羞恥心も出てくるので、清潔ケア 排泄ケアはその子自身にしてもらう必要がある
・自分でできるように、言葉で説明することのほうが大事!

介助が必要なところと、自分でしてもらうところを考える

▷コミュニケーションのポイント①

「コミュニケーションをとる目的は 治療やケアに前向きに取り組めるように支援すること」

突然のタメ口はNG…

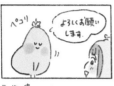
ペコリ
よろしくお願いします
そのあとの質問などはタメ口でもOK

・言葉遣いに気をつける
・自己紹介は成人と同じように敬語で行う

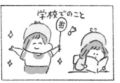
学校でのこと
好

・学校でどんなクラブ活動や勉強をしているのか聞いてみてもGood♦

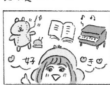
好き

・その子自身の趣味や、普段行っていることから話を広げていってもGood♦

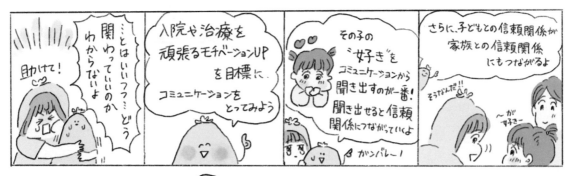

~コミュニケーションの⑩～

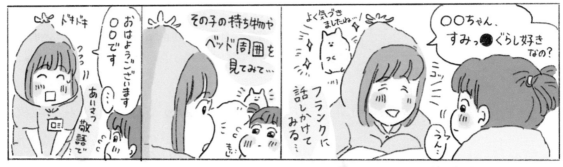

≡ コミュニケーションの第一歩 ≡

▷ コミュニケーションのポイント②

「学童後期（8～12歳頃）になると、病気の認識が成人と同様になっていく。

基本的には何をするにも細かく説明をしてあげたほうがいい」

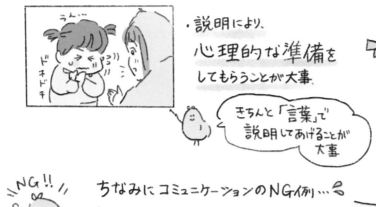

・説明により、
心理的な準備をしてもらうことが大事。

きちんと「言葉」で説明してあげることが大事

理解してわかりやすい言葉で説明する…

ガンバレ～！

※ そのためには、学生さん自身が疾患や検査のことを理解しておく必要がある

NG！！

ちなみにコミュニケーションのNG例…

・突然のタメロで話しかけたりしてしまうのはNG

☆ 1人の人間として尊重することが大切

発達段階について④ ～思春期・青年期～

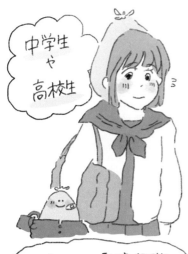

中学生や高校生

| どんな時期？ | ・12歳～22歳頃 |

一般的な小児科のフォローアップは15歳で終了。

（中学生の頃）
・中学生頃から、思春期に入る。親や友達と異なる自分独自の内面の世界があることに気づき、自らの生き方を模索しはじめる時期

・思春期では親への反抗などもみられる

（高校生の頃～）
・社会へ参画し貢献する、自立した大人になるための最終的な移行期

・思春期から脱する時期

エリクソンの発達段階では…

「自我同一性の確立」 VS 「自我同一性の拡散」

↳ 自分が何者で何になりたいのか考える（アイデンティティの確立）

↳ その過程で、自分が何者かがわからず悩む

・発達段階としては思春期などもかぶって、関わりが難しい年齢だよ

・自分自身の思いを全く話してくれなかったり、ふさぎこんでしまっている患者さんも多い

↳ 親から情報を聞き出してみるのも有用だよ。
（普段の生活の様子、入院にどのような思いがあるか）

～日常生活面～ ※コミュニケーションについては、
P. 180 参照

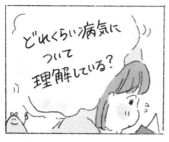

どれくらい病気について理解している？

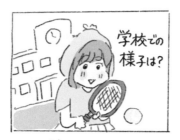

学校での様子は？

・青年期で入院するとなれば、慢性疾患の患者さんも多い…

・学生生活を送っている人も多い。学校の様子やクラブ活動について聞いてもGood♪

担当看護師からも情報がもらえるかも

「病気についてどのくらい認識しているか聞く」 → 病識が乏しければ教育的な関わりが必要。
病識が十分であれば、重ねて説明する必要はない。

〜 実習に行ったら 〜

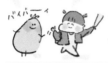

ドキドキ

一体何歳を受け持つんだろう…

子どもは入院期間は短く、学生2人のペアで受け持つこともあるよ

☆ ペアで受け持つとき大事なのは…

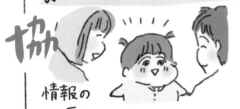

協力！

情報の「分担」と「共有」!!

- その子の好きなことなど情報は共有する
- なぜペアなのか考える
  - ○ 疾患が難しい？
  - ○ 親があまりいない状況でさみしがっている？
  - ○ 付き添いが必要？
  - ○ ケアが多い？ など理由があるはずなので分担してみよう

☆ 遊びを考えよう

年齢に応じて

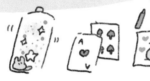

- 乳幼児だとキラキラボトルを作ってみたり
- トランプ
- ぬり絵
- ○ 何が好きか情報を集めてみよう

☆ オムツ交換、抱っこの練習

はしておこう

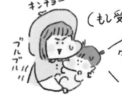

キンチョー

ブルブル

（もし受け持ち患者が乳幼児だったら…）

安全な抱っこの方法は知っておこう♡

- 人形でもいいので、練習しておこう
- オムツ交換、衣類着脱も練習しておくとGood… ✧

☆ 教科書の手順に「＋α」しよう

大切

※ 誘導のしかたとか声かけとか、ほめ方とか工夫が大事✧

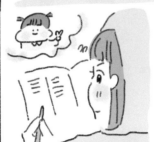

- 教科書は手順しか書いていないので、その子に応じた「＋α」をしていく

例
- ここで声をかける、声のかけかた
- 注意点（点滴ルートとか）
- 自分でやってもらうところ
- 準備物品で患者さんに用意してもらうもの
- など…

10. 介護施設・在宅（在宅看護論実習）

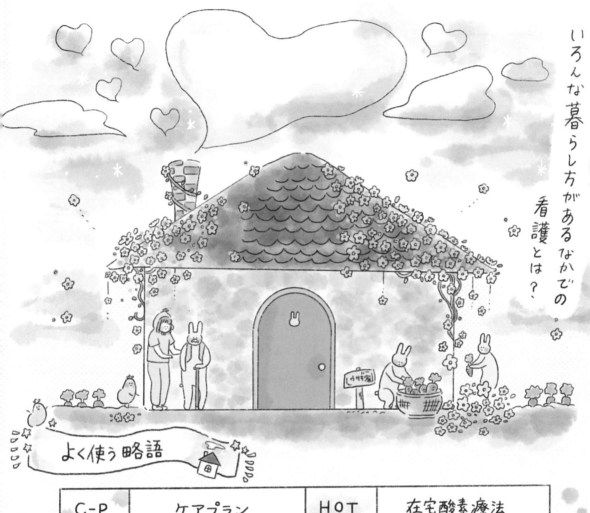

いろんな暮らし方があるなかでの　看護とは？

よく使う略語

C-P	ケアプラン	HOT	在宅酸素療法
CM	ケアマネージャー（介護支援専門員）	HPN	在宅中心静脈栄養法
CSW	コミュニティソーシャルワーカー	KP	キーパーソン
DS	デイサービス	MSW	医療ソーシャルワーカー
GH	グループホーム	ORS	経口補水液
HC	保健所	PHN	保健師
HH	ホームヘルパー	PPN	末梢静脈栄養
HMV	在宅人工呼吸器療法	SS	ショートステイ

訪問看護

♡ どんな人が利用者さん？

病状は比較的安定しているけど、
医療処置が必要な方が、在宅で療養しているよ！

（例）・長期間の療養で寝たきりの高齢の方
・脳血管障害などでマヒがあり介助が必要な方
・終末期で自宅で最期を希望されている方
・医療的ケア児

看護学生さんに 大切なのが…

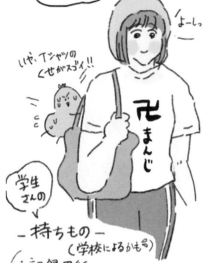

いや、Tシャツのくせがスゴイ！！

卍まんじ

よーしっ

学生さんの
－ 持ちもの －
（学校によるかも⤴）
・記録用紙
・メモ帳・筆記用具
・時計・ハンカチ（タオル）
・くつ下の替え（お家によっては汚れることもあるかも…？）

身だしなみ

・白衣とはちがって、動きやすい格好で実習に行く
可能性があるよ（学校の方針によってちがうかも…⤴）

・汚れても大丈夫な、Tシャツ＋ジャージのズボンなど、
清潔感があればOK✦

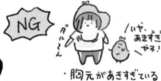

NG
・胸元があきすぎている
いや、あきすぎやろ！
ダボダボさん

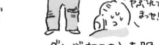

・ダメージ加工の入った服
やぶれてまっせ！？

& マナー

※個人情報の取り扱いも注意

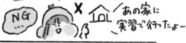

NG ✗
あの家に実習で行ったよー

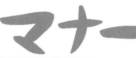

Good
おじゃまします

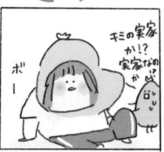

キミの実家か！？実家なのか！？
ボー

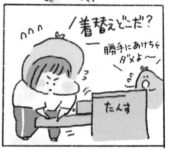

着替えどこだ？
勝手にあけちゃダメよー
たんす

挨拶は必須！

・「おじゃまします」
「おじゃましました」
「学生の〜です」と
挨拶

もうこれができたら最高だ！

笑顔 ☺
＆
座るときは
正座のほうがいいね⤴

勝手に物を使ったり、
家の中にあるものは触っちゃダメだよ⤴

（処置を手伝おうとして、
勝手にテーブルを処置に使ったりしない⤴）

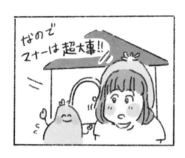

なので
マナーは超大事!!

訪問看護で意識しておきたいことは…
「利用者さんのお家に入れてもらう、
　その人の生活の場で看護をする」ということ
⇒ 物の配置など、その家のルールに従う

～学生さんに学んでほしいことって？～

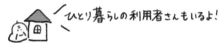

ひとり暮らしの利用者さんもいるよ!

「いろんな暮らし方がある」なかで看護をするということ。

本当に様々よ

「病棟にいるときよりも
　個別性が大切」
・生活環境
・家族構成

「家で看護(処置)をするのに、
　どんな工夫をしているかな？」

(例)
・ペットボトルの
　シャワーボトル

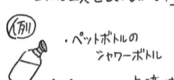

・針金ハンガーの点滴棒

・オムツを使って、
　ベッド上で洗髪
　など

♡家族について…

・病棟ではケアの対象が
「患者さんと家族」だったが、
在宅では、一緒にケアを行う
「ケアのチームの一員」

ケアを行っている
主体として接するべき
なのが家族

これらから…

☆患者さんや家族の
　工夫・頑張りに目を向けよう

・生活や人生を肯定的に「こういうふうに生活して
　いるんだな…」と捉えてみる
・価値観の多様性、家族のケアをする力などを
　観察し、他の領域別実習や、看護師になったあとの
　ケアに生かせるといいね♪

ーその他ー

・訪問看護師さんの働きかたや、訪問看護ステーション
　の中などもどんなふうなのか見学してきたらいいよ♪

(作者としても振り返ってみると、貴重な見学だったよ…)しみじみ…

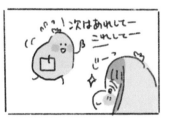

次はあれしてー
これしてー
じー

ここってどんな所…？

／看護師や保健師が
どうやって働いているのかを
みてきてね♡

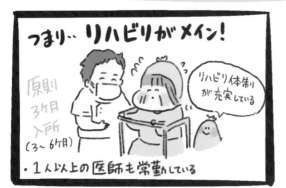

つまり… **リハビリがメイン！**

原則
3ヶ月
入所
（3〜6ヶ月）

リハビリ体操り
が充実している

・1人以上の医師も常勤している

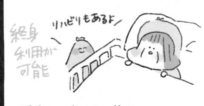

つまり… **身体介護がメイン！**

終身
利用が
可能

リハビリもあるよ

・医師の常勤は義務付けられていない

「介護老人保健施設」
／通称「老健（ろうけん）」ってよぶよ

「特別養護老人ホーム」
／通称「特養（とくよう）」ってよぶよ

要介護高齢者の在宅復帰を
目指す施設

要介護高齢者が身体介護や
生活支援を受けて居住する施設

入所条件：要介護1以上（65歳以上）

入所条件：要介護3以上（65歳以上）

※特定疾病を患っている場合に限り、40〜64歳の方も対象

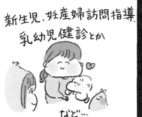

地域の健康づくり♪

血圧測ったり…指導
したり…

健康相談

新生児、妊産婦訪問指導
乳幼児健診とか

など…

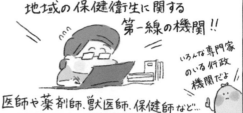

公衆衛生が中心

地域の保健衛生に関する
第一線の機関！！

いろんな専門家
のいる行政
機関だよ

医師や薬剤師、獣医師、保健師など…

「市区町村の保健センター」

「保健所」

保健師、看護師、栄養士などがおり、地域
住民の 健康相談、保健指導、予防接種、
各種検診 などを行っているよ

・都道府県、指定都市、中核市、その他の政令で定める
　市、特別区が設置する。所長は医師！
・感染症対策、エイズ・難病対策、精神保健対策、
　母子保健対策などを行っているよ

11. 緩和ケア

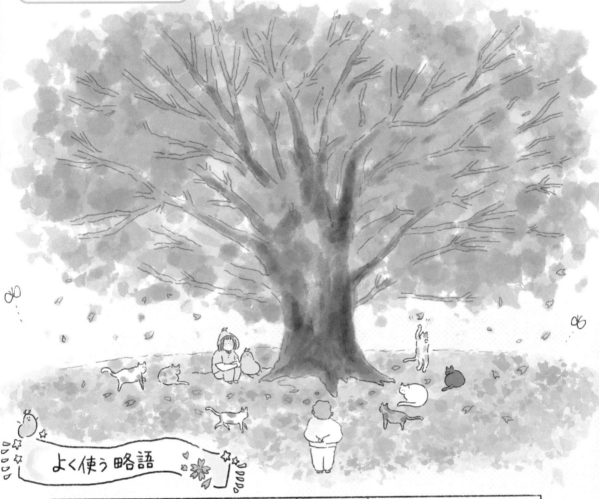

よく使う略語

ACP	アドバンス・ケア・プランニング	PCT	緩和ケアチーム
BSC	ベスト・サポーティブ・ケア	PCU	緩和ケア病棟
CPR	心肺蘇生法	PD	病態進行
(※) DNAR	患者本人または患者の利益にかかわる代理者の意思決定をうけて心肺蘇生法をおこなわないこと	PEG	経皮内視鏡的胃瘻造設術
FS	フェイス・スケール	PS	パフォーマンス・ステイタス
IC	インフォームド・コンセント	QOL	生活の質
IVH	経中心静脈高カロリー輸液		
NST	栄養サポートチーム		

（※）一般社団法人 日本救急医学会：医学用語 解説集「DNAR」．https://www.jaam.jp/dictionary/dictionary/word/0308.html（2021年8月1日アクセス）より引用

緩和ケア

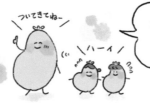

ついてきてね〜
ハーイ

緩和ケア病棟での実習は、
シャドーイングが多いかな…
よく見て、感じてきてね✧

〜緩和ケアとは？〜

WHO（世界保健機関）の定義では、
「生命を脅かす病に関連する問題に直面している患者さんと、
その家族のQOLを、痛みやその他の身体的・心理社会的・
スピリチュアルな問題を早期に見出し的確に評価を行い
対応することで、苦痛を予防し、やわらげることを通して向上させる
アプローチ」(※)

つまり… ┃対象は家族も！
→ **患者さんと家族をとりまく
あらゆる苦痛に対応して、
少しでも
その人らしい日常を
とり戻すよっ…!!**

〜患者さんのもつ "あらゆる苦しみ" って何…？〜

よいしょ｜ありがと

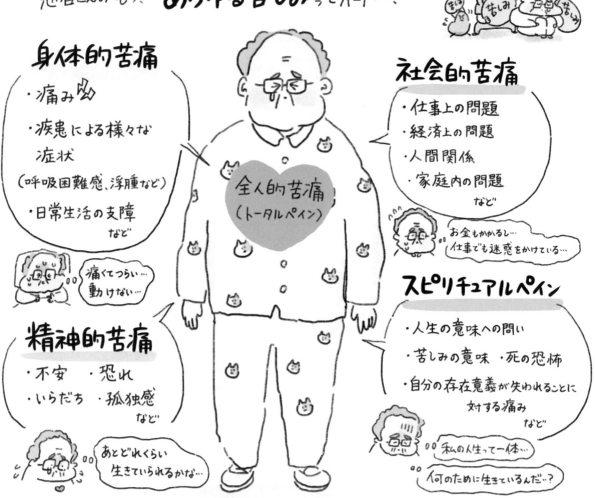

身体的苦痛

・痛み
・疾患による様々な
　症状
（呼吸困難感、浮腫など）
・日常生活の支障
　　　　　　など

痛くてつらい…
動けない…

全人的苦痛
（トータルペイン）

社会的苦痛

・仕事上の問題
・経済上の問題
・人間関係
・家庭内の問題
　　　　　など

お金もかかるし…
仕事でも迷惑をかけている…

スピリチュアルペイン

・人生の意味への問い
・苦しみの意味　・死の恐怖
・自分の存在意義が失われることに
　　　　　　対する痛み
　　　　　　　　　など

精神的苦痛

・不安　・恐れ
・いらだち　・孤独感
　　　　　　　など

あとどれくらい
生きていられるかな…

私の人生って一体…

何のために生きているんだ…？

(※) 特定非営利活動法人 日本緩和医療学会：緒言・提言「WHO（世界保健機関）による緩和ケアの定義（2002）」定訳.
https://www.jspm.ne.jp/proposal/proposal.html（2021年8月1日アクセス）より引用

緩和ケア病棟ってどんなところ？

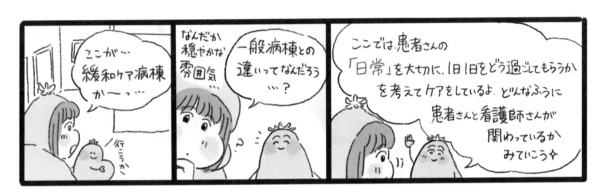

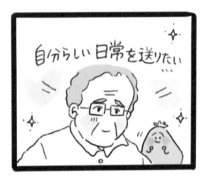

自分らしい日常を送りたい…

〜一般病棟との違いって？〜

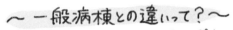

- 緩和ケア病棟では、「日常」を大切にしている。

- 看護師としては、1日1日をどう過ごしてもらうか
という視点で考えている

- 一般病棟では、根治目的の治療が優先されるが、緩和ケア病棟では
症状緩和を目的とした治療やケアを行っており、
「その人らしく過ごせるように」を大切にしている

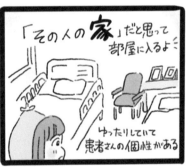

「その人の**家**」だと思って
部屋に入るよ

ゆったりしていて
患者さんの個性がある

〜病室の特徴は？〜 （※病院の規模にもよりますが）

- 個室の割合が多い（2人部屋、4人部屋もあるよ）

- 広さも緩和ケア病棟の施設基準で決まっており、ゆったりめの広さが
確保されている

- ソファーや簡易ベッドなどがあり、家族が泊まれるようになっている場合もある

- 患者さんや家族が使用できる台所が病棟にある。

〜イベントがあるの？〜

- 季節を感じてもらったり、家族たちと楽しい時間を過ごせるように、
様々なイベントが催されるよ！

(例) お茶会、音楽会、夏祭り、お花見など

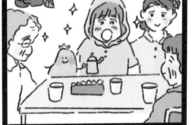

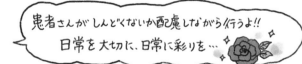

患者さんがしんどくないか配慮しながら行うよ!!
日常を大切に、日常に彩りを…

// 作者が実習のときも、外を見ながらお茶会が開催されたよ

〜看護師さんの動き方って？〜

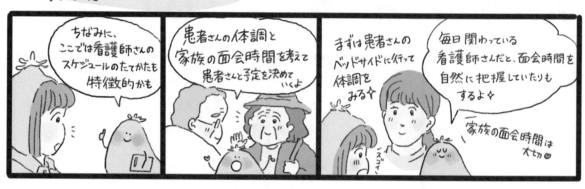

〜学生さんに実習中に見てほしいポイント〜

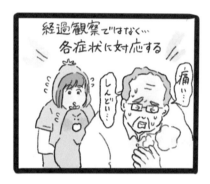

経過観察ではなく…
各症状に対応する

◁ 症状に対応して、生活面を支えるのが緩和ケア病棟。

一般病棟は、症状が出たときに「経過観察」になる
こともあるが、緩和ケア病棟の場合「様子をみましょう」は
あまりない。

⇒ 各症状に、すぐに対応していくことが多いよ！
（痛みや、その他症状についてはp.204 参照）

小型シリンジポンプや輸液ポンプといったME機器はついて
いるけど、モニターはついていない人が多いよ。
→ そのため、フィジカルアセスメントがとっても大切！

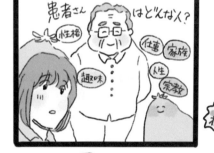

患者さん はどんな人？
性格　仕事　家族　趣味　人生　宗教

◁ 「その人らしさ」を大切にして、1日1日を大切に過ごせる
ようように支援しているよ

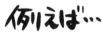

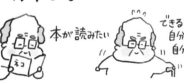

痛みや症状を取り除いて、
少しでも日常生活の影響を少なくすることで、
食事や睡眠、その人らしく過ごせるように支援しているよ

☆ポイント☆

患者さんと家族が
大切にしているものを把握し、
つらい状況のなかでも
「生きる希望」を
一緒に探すよ

例えば…

本が読みたい

できるだけ
自分のことは
自分でしたい

夫婦で過ごせる
時間が欲しい

コミュニケーションで気をつけておきたいこと

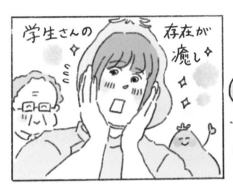

学生さんの存在が癒し

実習に行く前に 伝えておきたいのが…

学生さんと話すこと自体が
患者さんの刺激や癒しになっているよ…
（マジで!!）

〜 コミュニケーションのポイント 〜

患者さんの生活や状態を
第一優先で考えよう

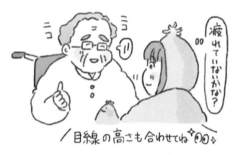

ニコニコ

疲れていないかな？

目線の高さも合わせてね

◁ 会話をしながら、「患者さんが疲れていないかな？」
ということに配慮。
顔色や呼吸など観察しながらコミュニケーション
をとろう

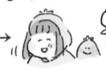

患者さんの様子をみながら
「おつかれではありませんか？」や、
「もう少しお話ししてもいいですか？」
などの声かけをしてもGood

◁ 患者さんの状態を見ながら、
声の大きさや、ペースを合わせる。

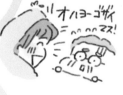

オハヨーゴザイマス！

・例えば…弱っている患者さんに 大きな声
は、少し疲れさせてしまうことも…
相手のペースに合わせて、小声など配慮する

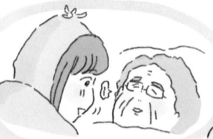

楽しい話題

（例）趣味、やりがいがあったことなど

◁ 学生さんが、患者さんと関わるなかで、
患者さんの予後が短いことを意識しすぎない。
話していてポジティブになれること、楽しいことがGood

患者さんの楽しかった思い出や、好きなことを
聞かせてもらう姿勢が大切

11. 緩和ケア

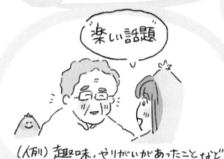

痛みについて

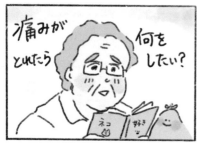

痛みがとれたら 何をしたい?

☆ 痛みをとることに目が向きがちになりますが…

「痛みをとることの先」を見て看護をしていくよ!

- 痛みがとれたら、何をしたいか（例：本を読みたい、歩きたい など）
- 痛みが生活にどのように影響しているのかなどを評価していく

患者さん、家族の希望や
患者さんの生活に沿って痛みを緩和していくよ!

〜どんな痛みがあるの？〜

[例：がん患者さんの場合] …この他にも患者さんがもっている疾患が原因の痛みもあるよ

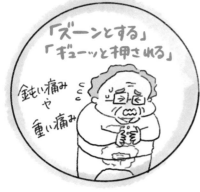

「ズーンとする」「ギューッと押される」	「ズキズキする」「ヒリヒリする」	「ビリビリする」「金+で刺されるよう」
鈍い痛みや重い痛み	鋭い痛みやうずくような痛み	しびれるような痛み ビリッ

[内臓痛]

- 消化管の通過障害
- 肝臓などの被膜の伸展による痛み
- 化学療法の副作用で生じる下痢や便秘に伴う痛み

など

お腹の調子が悪いときの痛みと同じ分類

[体性痛]

- 骨転移、皮膚転移の痛み
- 術後創の痛み、放射線治療による皮膚や粘膜の痛み

など

イタ!

転んだときとか、体表の痛みと同じ分類

[神経障害性疼痛]

- 脊椎に転移したがんが、脊髄道や神経叢に浸潤したことによる痛み
- 末梢神経障害（化学療法の副作用）による痛み

など原因は多彩

主に神経が傷つくことによって起こる痛み

痛みのアセスメントって？

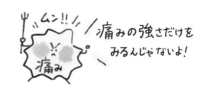 ムン!! 痛み / 痛みの強さだけを みるんじゃないよ！

〔痛みのアセスメントで確認したいこと〕

① 日常生活への影響

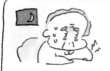

・痛みにより、睡眠や食事など
　日常生活が妨げられていないか

② 痛みのパターン

> これを把握して
> 日常生活ケアを
> 行う時間なども
> 考える

・1日の大半をしめる「持続痛」か、
　一時的に痛みが出現する「突出痛」か.

③ 痛みの強さ

〜痛みの評価スケール〜

よく使うふたつ…!!

> 「全く痛みがないのが"0"、最悪の痛みを"10"だとしたら、
> 今の痛みはどれくらいでしょうか？」

・NRS（0-10スケール）

| | 0 | 1 | 2 | 3 | 4 | 5 | 6 | 7 | 8 | 9 | 10 |

痛みなし　　　　　　　　　　　　　最悪の痛み

・フェイススケール ← 顔のマークを患者さんに選んでもらうよ

0　　1　　2　　3　　4　　5

カルテを見てみよう↓

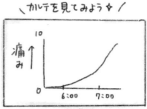

・看護師はグラフにして患者さんと
　共有したりもしているよ

・「そのときの痛み」だけではなく、レスキュー使用前後の痛みの評価でも使うよ

・患者さんの主観的な痛みを、医療者が共有できるように、痛みの評価スケールを使用するよ

④ 痛みの部位

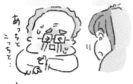
あっちも
こっちも…

・痛みは1ヶ所とは限らない…!
ストレスから、「あちこち痛い!」と言う人も.
「ここは痛いですか？」と、体に触れたり
しながら確認していく

⑤ 痛みの経過

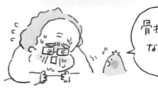

> 骨折や消化管穿孔
> など緊急対応が
> 必要なこともある

・いつごろから痛みがあったのか確認.
　緊急対応が必要な痛みかの判断も.

11. 緩和ケア

⑥ 痛みの性状

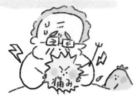

- どんな痛み（ズキズキする、しびれるなど）
かを知ることにより、痛みの原因を
アセスメントする
（痛みの種類について p. 204 参照）

⑦ 痛みの増悪因子・軽快因子

~増悪因子~　　　　　　~軽快因子~

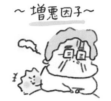 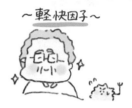

- 増悪因子＝不眠、疲労、不快感、不安など
- 軽快因子＝睡眠、休息、気晴らしなど
これらの因子を知ることで、痛みを軽減するための
ケアを考えていく

⑧ 現在の治療の反応・レスキュー薬の効果と副作用

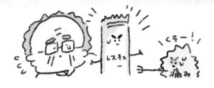

患者さんが痛みをガマン
していないかも観察しよう☆
※レスキュー薬については
P. 208 参照

※
評価して、
増量や
種類を
変更する
こともある

- 鎮痛薬をきちんと使用できている？
- 鎮痛効果はあるか
- 鎮痛薬の副作用はあるか
（主に便秘、悪心、嘔吐、眠気に注意して観察していく）

⑨ 痛みや、痛みの治療に関する心理・社会的な評価

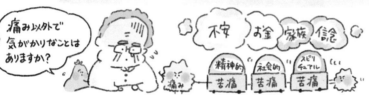

痛みとメメクトで
気がかりなことは
ありますか？

不安　お金　家族　信念

精神的苦痛　社会的苦痛　スピリチュアル苦痛

- 痛みは全人的苦痛であり、精神的・社会的・スピリチュアルな苦痛が
「体の痛み」に複雑に絡んでいる
- 鎮痛薬に対して誤った理解や不安がないかなど確認し、痛みを
効果的に軽減できるようにする

鎮痛薬について ～がん疼痛のコントロールについて～

▶ WHO方式がん疼痛治療法の **4原則**

① 経口的に投与する

② 時間を決めて規則正しく使用する

③ 患者ごとに個別的な量を投与する

④ そのうえで細かい配慮をする → 副作用の説明とかね♡

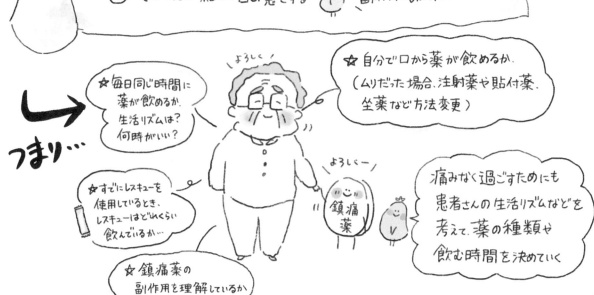

↳ つまり…

☆毎日同じ時間に薬が飲めるか。生活リズムは？何時がいい？

ようしく！

☆自分で口から薬が飲めるか。（ムリだった場合、注射薬や貼付薬、坐薬など方法変更）

☆すでにレスキューを使用しているとき、レスキューはどれくらい飲んでいるか…

ようしく～

鎮痛薬

痛みなく過ごすためにも患者さんの生活リズムなどを考えて薬の種類や飲む時間を決めていく

☆鎮痛薬の副作用を理解しているか

＜どんな方法で投与するの？＞

基本は **経口**

粉末など様々

錠剤、液体、

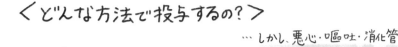

（例）オキシコンチン®、オキノーム®、オプソ®など

… しかし、悪心・嘔吐・消化管閉塞などで飲めないことも…

オエ…

→ 坐薬 （例）アンペック®坐剤

→ 貼付薬 はがれないように （例）フェントス®テープ

→ 注射薬 （例）フェンタニル®注射液

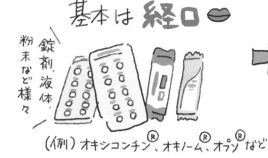
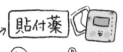

～鎮痛薬の種類～ 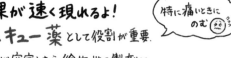 ザックリ…!!

☆ 強オピオイド

・モルヒネ製剤

速放性 → ・効果が速く現れるよ！
レスキュー薬として役割が重要。

> 特に痛いときにのむ 😣

・痛みが安定したら徐放性の製剤に切り替えられる。

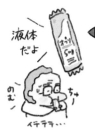
液体だよ

◀ オプソ® 内服液

◀ アンペック®坐剤
／痛みなどで内服が困難なときに…

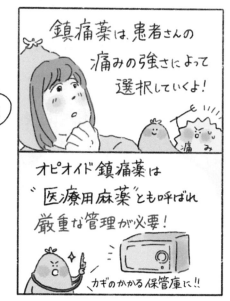
鎮痛薬は、患者さんの痛みの強さによって選択していくよ！

オピオイド鎮痛薬は "医療用麻薬" とも呼ばれ厳重な管理が必要！

カギのかかる保管庫に!!

徐放性 → ・ゆっくり効果が現れるように工夫されたモルヒネ製剤（レスキューには適てない）

カプセル

◀ MSツワイスロン® など

あ！薬！

・MSツワイスロン®など徐放性製剤は、持続時間に合わせて、飲む時間が決まる（1日2回や、3回など薬によってちがうけど、その時間に飲んでもらうよ！）

・オキシコドン製剤：国内では最も一般的でよく売れているオピオイド

主な副作用として、悪心・嘔吐、便秘、眠気がある

速放性

散剤

◀ オキノーム®散

徐放性

1日2回
（12hrごとに内服😊）

◀ オキシコンチン®

・レスキューは、オキノーム®やオプソ®で対応

・フェンタニル製剤：・皮膚や粘膜を通過しやすいことから貼付薬もある✧

・モルヒネ製剤による副作用が問題になった場合や最近では最初から貼付薬の選択も可能に

はがれていないか
皮膚があれていないかチェック✧

日付け、時間も記入

・モルヒネよりも多少便秘になりにくい

☆ 弱オピオイド

・トラマドール塩酸塩：非麻薬性の弱オピオイドでコデインの代替案

速放性

/ 神経障害性疼痛によく効く

▲ トラマール® OD錠（オーディー）

・コデインリン酸塩：鎮痛効果はモルヒネの $\frac{1}{6}$

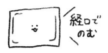
徐放性

/ 経口でのむ

▲ リン酸コデイン®

〜疼痛コントロールには、NSAIDsやアセトアミノフェン、鎮痛補助薬との併用が大事〜

☆ 非オピオイド鎮痛薬

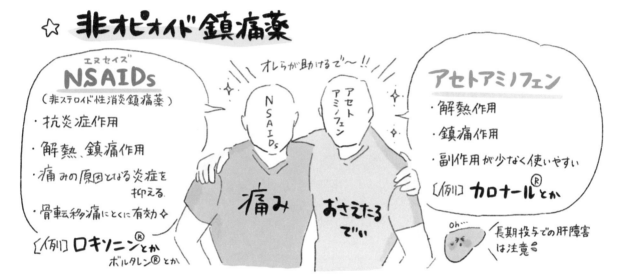

NSAIDs（エヌセイズ）
（非ステロイド性消炎鎮痛薬）

・抗炎症作用
・解熱、鎮痛作用
・痛みの原因となる炎症を抑える
・骨転移痛にとくに有効 ◇

〔例〕ロキソニン® とか
ボルタレン® とか

しかし… 消化性潰瘍には要注意や…!!

オレらが助けるで〜!!

痛み　おさえたるでぃ

アセトアミノフェン

・解熱作用
・鎮痛作用
・副作用が少なく使いやすい

〔例〕カロナール® とか

oh… 長期投与での肝障害は注意

☆ 鎮痛補助薬

：オピオイド鎮痛薬や、非オピオイド鎮痛薬を使用していても効果が不十分なときに使用

さらにお助けするぞ！

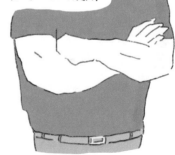

鎮痛補助薬　どんな痛みかな!?

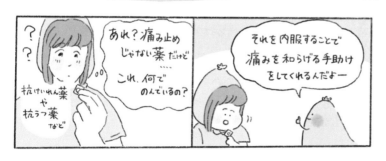

? ? 抗けいれん薬や抗うつ薬など

あれ？痛み止めじゃない薬だけどこれ、何でのんでいるの？

それを内服することで痛みを和らげる手助けをしてくれるんだよー

オピオイド鎮痛薬投与による **副作用**

代表的なものを説明していくよ!

悪心、嘔吐

嘔吐中枢が刺激される

・服用後1〜2週間で耐性ができるため、制吐薬を投与するなどして対応する
（耐性ができてきたら様子をみて、中止や減量になる）

対応例

・制吐薬の投与
・楽な体位をとる
・少量の食事を頻回にゆっくり食べる
・香りの強いものは避けるなど

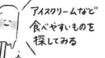

アイスクリームなど食べやすいものを探してみる

便秘

消化酵素の分泌を抑制＆蠕動運動抑制が原因

対応例

・緩下剤の投与
・水分、食物繊維の摂取
（腸の運動を促すような食事）
・温罨法や腹部のマッサージなど

※高頻度で便秘は起こる

・排便状況
・便の性状
・腹部膨満感など観察!

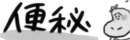

傾眠（呼吸抑制に注意!!）

呼吸数が10回/分以下になるときは、過量だと考えられる…

・オピオイド鎮痛薬の 開始時 と 増量時 に、過量のサインとして傾眠がみられる

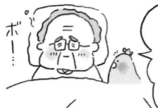

ボー…

「眠気が不快でないか」、
「患者さんにとって痛みがとれることが優先すべきことか」など、患者さんらしい生活を送るためのバランスを考える（ムズカシイね…）

転倒にも注意してね

痛み以外の症状による苦痛 （身体的な症状）

〜 どんな症状があるかな？ 〜

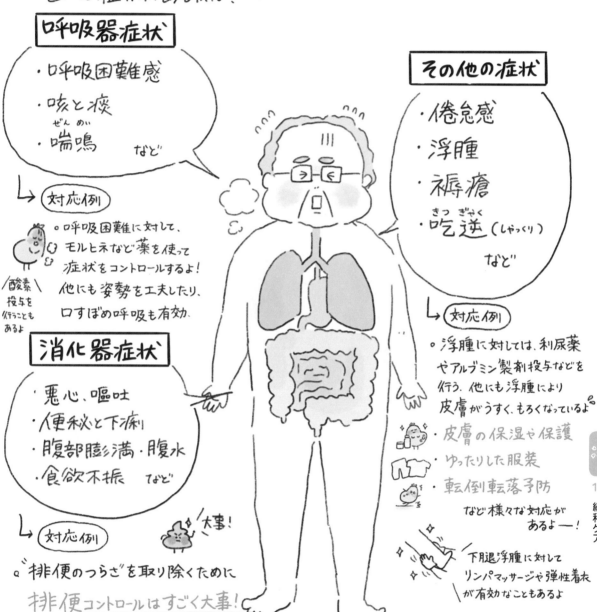

呼吸器症状

- 呼吸困難感
- 咳と痰
- 喘鳴（ぜんめい）

など

↳ 対応例

- 呼吸困難に対して、モルヒネなど薬を使って症状をコントロールするよ！他にも姿勢を工夫したり、口すぼめ呼吸も有効.

酸素投与を行うこともあるよ

消化器症状

- 悪心、嘔吐
- 便秘と下痢
- 腹部膨満・腹水
- 食欲不振

など

↳ 対応例

大事！

- 排便のつらさを取り除くために

排便コントロールはすごく大事！

緩下剤を使用したり、消化のよい食事をとったり、摘便など状況に応じて対応するよ！ 下痢での脱水や皮膚トラブルも注意

その他の症状

- 倦怠感
- 浮腫
- 褥瘡
- 吃逆（きつぎゃく）（しゃっくり）

など

↳ 対応例

- 浮腫に対しては、利尿薬やアルブミン製剤投与などを行う. 他にも浮腫により皮膚がうすく、もろくなっているよ

- 皮膚の保湿や保護
- ゆったりした服装
- 転倒転落予防

など様々な対応があるよ—！

下肢浮腫に対してリンパマッサージや弾性着衣が有効なこともあるよ

精神的な苦しみ

治療・ケアのために精神科や緩和ケアチームに介入してもらうことも多いよ!!

不安

・理由がある。「心配事」に対する不安には、正確な情報や、今後の見とおしを伝えるなど"患者さんに合わせた情報提供などで支援。

例えばお金のコトとか

・理由がない。「本人が表現できないような不安」には、精神科医や心理士などとともに介入していくよ♡

抑うつ

無反応だったり、活気がなく悲観的だったり…

・抑うつは、それ自体が苦痛になるだけでなく、QOLの低下につながる。

・不安を取り除くための支援をしたり、抗うつ薬を使用したりする。

・安易に励ましたり、否定はせず患者さんの苦しみを支える姿勢を保つよ

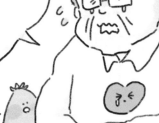

不眠

日中にも影響している?

・どんな睡眠障害か知る（入眠困難、中途覚醒、早朝覚醒など）

・原因へ介入（痛みや身体症状によって眠れない場合は、症状の緩和と薬物療法を行う）

他にも、就寝前にリラックスできるように寝衣、寝具に配慮したり、室内の温度・明るさも調整。昼寝時間調整など配慮していく

せん妄

・身体的疾患や薬剤、手術や、痛みや便秘、不安、不眠など様々な要因が絡んで起こる

・注意力低下と睡眠覚醒リズム障害が起こる。

・過活動型せん妄だと幻覚や興奮なども出現するよ

家族ケア

緩和ケアにおける〝家族〟は「患者さんが信頼を寄せ、又又方が〝家族〟と認める人のこと」

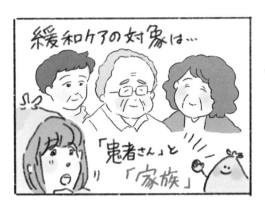

緩和ケアの対象は…「患者さん」と「家族」

※ 血縁のある人だけでなく、内縁の夫・妻や、同性のパートナー がいる患者さんもキーパーソンを友人として紹介する患者さんもいる

⇒ どんな場合でも相手を尊重して関わろう❀

～ 家族との コミュニケーションについて ～

〔会話時のポイント〕

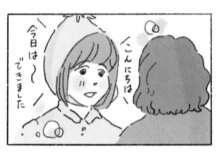

こんにちは / 今日は〜できました / 今日はできました

- ⊜ 家族に対して、丁寧な挨拶や、ねぎらいの言葉をかける
- ⊜ 足を止めて、視線を合わせる
- ⊜ 面会のときに患者さんの ポジティブな話題 をお伝えする
  - (例)「今日はお昼ごはん全部食べられました」「こんなお話をしてくれましたよ」

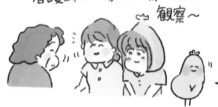

～ 看護師さんと家族の関わり方を 観察 ～

➡ できるだけ看護師から話しかけたり、話しやすい雰囲気、ゆっくり話せる環境づくりを意識しているよ❀

学生さんは実習中に家族とお話できる機会は少ないかも❔ 看護師さんがどのように家族と接しているのか 観察してみよう

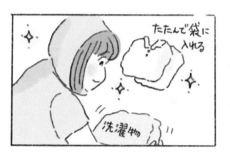

たたんで袋に入れる / 洗濯物

〔ケア時のポイント〕

- 👕 洗濯物は整えて袋に入れる。など配慮する
- 👕 患者さんの整容（髪を整える、ヒゲを剃る、爪切りなど）は、家族の安心にもつながるよ❀

第 Ⅲ 部

「患者さんについてもっと知りたい」ときに見ておくページ

1. 周術期の患者さんを担当する前に

術後合併症について理解しよう☆

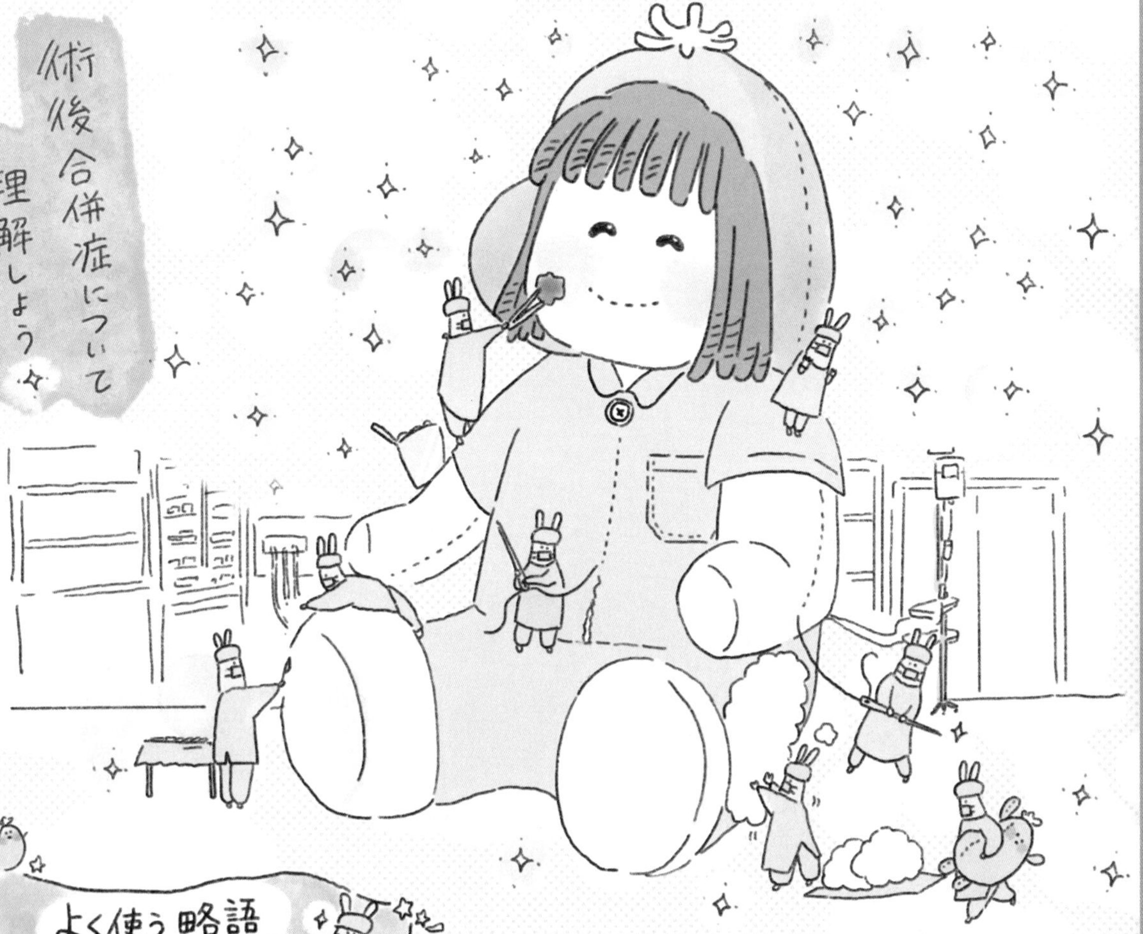

よく使う略語

ARDS	急性呼吸促迫症候群	IMV	間欠的強制換気
ARF	急性呼吸不全	IV-PCA	経静脈的自己調節鎮痛法
BMT	骨髄移植	LS	腹腔鏡下手術
CBF	脳血流量	PCEA	自己調節硬膜外鎮痛法
CPB	人工心肺	PMI	周術期心筋梗塞
DVT	深部静脈血栓症	PO	手術後
ECMO	体外式膜型人工肺	PTE	肺血栓塞栓症
ES	弾性ストッキング	VATS	胸腔鏡手術

ここはおさえておきたい… 術後合併症

手術後48時間以内は危険性高い

出血していないか!?

- 合併症：術後出血, 循環動態変調
- 観察
  - 創部からの出血
  - ドレーンからの出血
- 意識レベルの低下・バイタルサイン
- 四肢冷感, チアノーゼの有無
- 呼吸困難がないか など

気をつけて!! 術後感染

- 手術部位感染と,
- カテーテル感染, 尿路感染など術野外感染症がある
- 観察・創部やドレーンからの排膿, 疼痛, 圧痛, 腫脹, 発熱がないか

呼吸音はどうか!?

- 合併症：術後肺炎, 無気肺, 肺水腫

（とくに上腹部や胸部の手術は呼吸器系合併症のリスク高）

- 観察
- 術後肺炎の症状です
  - 発熱・呼吸困難
  - 頻脈・呼吸回数
  - 湿性咳嗽
  - 呼吸音の減弱, 病巣部でのラ音聴取 など

高齢者や喫煙者などは術後肺炎のリスクが高い…

お腹の動きはどうか!?

- 合併症：**イレウス・腸閉塞**

☆一般的には腹部手術の影響によって, 腸機能の低下が生じるが, 48〜72時間で回復する.

- イレウス → 麻痺性イレウス：腸管機能の低下が原因
- 腸閉塞 → 機械的イレウス：物理的な腸管の閉塞が原因

- 観察
- お腹の音もきいてね
  - 悪心, 嘔吐はないか
  - 腹部膨満感, 腹痛はないか
  - 排便, 排ガスはあるか など

弾性ストッキング

っていいます よろしく〜

このくつ下は何!?

静脈血栓塞栓症の予防だよ

- 下肢や骨盤など深部静脈に生じた血栓（深部静脈血栓症：DVT）が肺動脈の一部を塞いでしまう
  - → 肺血栓塞栓症
- 早期離床と足関節（底背屈など）の運動で予防していく

起こりやすい術後合併症

＜術直後〜翌朝＞

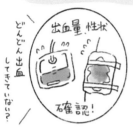

どんどん出血してきてはいない？

出血量・性状

確認！

・術後出血

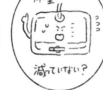

尿量

減っていない？

・乏尿

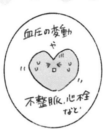

血圧の変動や

不整脈、心桎など

・循環動態変調

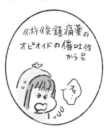

術後鎮痛薬のオピオイドの催吐性から。

・悪心、嘔吐

＜術直後〜数日まで＞

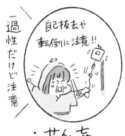

過性だけど注意

自己抜去や転倒に注意!!

・せん妄

＜術後2日目〜＞

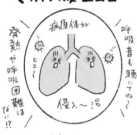

発熱や呼吸困難は？!!

病原体が

呼吸音も聴いてね〜

侵入〜！

・肺炎

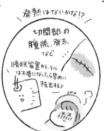

発熱はないかな!?

切開部の腫脹・発赤など

膀胱留置カテーテルは不要になったら早めに抜去するよ

・術後感染

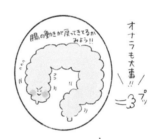

腸の動きが戻ってきてるかみよう!!

オナラも大事!!

プッ

・イレウス、腸閉塞

＜離床直後＞

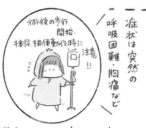

術後の歩行開始・排尿・排便動作時に注意!!

症状は突然の呼吸困難・胸痛など

・肺血栓塞栓症

＜ずっと注意＞

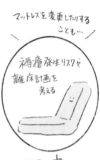

マットレスを変更したりすることも…

褥瘡発生リスクや離床計画を考える

・褥瘡

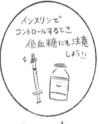

インスリンでコントロールするとき低血糖にも注意しよう!!

・高血糖、低血糖

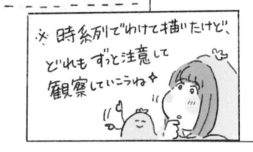

※時系列でわけて描いたけど、どれもずっと注意して観察していこうね♪

※安静度の指示は確認してね！
術後の援助

術後の回復過程の参考までに…
〜ムーアの分類〜

	第1相 （異化相・傷害期）	第2相 （異化相・転換期）	第3相 （同化相・筋力回復期）	第4相 （同化相・脂肪蓄積期）
[期間]	麻酔・手術開始から始まり、2〜4日間持続	術後3〜5日目から1〜3日持続	術後1〜数週間持続	数週間〜数ヶ月持続
[臨床所見]	・頻脈傾向 ・体温上昇（約1℃）【つまり浮腫みやすい】 ・循環血液量、細胞内液が減少し細胞外液が増量 ・周囲への関心の欠如。疼痛の少ない楽な姿勢から動こうとしない ・高齢者では一過性の興奮状態を招くこともある	・脈拍・体温の正常化 ・周囲への関心が戻る ・創部痛が消失、体動が容易になる ・食欲・腸蠕動、分泌も回復 ・動く意欲はあるが、体力回復は不十分	・体動に苦痛がなくなり、体力もついて運動が可能になる ・食欲も良好、便通も正常化する	・体力の十分な回復により日常生活が戻る ・体重が増加する

〈みてね〜〉つまり…in-outバランスをみる!!

〔循環器系合併症の予防〕

・循環動態のモニタリングと、輸液管理による体液平衡の調整

・1日の水分出納量
・電解質バランスをみる

〔呼吸器合併症の予防〕

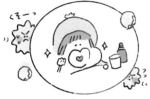

・口腔ケアをしっかりする！
（口腔内での細菌の増殖を防ぐ）

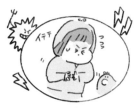

・疼痛緩和して早期離床を目指す

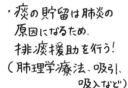

・痰の貯留は肺炎の原因になるため、排痰援助を行う！
（肺理学療法、吸引、吸入など）

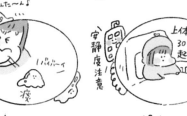

・ポジショニングを行う
（肺を拡張しやすくするため、上体を起こすことで横隔膜を下げる）

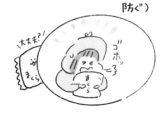

・咳をするときは、手や枕で創部を押さえて咳をすると、痛みをやわらげることができる

※誤嚥のリスクが高い患者さんは、経口摂取開始前は「水飲みテスト」を行うよ！

〔ドレーンの管理〕 "ドレナージ=排出" だったね！

刺入部から排液ボトルまで全て観察！！

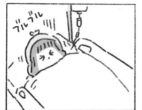

↙これは
胸腔ドレーンのイラスト…

受け持ち患者さんの
・ドレナージの目的.方法.体液の排出方法
ドレーンの種類はおさえておこう！

要注意なのは…

・排液の性状を観察！！ → **出血** していないか **& 排液の急激な減少や増加** がないか！

▽ 手術直後は「血性」で徐々に漿液性に変化していくよ！

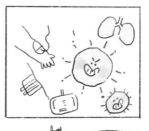

血性　淡血性　淡々血性　漿液性

ドレーンの閉塞.屈曲.
抜去.接続の外れの可能性

出血や
体液漏出の
可能性

・**感染** を起こしていないか注意する！！
→ ドレーン刺入部に感染徴候（腫脹や発赤など）がないか観察.
排液バッグは挿入部より **下** に設置してね♪ 　排液の逆流による
感染のリスクがあるよ…

〔体温管理〕

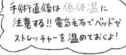

▽ 手術直後～術後48時間
以内の発熱
（術後発熱という）

・免疫反応としての発熱が多い
↳ 基本的に経過観察

（悪性高熱症などもまれにあるので
全身状態には注意する）

手術直後は低体温に
注意する！！ 電気毛布でベッドや
ストレッチャーを温めておくよ！

↳ 手術中は体温が低下しやすく.体温調整中枢
によって体温を一定に保とうとするため.
手術後に体温を上げようとして **シバリング** が起こる

▽ 術後5日目以降の発熱

・まず 術後感染 を疑う…

原因
・縫合不全
・尿路感染症
・肺炎
・カテーテル関連血流
感染　　など

・末梢静脈カテーテル
・中心静脈カテーテル
など

↳ 抗菌薬の投与や
外科的処置が必要に
なることもある♪

〔疼痛管理〕

術後疼痛による
鎮痛法
- ① 疼痛時に鎮痛薬投与
- ② 持続投与（硬膜外鎮痛法）
- ③ ②+自己調整鎮痛法（PCEA・IV-PCA）→
- ④ 末梢神経ブロック

痛いときに
ボタンを押して…

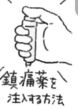

鎮痛薬を
注入する方法

大事なのは…

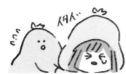

・"痛い"という思いを受けとめて **原因をアセスメント** ！！
・痛みの評価（鎮痛薬使用状況と.投与後の効果は？）
・鎮痛薬による副作用がないか.

〔早期離床の促進〕・目的は、術後合併症や廃用症候群の予防!!

どんどんリハビリしていくよ…

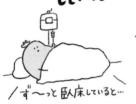

ず〜っと臥床していると…

ベッド上安静を続けていたらどうなる!?

・骨格筋、呼吸筋の減少による筋力低下
・心肺機能の低下
・血栓症　　など合併症のリスク
・せん妄など精神的不安定の助長、関節の痛みや動きの鈍りなどから、廃用症候群を引き起こす原因になる

筋力低下　認知・運動機能の低下　など

抑うつ状態

～ 離床のすすめかた ～ (※病棟にクリニカル・パスがあるかも…!!)

☆段階的にすすめていくよ!

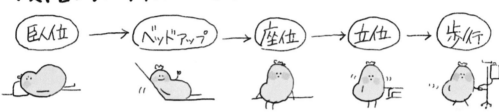

臥床位 → ベッドアップ → 座位 → 立位 → 歩行

"やらされてる…"はダメ

ポイント　患者さんが前向きにとりくめるように♦

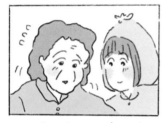

離床時は

必ず付き添う!

(いろいろ身体機能が低下しているからね☺)

・VS(バイタルサイン)の変化、疼痛、自覚症状はないか観察
・臥床により身体機能が低下しているため、立位時のふらつきや呼吸、循環動態の変化に注意!
・ドレーンやルートなど、挿入部を確認!動きやすい配置にする (→事故抜去注意☺)

ひっぱられてる〜!

〔清潔の援助〕

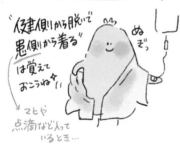

"健側から脱いで患側から着る"は覚えておこうね!!

マヒや点滴など入っているとき…

・動くときなど疼痛コントロールができているか確認
・ドレーンやカテーテルなど、引っかけたり、屈曲、閉塞などしていないか注意!!
・食事をしていなくても**口腔ケアは必須**
・自分でできるところはしてもらう。転倒注意
・皮膚も観察してね♦

口腔内で菌が増殖するよ…
↓
肺炎のリスク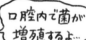

〔精神的援助〕 患者さんの背景を情報収集しよう

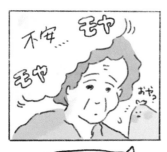

・患者さんの抱えている不安を術前から把握する
　→ まずは、患者さんの不安な気持ちに寄り添う💗

— 不安の (例) —
┌ ・ボディイメージの変化　　・家族 ← 家族の生活や家族の負担など…
│ ・疼痛　　　　　　　　　・経済的負担など
└ ・退院後の生活

患者さんや、家族が困難を乗り越えていけるようにサポートする
→ 不安な点をふまえたうえで **退院支援** の計画をたてていく!!

〔退院支援〕 # どんな生活に戻っていくのか、何が必要か 考えよう♡

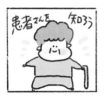
患者さんを知ろう

入院時 < 患者さんの状態を把握する
・入院前の生活やADLは?　・手術目的以外に抱えている疾患は?
・家族との関係性は?（サポートは受けられそう?）

退院後に必要な支援は何?

入院中 < 患者さんの希望する療養の場に帰るためにどうすればいいのか 考える
・退院後も継続する可能性のある医療、看護は何か
・生活、介護上での問題点はあるか
・患者、家族が退院後の生活をどう捉えているのか、希望は?

在宅で必要な環境を整える

退院前 < 地域や社会資源と連携
・訪問看護、介護サービス
・リハビリ　・環境調整
・在宅療養を支援する病院や施設 など

退院 おだいじに♡

1. 周術期の患者さん

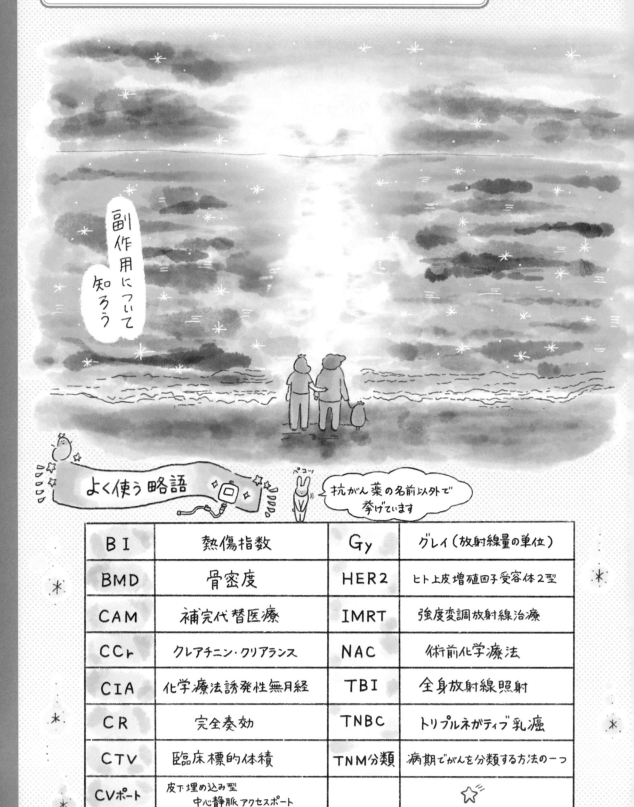

副作用について知ろう

よく使う略語

ペコッ
抗がん薬の名前以外で挙げています

BI	熱傷指数	Gy	グレイ（放射線量の単位）
BMD	骨密度	HER2	ヒト上皮増殖因子受容体2型
CAM	補完代替医療	IMRT	強度変調放射線治療
CCr	クレアチニン・クリアランス	NAC	術前化学療法
CIA	化学療法誘発性無月経	TBI	全身放射線照射
CR	完全奏効	TNBC	トリプルネガティブ乳癌
CTV	臨床標的体積	TNM分類	病期でがんを分類する方法の一つ
CVポート	皮下埋め込み型 中心静脈アクセスポート		

化学療法のケアと観察のポイント

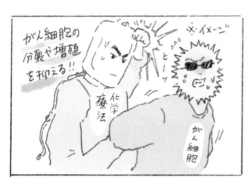

がん細胞の分裂や増殖を抑える!!

※イメージ
化学療法
がん細胞
ヒィー

〜化学療法って何?〜

・化学療法剤(抗がん剤、化学物質)を使って、がん細胞の増殖を抑えたり、破壊したりする治療法

(薬物療法ともいう)

がん治療

どう戦うか…!!

- 手術療法
- 化学療法
- 放射線療法

→ この3本柱は単独で行うときと、組み合わせてつかうことがある。

- 殺細胞性抗がん剤
- 分子標的薬
- ホルモン剤
- 免疫チェックポイント阻害剤

→ 抗がん剤が全身をめぐってがん細胞を攻撃

がん細胞を攻撃!! がん細胞だけでなく、正常な細胞にも影響を及ぼす!

がんに特異性の高い標的をロックオンして作用する薬

ロックオン!
【中】

→ 狙った細胞にめがけて攻撃✦

(がんの増殖や転移を抑える)

〜化学療法の目的〜 病期に応じた目的がある…

① 腫瘍縮小目的

・基本的にがんが完全になくなることを目指して行う。予定の回数はあるが、抗がん剤の感受性は人によって違うので、予定より長くなることもある♪

でも患者さんは、「ここを頑張れば!」という気持ちで臨むことができる

② 緩和目的

・症状を和らげる。QOLの向上を目的とするよ!
期間で終わるわけではなく、症状を緩和し続けることが目的になるときはエンドレスになる。

痛みなどの症状を和らげる

③ 術前補助療法

・少しでもがんを小さくして、侵襲を少なくして手術しましょう!という目的もある。回数が決まっていて必ずおわりがある

→ 手術する前にがん細胞をたたいておく!

④ 術後補助療法

・再発を防ぐ目的で化学療法をすることがあるよ!
回数は決まっていて、必ずおわりがあるよ

ポイント ※回数が決まっているものか、エンドレスなのかで患者さんの気持ちもちがう…

→ 化学療法の目的を把握しよう✦

〜 化学療法中の患者さんの状態は？ 〜

> ①と②の状態が保たれて、はじめて化学療法ができる判断となる

① PS（ピーエス） （Performance（パフォーマンス） Status（ステータス） = 全身状態 の指標の1つ）

0： まったく問題なく活動できる。発症前と同じ日常生活が制限なく行える

1： 肉体的に激しい活動は制限されるが、歩行可能で、軽作業や座っての
　　作業は行うことができる（例：軽い家事、事務作業）

2： 歩行可能で、自分の身のまわりのことは、すべて可能だが作業はできない。
　　日中の 50％以上は ベッド外で過ごす。

3： 限られた自分の身のまわりのことしかできない。
　　日中の 50％以上をベッドか椅子で過ごす

4： まったく動けない。自分の身のまわりのことはまったくできない。
　　完全に ベッドか椅子で過ごす

> 0〜2までの患者さんは 化学療法が可能
> 3〜4は 化学療法が困難 といわれているよ

② 臓器機能

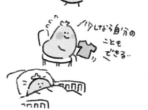

要チェックや〜

・血液データで確認するよ！
肝臓で代謝したり、腎臓で排泄できる機能
が保たれていないと、副作用が出たり、薬が効き
にくくなったりするので、臓器機能が保たれている
患者さんに対して化学療法を行う！

つまーり、化学療法の適応は…

① 画像診断や内視鏡診断
などを含めた臨床検査で診断され、
組織診や細胞診で悪性腫瘍であると
確定診断されている。

② 全身状態がある程度良い

③ 主要臓器機能が保持されている

④ 本人の同意が得られている

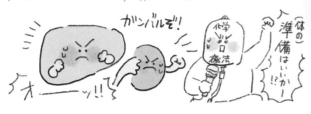

ガンバルぞ！　（体の）準備はいいか！？

おさえておきたい！ 化学療法中の**副作用**

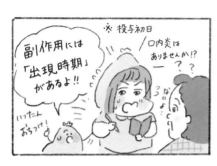

副作用には「出現時期」があるよ!!

※ 投与初日
口内炎はありませんか!?

・副作用はすべてが一緒に出てくるわけじゃなく、「出現時期」があるよ！まずは自分の受け持ち患者さんが投与から何日目なのかを確認しようね♥

※ 抗がん剤の種類 × 患者さんの個人差でどういう副作用が出るかは**個別性**があるよ！

使用する薬の「添付文書」を見ておくのがオススメ！

～ 出現時期によって違う副作用をまとめてみた ～

・副作用には 急性（早期に出てくる副作用）と
遅発性（遅れて出てくる副作用）の2種類がある

急性

「投与日に起こりうる**副作用**やトラブル！」
※ 重症度も症状の出方も人によってちがう！

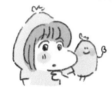

・**急性の悪心・嘔吐**

↑ アレルギー反応だよ ↑
・**過敏症**
（初めて投与するときに症状がなくても数回目に症状が出てくることもある）

・皮膚症状（皮膚が赤くなる、蕁麻疹が出る、かゆみがでる）

○ 食道などの粘膜が膨隆する、むくむ（咳、血圧が低下したり、重篤な場合は
アナフィラキシーなど）
↳ これが進行すると、末梢循環不全に至る"アナフィラキシーショック"になる危険がある！

他の点滴や注射薬と違い、抗がん剤には皮膚を腐らせてしまう（壊死させてしまう）ものもあるよ!!

・**血管外漏出**

・静脈内注射で化学療法が行われるので、血管に留置針を入れて点滴する…が！血管外に薬剤が漏れてしまうことも

// 投与中は留置針挿入部をできるだけ安静にしてもらうよ

・発赤、痛みなどを観察するよ！

遅発性

・投与24時間以降に出る可能性のある副作用

※ 重症度も症状の出かたも人によってちがうよ

遅発性の ・悪心・嘔吐

（翌日から1週目くらいまでに起こることが多い）

「投与翌日から4.5日後くらいまで気持ち悪かった」という人も多い

・味覚障害

（投与翌日から出る可能性がある。食事の状況を観察しよう！）

どれくらい食事に影響して、どのような味に感じるか何なら食べやすいか患者さんに聞いてみよう

・全身倦怠感

だるい…

・食欲不振

気持ち悪くて食欲が出ない人もいるけど、気持ち悪くなくても食欲が出ない人もいる…

・脱毛

（2週目から3週目に脱毛が起きやすくなる）

・口渇

（抗がん剤によっては、唾液の分泌が減って口内炎もすごくできやすくなる…）骨髄抑制が起こる前に、口渇による口内炎が早めに出る人もいる…

1週目～2週目の間に起こることが多い

・皮膚障害

（皮膚の乾燥、皮膚が過敏になる、色素沈着が起こる）

→ ターンオーバーがうまくできないため

・骨髄抑制

原則的に無症状

（1週間～2週間の間に起こることが多いよ 血液検査でわかる副作用！
骨髄抑制が起こると白血球が減り、免疫力が下がるため、口内炎もできやすい…）

よっ！

◁ 骨髄は白血球・赤血球・血小板などの血液の成分をつくる
→ これが抑制される！！つまり、

骨の中心にある組織

感染症、貧血、出血

が起こりやすくなるっちゅーわけやなっ…

―血液データも見よう!!―

ハァ…
ハァ…

・抗がん剤が、臓器機能にもたらしている影響を確認していくよ!!

・肝臓、腎臓、白血球数、ヘモグロビン、血小板などに影響がどれくらい出ているか確認するよ♡

・医師から骨髄抑制が起こりそうな時期に採血指示が出ることが多い。→ 学生さんは採血で何を確認しているのかおさえたうえで観察していこう

副作用と患者さんへのコミュニケーション

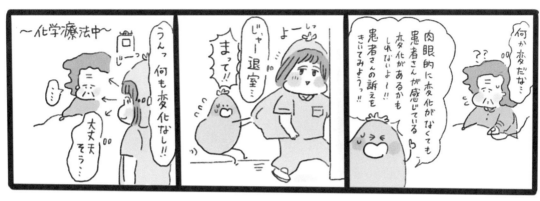

➡ 大切なのは、**患者さんの訴えを見逃さない、聞き流さないこと!!**

患者さんに関わる時間が長い学生さんだからこそ、
気付ける変化や訴えがあるはず◇

例えば…

・過敏症で…

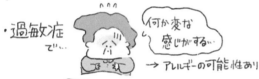

何か変な感じがする…
→ アレルギーの可能性あり
NG「赤くなっていませんよ」と言ってしまう

・血管外漏出で…

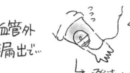

何か針先に違和感がある…
→ 発赤があるときもあるが、じんわり漏れていたり、漏れ始めだと肉眼的には観察できないよ

・悪心、嘔吐で…

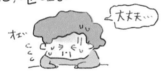

大丈夫…
→ 患者さんは我慢強い人も多いよ。ガマンして吐き気止めを飲もうとしない人が多い。最近は制吐薬がすごく進化しているので、患者さんが適切に薬を飲めるように支援していこうね◇

～ コミュニケーションのポイント ～

(例)

副作用があるのは当たり前　副作用がないと効果ないでしょう？ガマンできるわ

高齢の患者さんで、副作用はガマンするものと思っている人もいるよ…

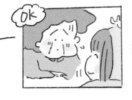

OK

「そういうふうに治療を頑張っているのですね」
「実は副作用と治療の効果は全く別物なんですよ。治療をがんばって続けていくためにも、症状を和らげてみませんか？」

まずは受け止める

患者さんの気持ちに添いつつ、情報を提供する

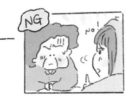

NG

「副作用と治療効果は関係ないので、制吐薬をのんで下さい。」

説明だけして押し付ける

ケアのポイント

受け持ち患者さんが、どんな抗がん剤を使っていて、どんな副作用の予防が大切か考える

口腔ケアをしないと口で繁殖した菌が気管に入って肺炎になったり…口内炎の潰瘍部分から細菌が入ったりもするよ

(1) 口内炎の予防

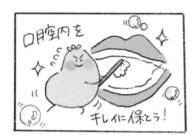

口腔内をキレイに保とう！

・事前に歯垢を除去することで"予防"ができるよ
口腔内のケアをしっかり行ってもらえるように指導したり、必要であれば看護師さんと一緒にケアを行おう！

〜 すでに口内炎がある患者さんへの看護 〜　イタイよ…！

・口腔内の観察	・食べやすいように食事を工夫する	・口腔ケアの工夫
○ 口内炎の状態の把握 ○ 食事状態の把握 食事が困難であれば点滴などを行うこともあるよ （栄養補助食品を利用したりもする） ○ 痛みの把握 （口内炎の状態によっては、局所麻酔薬の入ったうがい薬や痛み止めを使用することがあるよ）	○ 熱いものは少し冷ましてから食べると刺激が少なくなる ○ 塩分や酸味、香辛料が多く含まれたものを避ける　カレーとかレモンとか酢のものとか… 刺激少　オススメ ・おかゆ、アイスクリーム、ゼリー、プリン ・ミキサー食や水分が多くて軟らかいものなど ○ 食べやすくするために軟らかく煮たり、とろみをつける	○ 刺激の少ない方法で歯みがきを行う　やわらかめ 例えば… ・「やわらかめ」の歯ブラシでヘッドは小さめを使う ・歯みがき剤がしみたり、痛いときは水だけで磨く ・体調不良、口内炎がひどくて歯みがきができないときは、ぬるま湯でぶくぶくうがいをする

"出血しやすい状態"になっていると意識しておこうね！

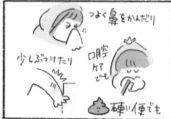

つよく鼻をかんだり
少しぶつけたり
口腔ケアでも
硬い便でも

(2) 出血の予防、皮膚障害のケア

※ 化学療法中は保湿が大切！！
皮膚障害が出る患者さんがいるので保湿をこまめにしよう
クリーム

・少し手を切っただけでも血小板が少ないと、血が止まらないので患者さんも不安になるよ。

・色素沈着がしやすかったりする場合は紫外線対策もGood

保湿のポイント

おフロ上がりは速やかに保湿しよう
おフロ上がって10分以内での保湿が推奨されているよ　手浴・足浴のあとでも10分以内で保湿するのが効果としては一番イイよ！

出血予防

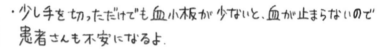

(例)○ 強く鼻をかまない　○ 口腔ケアはやわらかいブラシを使う　下剤をつかうこともあるよ
○ 排便コントロールで、いきんだり硬い便にならないようにする

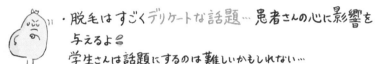

抗がん剤の種類によっては…
髪の毛だけじゃなく、
体毛・眉毛・陰毛なども抜ける

(3) 脱毛のケア

・脱毛はすごくデリケートな話題… 患者さんの心に影響を与えるよ
学生さんは話題にするのは難しいかもしれない…

ムリに話題にしなくてもいいけど.

患者さんの気持ちをしっかり聴く,
受け止めることが大切…

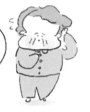

~ 脱毛のある患者さんへのケア ~

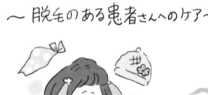

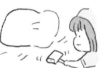

・ウィッグ (かつら)や
帽子を活用
バンダナも Good♡

・眉毛がぬけて
気になる人は
お化粧でカバー
(フレームの太いメガネ
とかも使える)

・患者さんが検査など
行っているときに、髪の毛
などはコロコロで掃除

・洗髪時は
やさしく洗う

高齢の患者さんだとウィッグを作る煩わしさを感じる方もいるよ.
どれくらい外出を普段される方で、ウィッグについてどう感じているのかを
確認してから情報提供を看護師さんと行っていこう

【コミュニケーションで気をつけるポイント】

こういう心理が発生しやすいと
いうことを理解したうえで
コミュニケーションを
とっていく

~ 再発治療中の患者さんの場合 ~

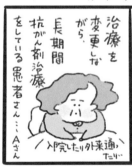

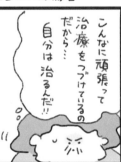

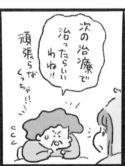

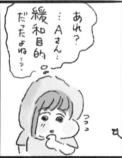

治療を変更しながら、長期間抗がん剤治療をしている患者さん…Aさん
入院したり外来通いT=リ

こんなに頑張って治療をつづけているのだから…自分は治るんだ!!

次の治療で治ったらいいわね!!頑張らなくっちゃ!!

あれ? …Aさん…緩和目的だったよね…?

看護師さんに
相談して
ケアの方向を
考えていこうね

・長期間治療を続けているうちに、「治りたい・治るんだ」という希望から医療者と病識がズレる
ことがある ⟹ 患者さんがどのような目的で治療しているのかを確認したうえで、
病識にズレはないかをコミュニケーションのなかから把握していく.

2. 化学療法中の患者さん

引用・参考文献

● 看護技術のポイントと根拠

1) 医療情報科学研究所 編：看護がみえる vol.1 基礎看護技術 第1版．メディックメディア，2019：p.12-13，116
2) 医療情報科学研究所 編：看護がみえる vol.3 フィジカルアセスメント．付録動画「バイタルサイン測定の流れ」．メディックメディア https://www.medicmedia-kango.com/2020/10/28431/（2021年8月1日アクセス）
3) 医療情報科学研究所 編：看護師・看護学生のためのなぜ？どうして？（1）基礎看護 第5版．メディックメディア，2013：p.194-195
4) 医療情報科学研究所 編：フィジカルアセスメントがみえる 第1版．メディックメディア，2015：p.23
5) 金澤實，桑平一郎，一ノ瀬正和 他 著，一般社団法人 日本呼吸器学会 編：よくわかるパルスオキシメータ．https://www.jrs.or.jp/uploads/uploads/files/guidelines/pulse-oximeter_general.pdf（2021年8月1日アクセス）
6) 国立国際医療研究センター病院 AMR臨床リファレンスセンター（厚生労働省委託事業）：AMRの院内感染対策「私たちができること」手指衛生．https://amr.ncgm.go.jp/medics/2-5-2-1.html（2021年8月1日アクセス）
7) 鎮目美代子，加藤恵里子，新藤悦子，他監：ひと目でわかる スーパービジュアル看護技術．成美堂出版，2015
8) 竹尾惠子 監：看護技術プラクティス 第2版．学研メディカル秀潤社，2014
9) 東邦大学医学部看護学科 基礎看護学研究室：講義科目「ベッドメーキングの目的」．https://www.lab2.toho-u.ac.jp/med/kango/senmon/kiso/lectures/1/bedmaking/5/index.html（2021年8月1日アクセス）
10) 四谷淳子：(1) 褥瘡リスクの高い患者のシーツは「ピンと張らない」．アルメディアWEB：〜特集〜ここが変わった！褥瘡・創傷・失禁ケア．https://www.almediaweb.jp/expert/feature/1607/index01.html（2021年8月1日アクセス）

● 看護師さんへの報告，どうしたら…

1) 児玉貴光，藤谷茂樹 著．RRS院内救急対応システム（3-43：SBARについて）．メディカルサイエンスインターナショナル，2007

● 病院案内〜ここはどんな所〜

1) 国立研究開発法人 国立がん研究センター がん対策情報センター：がん情報サービス．「がん相談支援センター」とは．https://ganjoho.jp/public/institution/consultation/cisc/cisc.html（2021年8月1日アクセス）

● 循環器

1) 医療情報科学研究所 編：病気がみえる vol.2 循環器 第3版．メディックメディア，2015：p.33，p.112
2) 内田陽子 著：⑤循環器系「心臓」．宇城啓至 監：らくらく学べて，臨床に活かせる 解剖生理ポイントブック 第2版．照林社，2021：p.61
3) 大八木秀和 監，宮川和也 編：患者がみえる新しい「病気の教科書」かんテキ 循環器 第1版．メディカ出版，2019
4) 岡田一義 著：授業・実習・国試でよく出る・よく出会う [New] 疾患まるわかりガイド．プチナース 2019；28(4)：特別付録①
5) 岡野光真，加藤貴雄，猪子森明：左回旋枝閉塞中の心電図変化パターンの解析．日本冠疾患学会雑誌 2017；23：6-11 https://www.jstage.jst.go.jp/article/jcoron/23/1/23_22.15-00010/_pdf（2021年8月1日アクセス）
6) 川合宏哉 監，山名比呂美 編著：疑問解決！らくらく理解！心臓病の生活・退院指導—説明シートで患者さんのハートをつかむ・まもる 第1版．メディカ出版，2015
7) 国立研究開発法人国立循環器病研究センター 循環器病情報サービス：[128] 心臓リハビリテーション ―その目的・内容・効果．http://www.ncvc.go.jp/cvdinfo/pamphlet/heart/pamph128.html（2021年8月1日アクセス）
8) 佐藤達夫 監：新版 からだの地図帳 第1版．講談社，2016
9) 田嶋美夫 著：新訂版 モニター心電図なんて怖くない．サイオ出版，2014

● 呼吸器

1) 一般社団法人 日本救急医学会：用語集「クスマウル大呼吸」．https://www.jaam.jp/dictionary/dictionary/word/0716.html（2021年8月1日アクセス）
2) 医療情報科学研究所 編：看護技術がみえる vol.2 臨床看護技術 第1版．メディックメディア，2017：p.211-213
3) 医療情報科学研究所 編：病気がみえる vol.4 呼吸器 第2版．メディックメディア，2015：p.210-211
4) 内田陽子 著：④呼吸器系「気管，気管支」．宇城啓至 監：らくらく学べて，臨床に活かせる 解剖生理ポイントブック 第2版．照林社，2021：p.47
5) 岡田一義 著：授業・実習・国試でよく出る・よく出会う [New] 疾患まるわかりガイド．プチナース 2019；28(4)：特別付録①
6) 国立研究開発法人 国立がん研究センター がん対策情報センター：がん情報サービス．「肺がん」．https://ganjoho.jp/public/cancer/lung/index.html（2021年8月1日アクセス）
7) さいたま赤十字病院 看護部 編著：本当に大切なことが1冊でわかる呼吸器 第1版．照林社，2021：p.108-109
8) 佐藤達夫 監：新版 からだの地図帳 第1版．講談社，2016
9) 清水潤三，曽根光子：はじめてのドレーン管理（はじめてのシリーズ）第1版．メディカ出版，2010

● 消化器

1) 一般社団法人 日本肝臓学会 肝炎診療ガイドライン作成委員会 編：B型肝炎治療ガイドライン 第3.4版．2021年5月 https://www.jsh.or.jp/medical/guidelines/jsh_guidlines/hepatitis_b.html（2021年8月1日アクセス）
2) 岡田一義 著：授業・実習・国試でよく出る・よく出会う [New] 疾患まるわかりガイド．プチナース 2019；28(4)：特別付録①
3) 窪田敬一 編：全科 ドレーン・カテーテル・チューブ管理 完全ガイド 第1版．照林社，2015
4) 斉田芳久 監：先輩が教える"現場のヒント"が満載！図解でイメトレ！消化器外科・内科病棟 はじめてさんのケアマニュアル．メディカ出版，2019：p.55
5) 佐藤達夫 監：新版 からだの地図帳 第1版．講談社，2016
6) 清水潤三，曽根光子：はじめてのドレーン管理（はじめてのシリーズ）第1版．メディカ出版，2010
7) 溝上祐子 監：ナースのためのやさしくわかるストーマケア 第1版．ナツメ社，2018

● 整形外科

1) Michael Rubin：脊髄の病気の概要．Merck & Co., Inc., Kenilworth, N.J., U.S.A：MSDマニュアル家庭版．https://www.msdmanuals.com/ja-jp/ホーム/09-脳、脊髄、末梢神経の病気/脊髄の病気/脊髄の病気の概要（2021年8月1日アクセス）
2) 医療情報科学研究所 編：フィジカルアセスメントがみえる 第1版．メディックメディア，2015：p.310
3) 内田陽子 著：③運動器系「関節の種類」．宇城啓至 監：らくらく学べて，臨床に活かせる 解剖生理ポイントブック 第2版．照林社，2021：p.35
4) 岡田一義 著：授業・実習・国試でよく出る・よく出会う [New] 疾患まるわかりガイド．プチナース 2019；28(4)：特別付録①
5) 佐藤達夫 監：新版 からだの地図帳 第1版．講談社，2016
6) 沢田希望：牽引の看護計画—目的，適応，種類と介達・直達牽引の方法・観察項目．ジョブデポ看護師：ナースのヒント https://j-depo.com/news/tow.html（2021年8月1日アクセス）
7) 日本整形外科学会，日本リハビリテーション医学会：関節可動域表示ならびに測定法．リハビリテーション医学 1995；32(4)：207-217 https://www.jstage.jst.go.jp/article/jjrm1964/32/4/32_4_207/_article/-char/ja/（2021年8月1日アクセス）
8) 林泰史，末永健一：大腿骨近位部骨折のリハビリテーション―急性期・回復期のリハビリ訓練．インターメディカ，2018：p.180-181
9) 山本恵子 監：写真でわかる整形外科看護アドバンス―受傷期のケアから社会復帰への支援まで，写真と動画で体験！第1版．インターメディカ，2018：p.76
10) 田中栄：神経と筋肉．加藤光寶 著者代表：系統看護学講座 専門分野Ⅱ 成人看護学10 第14版．医学書院，2017：p.38-46

● 脳神経

1) 一般社団法人 日本神経学会 監,「認知症疾患診療ガイドライン」作成委員会 編：認知症疾患診療ガイドライン2017 第1版. 第14章 血管性認知症, 医学書院, 2017：p.305-328 https://www.neurology-jp.org/guidelinem/degl/degl_2017_00.pdf（2021年8月1日アクセス）

2) 岩崎孝一 監, 亀山花子, 髙田智里 編, 公益財団法人 田附興風会医学研究所 北野病院 脳神経外科病棟 看護部：脳神経外科ナース1年生 自分でつくれるはじめての看護ノート 第1版. メディカ出版, 2015

3) 岡崎貴仁, 青木志郎 編：患者がみえる新しい「病気の教科書」かんテキ 脳神経 第1版. メディカ出版, 2019

4) 岡田一義 著：授業・実習・国試でよく出る・よく出会う［New］疾患まるわかりガイド. プチナース 2019；28（4）：特別付録①

5) 看護roo!：看護師イラスト集「脳卒中の種類を表したイラスト」. https://www.kango-roo.com/ki/image_962/（2021年8月1日アクセス）

6) 剱持雄二：脳の全体像. 東海大学医学部付属八王子病院 看護部 編著：本当に大切なことが1冊でわかる脳神経 第1版. 照林社, 2020：p.42-45

7) 中山有香里：自分閻魔帳―ズルカン3 第1版. メディカ出版, 2020：p.18

8) 墻隆茂：脳血管の全体像. 東海大学医学部付属八王子病院 看護部 編著：本当に大切なことが1冊でわかる脳神経 第1版. 照林社, 2020：p.64-67

9) 松岡知治郎：【解答・解説】細いが, 閉塞により多彩で重篤な症状を引き起こしうる, 知悉すべき重要な動脈です. レジデントノート 2012年6月号掲載. 羊土社, 2012 https://www.yodosha.co.jp/rnote/gazou_qa/9784758105316_1a.html（2021年8月1日アクセス）

● 腎・泌尿器

1) 内田陽子：⑨泌尿器系「腎臓と尿の生成」. 宇城啓至 監：らくらく学べて, 臨床に活かせる 解剖生理ポイントブック 第2版. 照林社, 2021：p.120-121

2) 国立研究開発法人 国立がん研究センター がん対策情報センター：がん情報サービス.「前立腺がん 治療」. https://ganjoho.jp/public/cancer/prostate/treatment.html（2021年8月1日アクセス）

3) 佐藤達夫 監：新版 からだの地図帳 第1版. 講談社, 2016

4) 鎮目美代子, 加藤恵里子, 新藤悦子, 他監：ひと目でわかる スーパービジュアル看護技術. 成美堂出版, 2015：p.229

5) 加藤久美子, 中田真木 監：骨盤底筋トレーニング. ユニ・チャーム：ライフリーWEBサイト. https://jp.lifree.com/ja/urine-leakage/training.html（2021年8月1日アクセス）

6) 藤沢薫：先輩ナースが伝授！泌尿器科の夜勤 こんなときどうする？患者さんがテネスムス症状を訴えている！. 泌尿器ケア 2009；14（6）：556-559

7) 溝上祐子 監：ナースのためのやさしくわかるストーマケア 第1版. ナツメ社, 2018

8) 森川泰如：膀胱がん, 腎盂尿管がん. 道又元裕 監, 奴田原紀久雄, 山田明, 坂口真紀子 他編：見てわかる腎・泌尿器ケア―看護手順と疾患ガイド 第1版. 照林社, 2020：p.118

● 産婦人科（母性看護学実習／または婦人科）

1) 遠藤俊子：スキンケア・入浴. 公益財団法人 母子衛生研究会：赤ちゃん&子育てインフォ. https://www.mcfh.or.jp/netsoudan/article.php?id=515（2021年8月1日アクセス）

2) 公益社団法人 日本産科婦人科学会：子宮体がん. http://www.jsog.or.jp/modules/diseases/index.php?content_id=11（2021年8月1日アクセス）

3) 立岡弓子 編著：新訂版 周産期ケアマニュアル 第3版. サイオ出版, 2020：p.185

4) 筑波大学附属病院 看護部, 小山記念病院 看護部 監：沐浴槽への入れ方｜新生児の沐浴【2】. 看護roo!：動画でわかる看護技術. https://www.kango-roo.com/mv/342/（2021年8月1日アクセス）

● 精神科（精神看護学実習）

1) S. Charles Schulz：統合失調症. Merck & Co., Inc., Kenilworth, N.J., U.S.A：MSDマニュアル家庭版. https://www.msdmanuals.com/ja-jp/ホーム/10-心の健康問題/統合失調症と妄想性障害/統合失調症（2021年8月1日アクセス）

2) 医療情報科学研究所 編：看護師・看護学生のためのなぜ？どうして？（9）精神看護 第5版. メディックメディア, 2014：p.131, p.174-179

3) 江口重幸：さまざまな精神症状―④知覚の障害. 武井麻子 著者代表：

系統看護学講座 専門分野II 精神看護［1］精神看護の基礎 第5版. 医学書院, 2018：p.158-159

4) 岡田一義 著：授業・実習・国試でよく出る・よく出会う［New］疾患まるわかりガイド. プチナース 2019；28（4）：特別付録①

5) 春日武彦：援助者必携はじめての精神科 第3版. 医学書院, 2020：p.165

6) 中村仁志 編著, 太田友子 著：［特集］精神看護実習 ここが知りたい！. プチナース 2018；27（10）：21-37

7) 新潟県立精神医療センター：レク・作業療法（社会復帰の支援）. http://www.psyche-niigata.jp/social/rec.html（2021年8月1日アクセス）

8) 野中浩幸, 心光世津子, 乾富士男 編著：必携！精神看護学実習ポケットブック 第2版. 精神看護出版, 2019

● 小児科（小児看護学実習）

1) American Heart Association：PALSプロバイダーマニュアル（AHAガイドライン2015準拠）. シナジー, 2018

2) 市江和子 編著：［特集］小児看護学実習で必要なケア・かかわりかたぜんぶガイド. プチナース 2020；29（8）：23-39

3) 医療情報科学研究所 編：看護師・看護学生のためのなぜ？どうして？（7）小児看護 第5版. メディックメディア, 2014：p.7

4) 川原佐公 著：発達がわかれば保育ができる！第10版. ひかりのくに, 2020

5) 桑野タイ子, 本間昭子 編：新看護観察のキーポイントシリーズ 小児I 第2版. 中央法規出版, 2017

6) 筒井真優美 監, 飯村直子, 江本リナ, 西田志穂 編：パーフェクト臨床実習ガイド 小児看護 第2版. 照林社, 2019

● 介護施設・在宅（在宅看護論実習）

1) みんなの介護：【かんたん比較】特別養護老人ホームと介護老人保健施設の違い. https://www.minnanokaigo.com/guide/type/care-insurance-facility/tokuyou/difference-from-rouken/（2021年8月1日アクセス）

● 緩和ケア

1) 石木寛人：がん患者に対する鎮痛治療の原則. 緩和ケア 2021；31（1）：9-12

2) 国立研究開発法人 国立がん研究センター がん対策情報センター：がん情報サービス.「リンパ浮腫 もっと詳しく―がんの治療を始めた人に, 始める人に」. https://ganjoho.jp/public/support/condition/lymphedema/ld01.html（2021年8月1日アクセス）

3) 神経障害性疼痛の定義. 一般社団法人 日本ペインクリニック学会 神経障害性疼痛薬物療法ガイドライン改訂版作成ワーキンググループ 編：神経障害性疼痛薬物療法ガイドライン 改訂第2版. 真興交易, 2016：p.18-19 https://www.jspc.gr.jp/Contents/public/pdf/shi-guide08_09.pdf（2021年8月1日アクセス）

4) 寺田立人, 小杉和博：鎮痛治療の開始. 緩和ケア 2021；31（1）：13-16

5) 東北大学大学院 医学系研究科 保健学専攻「緩和ケア看護学分野」：緩和ケアとは. http://www.pn.med.tohoku.ac.jp/about/index.html（2021年8月1日アクセス）

6) 林ゑり子 編著：緩和ケア はじめの一歩 第1版. 照林社, 2018

7) 飛鷹範明：（7）がん疼痛に対するオピオイド鎮痛薬. 荒木博陽 編, 愛媛大学医学部附属病院薬剤部 著：知らないと危ない！病棟でよく使われる「くすり」第1版. 照林社, 2019：p.80-91

8) 薬理学的知識. 特定非営利活動法人 日本緩和医療学会 緩和医療ガイドライン作成委員会 編：がん疼痛の薬物療法に関するガイドライン（2020年版）. 金原出版, 2020：p.53-65 https://www.jspm.ne.jp/guidelines/pain/2020/pdf/02_04.pdf（2021年8月1日アクセス）

9) 余宮きのみ：がん疼痛緩和の薬がわかる本 第3版. 医学書院, 2019：p.218

● 周術期の患者さんを担当する前に

1) 北島泰子, 中村充浩：急性期実習に使える！周術期看護ぜんぶガイド 第1版. 照林社, 2021：p.61

2) 竹本由香梨：術後, ベッド上での下肢運動は静脈血栓症予防に効果的？. 西口幸雄 著：術前・術後ケアの「これって正しい？」Q&A100 第1版. 照林社, 2014：p.140

3) 山本千惠 編著, 山下茂樹 監：周術期看護 はじめの一歩 第1版. 照林社, 2019：p.130

231

おわりに

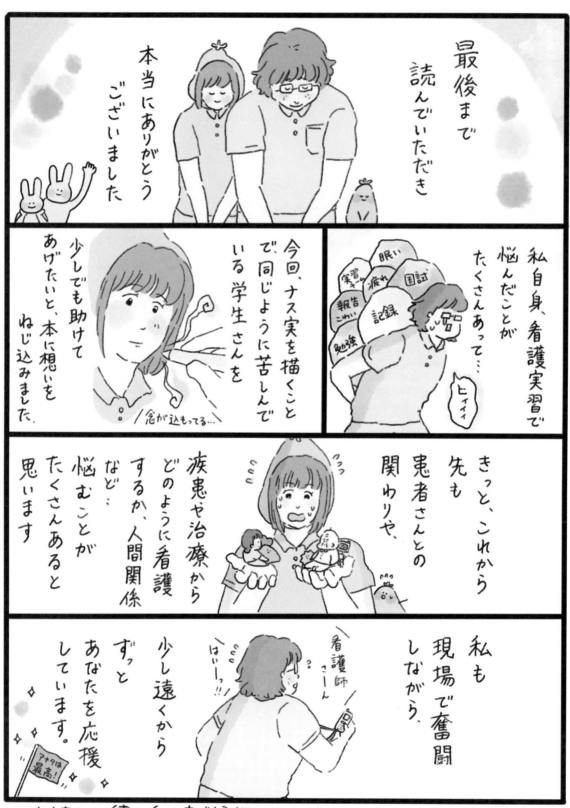

最後まで読んでいただき本当にありがとうございました

私自身、看護実習で悩んだことがたくさんあって…

眠い　国試　実習　疲れ　報告こわい　記録　勉強

ヒィィ

今回、ナス実を描くことで同じように苦しんでいる学生さんを少しでも助けてあげたいと、本に想いをねじ込みました

念が込もってる…

きっと、これから先も患者さんとの関わりや、疾患や治療からどのように看護するか、人間関係など…悩むことがたくさんあると思います

私も現場で奮闘しながら、少し遠くからずっとあなたを応援しています。

看護師さーん

はーい!!!

アナタは最高!

つかれたら、一緒にチョコたべような…。

232

監修

● **中山 祐次郎**
湘南東部総合病院・湘南医療大学
外科・消化器外科専門医

Twitter
アカウント

● **角田 直枝**
茨城県立中央病院 看護局長
がん看護専門看護師

Twitter
アカウント

本書にご協力くださった方々

（敬称略、五十音順、ふきだし内のQRコードはTwitterアカウント）

● **秋山 順子**
茨城県立中央病院 助産師、副総看護師長

● **池辺 諒**
教育修士、救急看護認定看護師
株式会社 Medi-LX
関西看護医療大学

● **今紺 剛**
IVR看護師会役員
インターベンションエキスパートナース
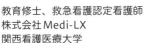

● **おると**
整形外科医

● **上村 美穂**
川崎市立多摩病院 教育担当副部長
集中ケア認定看護師

● **下村 幸**
整形外科領域 看護師

● **白石 拓人**
海老名総合病院 特定看護師
BLSインストラクター

● **白石 弓夏**
整形外科病棟 非常勤看護師
フリーライター

● **高田 清子**
茨城県立中央病院 腎泌尿器科
化学療法看護認定看護師

● **中堅ナースのつぶやき＠物書き**
看護師、フリーライター

● **鳥居 ジュヒョン**
小児科医

● **ナースの大森ちゃん**
緩和ケア領域 看護師

● **中村 明子**
看護師・保健師

● **中村 浩敬**
東京都立多摩総合医療センター 産婦人科 医師

● **永吉 信介**
健和会大手町病院 整形外科 医師

● **増本 亜希子**
脳神経外科領域 看護師

● **森田 達也**
聖隷三方原病院 緩和支持治療科 医師、副院長

● **ゆかちん**
精神科医

● **mizuki＠おぬ**
精神科領域 看護師

● **お話を聞かせてくださった
看護学生のみなさま**

索引

デザイン・DTP：三宮暁子（Highcolor）
校正・校閲：小山妙子

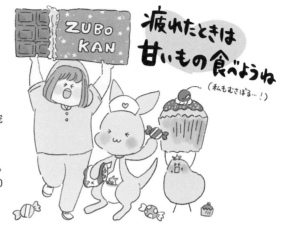

疲れたときは甘いもの食べようね
（私もむさぼる…！）

ZUBO KAN

著者プロフィール

中山 有香里

2009年に看護師国家試験に合格。同年から大学病院
の呼吸器内科・感染症内科に配属。
2014年よりクリニックに勤務。
2015年より看護師兼イラストレーターとして活動する。
著書の『ズルカン シリーズ』（メディカ出版）は累計20
万部超のベストセラー。※2023年12月時点

看護roo! BOOKS

ズボラな学生の看護実習本 ずぼかん

2021年 9 月20日　第1版第1刷発行
2021年10月20日　第1版第2刷発行
2021年12月 8 日　第1版第3刷発行
2022年 4 月25日　第1版第4刷発行
2023年12月10日　第1版第5刷発行

著者	中山 有香里
発行者	川口 一郎（株式会社クイック）
発行所	株式会社クイック
	〒107-0052
	東京都港区赤坂2丁目11-7 ATT新館3F
編集担当	坂本綾子（株式会社クイック 看護roo! 編集部）
	［URL］https://www.kango-roo.com/
	［編集内容についての問合先］https://www.kango-roo.com/contact/
発行・発売	株式会社 照林社
	〒112-0002
	東京都文京区小石川2丁目3-23
	電話 03-5689-7377（販売）
	https://www.shorinsha.co.jp/
印刷所	大日本印刷株式会社

検印省略（定価はカバーに表示してあります）
ISBN978-4-7965-8050-2
©Yukari Nakayama /2021/Printed in Japan